Kräuterhexe

ECON Ratgeber

Das Buch

Mittlerweile gibt sich die Welt umweltbewußt. Eine stille Revolution ist vollzogen worden. Aber während wir eine Alternative zur Chemie suchten, haben wir uns jahrelang mit Pillen und Tropfen vollgepumpt. Wir sind nun dabei, einen neuen und gesunden Respekt vor traditionellen Weisheiten zu entwickeln, die schon unsere Vorfahren gekannt und geschätzt haben.
In Haus und Garten, bei der Hygiene und der Schönheit, in der Küche und im Badezimmer, zum Spaß oder weil wir Krankheiten heilen wollen – viele kehren zurück zu der Welt der Heilpflanzen: zu den Blumen, Blättern, Wurzeln und Rinden.
»Die grüne Kräuterhexe«, das Buch der Bestsellerautorin, die schon die »Green Pharmacy« verfaßt hat, ist ein Kompendium für den häuslichen Gebrauch von Heilpflanzen. Es zeigt, welche Wirkung und Macht die grüne Hexenkraft hat. Barbara Griggs hat sie für sich und ihre Familie erkannt, und das schon seit vielen Jahren.
Voll von praktischen Ratschlägen und faszinierenden Geschichten, Einblicken, verbunden mit Rezepten für diese aromatischen Mixturen, wirksamen Naturheilmitteln, ist dieses Werk ein geradezu magisches Buch, das den Leser in die wundersame Welt der Wirkkraft von Pflanzen und Kräutern führt.

Barbara Griggs

Kräuter- **hexe**

Das grüne Handbuch für Schönheit und Gesundheit, für das Haus und die Küche. Mit vielen Rezepten

Aus dem Englischen
von Ulrike Preußiger-Meiser

ECON Taschenbuch Verlag

Deutsche Erstausgabe

First published in the United Kingdom in 1993 by Vermilion/
Random House Publ.
Titel des englischen Originals: The Green Wich
Aus dem Englischen übersetzt von Ulrike Preußiger-Meiser
Umschlaggestaltung: Molesch/Niedertubbesing, Bielefeld
Gesetzt aus der Stone Serif und der Syntax
Satz: HEVO GmbH, Dortmund
Druck und Bindearbeiten: Ebner Ulm
Printed in Germany
ISBN 3-612-20502-1

Inhalt

TEIL 3

Vorwort

Vor vielen Jahren, an einem warmen Sommerabend, saß ich gemeinsam mit Freunden in deren Aromagarten. Meine Gastgeberin und ich hatten gerade Babys bekommen, und wir redeten glücklich über unsere Erlebnisse mit ihnen, tauschten Erfahrungen, Ideen und Vorschläge aus. Wir sprachen auch über Gesundheit. Bei diesem Thema stellte ich fest, daß meine Sorgen wegen verschiedener Kinderprobleme - wie Koliken, Erkältungen, Schlaflosigkeit - von meiner Freundin nicht geteilt wurden. »Siehst du«, bemerkte sie stolz, »meine Mutter ist eine Pflanzenkennerin, und in meinem Badezimmer befinden sich viele wunderbare Heilmittel auf pflanzlicher Basis.« Ein Kräuterweib zur Mutter? Ein Regal voller Kräuterheilmittel? Von so etwas hatte ich in meinem ganzen Leben noch nicht gehört. Die 70er Jahre hatten gerade begonnen, und bei meinen gelegentlichen Ausflügen in die lustigen, kleinen Gesundheitsshops dieser Zeit hatte ich schon mal solche Pakete mit medizinischen Tees gesehen, die Flaschen mit Kräutermixturen gegen Husten und Salbentiegel mit ungewöhnlichen Namen bemerkt. Bei ihrem Anblick war ich immer davon ausgegangen, daß sie nichts anderes waren als Relikte aus vergangenen Zeiten, genauso wie die Schalen mit Potpourris, deren Duft einem beim Betreten der aus der Kindheit vertrauten Häu-

ser in die Nase gestiegen war. Solche Pflanzenfans existierten also immer noch, und daß gerade eine meiner Freundinnen an die Wirkkraft von solch unmodernen Grünpflanzen glaubte, das war etwas Neues für mich.
Diese Unterhaltung brachte mich schließlich auf eine lebenslange Entdeckungsreise. Denn die Geschichte der Pflanzenarzneien ist so alt wie die Geschichte der Menschheit. Es wurde zu meiner Aufgabe, diese Geschichte zurückzuverfolgen und zu dokumentieren; ein Prozeß, der nun schon mehr als 20 Jahre andauert! Während ich immer mehr lernte und immer mehr Fachleute aus dieser außergewöhnlichen Welt traf, fing ich an, meine neugewonnenen Erfahrungen auf meine häuslichen Bedürfnisse abzustellen. Vor diesem Hintergrund wuchsen auch unsere Kinder auf, deren Freunde stets die kleinen weißen Pillen schluckten, sobald sie krank waren, oder auch diesen dunklen, fremdartigen Saft bekamen. Anstelle der zuckersüßen pinkfarbenen Medizin schlürften unsere Kleinen tassenweise sonderbar schmeckenden Kräutertee.
Ihr Husten und ihre Erkältungen wurden mit stechend riechenden Ölen, die in die Brust eingerieben wurden, behandelt. Altmodische Senffußbäder und schärfste Mixturen auf der Basis von Cayennepfeffer, die ihnen den Hals herunterbrannten, gehörten auch dazu. »Mamas wunderbare Pflanzenheilmittel« wurde zu einem Begriff und einem stehenden Ausdruck, der ständig für Witzchen in der Familie sorgte. Aber: sie halfen. Erst sehr langsam eröffnete sich mir ein kleiner Einblick in das Wissen, das für Millionen von Frauen in der Vergangenheit stets elementar gewesen war.
Über Jahrhunderte hinweg, in nahezu jedem Winkel der Welt, war die Frau des Hauses der Fachmann für Pflanzenkunde, und zwar aus der Notwendigkeit heraus. Es

stand keine andere Medizin als diese zur Verfügung, und es gab außer ihr keinen, der damit umzugehen verstand. Die Frau erlernte das grobe Wissen über die medizinischen Pflanzen von ihrer eigenen Mutter, erlebte die lokale Anwendungspraxis allgemein und ging möglicherweise bei einem Schamanen oder einer weisen alten Frau in die Lehre. Schritt für Schritt entwickelte sie ihren eigenen Fundus an Wissen, das aus der reichhaltigen Erfahrung ihrer Vorfahren stammte und das sie wiederum an ihre eigenen Töchter weitergab.
Die Pflanzen lieferten ihr aber weit mehr als nur Medizin. Aus den Pflanzen, die in ihrer Umgebung wuchsen und die man im Haushalt brauchte, gewann man alle Speisen und Getränke, die die Familie konsumierte. Des weiteren das Garn, mit dem sie Kleider für ihre Garderobe wob, aus dem man auch Seile, Matten oder Stränge herstellte. Auch die Reinigungsmaterialien gehörten dazu, genauso wie die Insektenvertreiber, die zu Hause und bei der Hygiene verwendet wurden. Und last but not least: Die Pflanzen waren zur Herstellung von Haut- und Haarpflegeprodukten geeignet, welche die Frauen benutzten, um sich selbst und ihre Töchter zu verschönern. Ernten und Verarbeiten des Pflanzenmaterials kosteten soviel Zeit, daß kaum noch welche oder gar keine für sie selber blieb. Man kann sich eine solche Lebenssituation heute kaum noch vorstellen. Unser Leben ist doch von der modernen Technologie und durch den Einzug synthetischer Chemikalien ganz auf den Kopf gestellt worden. Natürlich haben sie uns auch vieles leichter gemacht.
Beim Ausflug in den Supermarkt, ins Reformhaus oder zum Apotheker bzw. Drogisten nebenan können wir uns aus Beständen bedienen, die aus der ganzen Welt zu uns gelangen und sich für Tage, Wochen und gar Mo-

nate halten. Da gibt es Haushaltsreiniger, Waschmittel, Desinfektionsmittel und Polituren, Shampoos, Badeöle, Haarpackungen, Haarpflegeprodukte und Schminkutensilien sowie natürlich eine große Palette an fertigen Arzneien.
Eine Hausfrau früherer Jahrhunderte wäre natürlich grün vor Neid geworden, wenn man sie in einen modernen Supermarkt geführt hätte – und ich möchte meine Situation auch nicht gegen ihre eintauschen.
Aber die feste Meinung, daß wir zu den Glücklichen gehören, fing für mich schon vor einiger Zeit an zu bröckeln. Mehr und mehr Menschen entdecken heute die grünen Weisheiten vergangener Tage wieder, die, wie die Geschichten der alten Frauen, schon vor Generationen über Bord geworfen wurden. Diese alten Frauen, deren Weisheiten wir nun wiederentdecken, wußten ein paar Dinge, die es wert sind, daß man sie sich aneignet.

Das Wissen um die natürliche Heilkraft ist ein Schatz, den wir hüten sollten

Ich habe beispielsweise die Freude und den Genuß an frischen Waren wiederentdeckt, die man in der Jahreszeit, in der man sie erntet, auch ißt. Ich habe ebenso erfahren, daß Kräuter und Gewürze nicht nur den Wohlgeschmack unterstützen, sondern auch den Gesundheitszustand beeinflussen, und zwar in vielerlei wichtiger Weise. Ich habe auch die Wahrheit wiedererlernt, die jeder Frau des Mittelalters geläufig war, nämlich daß die besten Eßwaren auch gleichzeitig die beste Medizin sind. Für eine große Zahl an Krankheiten, die man gemeinhin zu Hause behandelt, sind Pflanzenarzneien wesentlich besser geeignet und natürlich auch sehr viel billiger als die, die man in der Apotheke kaufen kann. Dazu gehören: Zahnschmerzen, Magenverstimmungen, Abschürfungen, Schlaflosigkeit, Ohrenschmerzen, Verbrennungen, Verbrühungen, Halsschmerzen, Anfälle von Durchfall, Grippe, Insektenstiche, leichte Virusinfektionen, Husten und Erkältungen allgemein sowie auch Schüttelfrost. Viele Mittel kann man schnell in der Küche zubereiten. Sogar wenn der Arzt zur Stelle ist, um die schweren Symptome der Krankheit zu behandeln, kann man selbst mit milden und auch sicheren Pflanzenarzneien manches beeinträchtigende Nebensymptom lindern und somit rascher eine Genesung herbeiführen.

Zu den Zeiten, in denen ich wirklich Streß habe oder wenn meine Arbeitsbelastung besonders hoch ist, begebe ich mich in die wunderbare Pflanzenwelt mit ihren tollen Essenzen, die mich alles überstehen lassen. Wie Millionen von Frauen habe ich erkannt, daß Hautcremes, Tonics und Lotionen, die mit natürlichen Ingredienzen versetzt werden, so wie Jojoba, Gurken, Avocado und Holunder, freundlicher zu meiner Haut sind und sich besser auf meiner Haut anfühlen als synthetische Chemikalien, die in modernen Hautpflegeprodukten Verwendung finden. Einige Tropfen eines ätherischen Öls, ins Badewasser geträufelt, vermögen so lindernd, entspannend oder anregend zu wirken wie keiner dieser stark riechenden, schaumproduzierenden Badezusätze.

In meinem Haus finden sich keineswegs überall Kräuter verstreut oder Essenzen verschüttet, doch wenn ich nach einer Party einen Luftauffrischer möchte, ein gutes, zu Hause leicht zu verwendendes Desinfektionsmittel oder einen probaten Mundgeruchkiller brauche, so bieten sich die Pflanzen einfach an.

Auf meinen Entdeckungsreisen habe ich einen neuen Respekt vor der wunderbaren Wirkkraft von Pflanzen und ihrer unglaublichen Vielseitigkeit bekommen.

Vieles von dem, was ich gelernt habe, ist schon sehr altes Wissen. Die Menschheit wußte schon viel von den magischen Eigenschaften des Knoblauchs, als die Pyramiden erbaut wurden. Zwiebeln, Ingwer und die Ginseng-Wurzel wurden schon in den ersten überlieferten medizinischen Schriften erwähnt. Dreihundert Jahre vor Christus empfahl Hippokrates Gerstenschleim zur Wiedergesundung. Vieles von dem, was ein moderner Pflanzenspezialist heute über die am meisten verbreiteten wichtigen medizinischen Pflanzen weiß, ist schon vor mehr als 2000 Jahren aufgeschrieben worden. Und zwar in dem ersten Pflanzenbuch der westlichen Welt, das von einem Chirurg in der Armee Neros mit dem Namen Dioscorides verfaßt wurde.

Ich hatte sehr viel Glück, weil ich gute Lehrer hatte. Einige von ihnen waren praktizierende Pflanzenkenner, Naturkundler, Aromatherapeuten, die es mir großzügigerweise erlaubten, an ihrem Fundus an Wissen und Erfahrung zu partizipieren.

Etliche waren auch meine Leser, die sich mit Vorschlägen und Informationen, aber auch mit Fragen an mich wandten, nachdem sie meine Artikel in der Zeitschrift »Country Living« gelesen hatten. Einige waren auch Zuhörer der Veranstaltungen, bei denen ich mich zu Gesprächen über Pflanzenarzneien zur Verfügung gestellt hatte. Bei diesen Gelegenheiten lernte ich genausoviel wie ich lehrte. Und bei einer jener Veranstaltungen kam nachher eine Frau zu mir und fragte mich, wie ich es hätte unterlassen können, »Tumeric« (Gelbwurz) zu erwähnen. Das sei eine in Indien genauso verbreitete Medizin wie Aspirin bei uns, erzählte sie mir. In der nächsten halben Stunde kritzelte ich ununterbrochen Notizen auf ein Stück Papier, während sie erklärte, was für eine großartige und vielseitige Medizin »Tumeric« ist. Ich weiß nun, daß »Tumeric« nicht der Safran des armen Mannes ist.

Viele meiner Lehrer blieben mir persönlich unbekannt; es waren die Autoren der Bücher, die ich selbst entdeckt

habe (auf einige wurde ich durch fortlaufende Referenzen aufmerksam), oder es waren die, die mir in den großen Bibliotheken begegneten. Ich hoffe, daß die »Grüne Kräuterhexe« Ihnen ein unentbehrliches Standardwerk wird und daß Sie die Seiten des Buches wieder und wieder nach den faszinierenden Heilmitteln und Rezepten durchstöbern, die ich so gerne verwende.
Natürlich gibt es nicht so was wie eine »neue« Pflanze, aber innerhalb der letzten 10 Jahre hat sich unser Repertoire an Heilpflanzen hier im Westen schon entscheidend vergrößert. Einiges haben wir von anderen Ländern und fremden Kulturen übernommen, dazu gehört Guarana, das großartige Anti-Streß- und Stärkungsmittel aus dem Amazonasgebiet. Die anderen sind heimische Pflanzen, deren besondere heilende Kraft durch einen Glücksfall entdeckt wurde und deren Wirkung gar in den nüchternen Krankenhausräumen bestätigt werden konnten. Dazu gehört das Butterkraut, *die* Migränearznei. Ein anderer wichtiger Newcomer ist die Nachtkerze, diese Pflanze ist Lieferant einer wichtigen essentiellen Fettsäure, der Gamma-Linolen-Säure.

Es werden laufend neue Heilpflanzen entdeckt, die oft wirksamer als herkömmliche Medikamente sind

Eine andere Bereicherung meines persönlichen Rezeptbuches sind die großartigen ätherischen Öle, die man mittlerweile überall kaufen kann. Zu meinen Lieblingen gehört hier die antiseptisch wirkende Teebaumpflanze, das Allzweckmittel Lavendel, die Geranie – das nette kleine Stimulans und das wichtige Antidepressivum – und der Eukalyptus, der wunderbar auf die Atemorgane wirkt.
Nahezu nichts in diesem Buch stammt von mir selbst. Das einzige, das ich von mir vorweisen kann, ist die Tatsache, daß ich eine aufmerksame Schülerin in meinem

Fach bin, welches schon mehrere tausend Jahre alt ist. Und ich lerne immer noch dazu. Ich hoffe, daß auch Sie von der beeindruckenden Zauberkraft der »Grünen Kräuterhexe« profitieren werden.

Warnung: In diesem Buch werden Pflanzen als Nahrungsmittel, Getränkeumsatz oder Arznei bei speziellen gesundheitlichen Problemen empfohlen. Die Heilpflanzen, die hier erwähnt werden, sind nur wenig oder gar nicht giftig, soweit man das weiß. In der Menge der empfohlenen Gaben oder Dosen sind sie zum allgemeinen Verzehr vollkommen sicher. Wenn eine Warnung notwendig ist, so habe ich sie an der entsprechenden Stelle auch ausgesprochen. Nur in ganz seltenen Fällen kann eine Heilpflanze bei einzelnen Personen eine unerwartete Reaktion zeigen – denn nicht alle Heilpflanzen wirken auf jeden gleich. Will man Pflanzen ernten, die wild wachen – Weißdornblüten, Pisang oder Vogelmiere zum Beispiel –, soll man sie absolut sicher identifiziert haben. Falls nötig, verwenden Sie bitte einen der ausgezeichneten und präzise illustrierten Führer. In Zweifelsfällen konsultieren Sie stets einen Arzt.

Ätherische Öle sollten stets mit der größtmöglichen Sorgfalt verwendet werden und niemals mit der Haut in Berührung kommen, außer es wird von einem erfahrenen Fachmann ausdrücklich empfohlen. Frauen, die schwanger sind oder es bald werden wollen, sollten vermeiden, mit dem Mund die Heilpflanzen zu berühren, außer unter Beobachtung eines geübten Pflanzenkenners. Sie sollten sogar mit den gewöhnlichen Kräutertees vorsichtig umgehen, wie mit dem Pfefferminztee oder mit anderen aromatisierten Tees der Labiatae-Familie, wie Rosmarin, Salbei, Thymian und anderen.

Ein guter Koch ist ein halber Arzt. **Nicholas Culpeper**

Teil 1

Haus und Küche

Kräuter rund ums Haus

Im Mittelalter wurden die Kräuter und Blumen genauso wegen ihres Aromas wie auch wegen ihres schönen Anblicks geschätzt. Das verwundert einen eigentlich nicht, weil ja das mittelalterliche Haus oder die Burg gemessen an unseren Standards ein übelriechender Platz war. Es gab kein fließendes Wasser, keine Waschmaschinen und Kühlschränke, die für unser Leben selbstverständlich sind. Um unangenehme Gerüche loszuwerden, mußte die Hausfrau im Mittelalter auf dem Fußboden süßlich riechende getrocknete Pflanzen ausstreuen, die einen angenehmen Duft verströmten, sobald man sie mit den Füßen zerdrückte. In die Küche hängte sie ganze Zweige aromatischer Kräuter, genauso wie sie die Speisekammer oder den Wäscheschrank damit auslegte. Um sich zu behandeln, steckte sie ihre Nase ganz tief in diese Bündel. Sie war glücklich, wenn sie stolze Besitzerin eines eingefriedeten Blumengartens war, in den sie diejenigen Blumen pflanzte, die am süßlichsten rochen, um sich dorthin zu flüchten, wann immer sie konnte.

Die Pflanzen waren auch dazu da, ganze Armeen von Flöhen, Läusen, Küchenschaben, Motten und Nagetieren und anderen häuslichen Plagen, die das mittelalterliche Leben so sehr bestimmten, zu vertreiben.

Die moderne Hausfrau benutzt die Kräuter und Pflanzen wohl kaum für solche Zwecke. Sie kauft sich irgendeinen chemischen Insektenkiller, um die unerwünschten Mitbewohner loszuwerden. Sollte die Katze oder der Hund Flöhe mit nach Hause gebracht haben, kann man dem Tier ein Halsband umbinden, das mit wirkungsvollen Chemikalien versetzt ist. Sollte sie der Geruch in ihrem Bad oder ihrer Toilette stören, wird sie zu einem Raumspray greifen, das auf chemische Art und Weise parfümiert wurde. Mittlerweile sind auch die getrockneten Blüten in Mode gekommen. Vielleicht wird sie eine Schale nehmen und sie mit dem Inhalt einer dieser fertig zu kaufenden Potpourri-Päckchen füllen, die man in jedem Supermarkt sehen kann. Ich finde den synthetischen Geruch von diesen Raumauffrischern und in Massenproduktion hergestellten Potpourris übelkeiterregend und möchte sie um keinen Preis in meinem Haus haben.

Insekten vertreiben und Zimmerluft auffrischen sind nur zwei Funktionen im häuslichen Bereich, die einst von den Kräutern und Pflanzen übernommen wurden und heute von Chemikalien erfüllt werden.

Kräuter helfen beim Insektenvertreiben und vermögen die Luft aufzufrischen

Die lange Liste von Dingen, die wir heute so freizügig in unseren Wohnungen horten – Reiniger, Waschmittel, Shampoos und Polituren – stellen eine Form der Umweltverschmutzung dar, die sehr negative Auswirkungen auf unsere Gesundheit haben kann. Sie schwächen unsere Abwehrkräfte und machen uns stärker anfällig gegenüber Allergien, wie Ekzembildung und Heuschnupfen. Beide Krankheiten kommen immer öfter vor, die Tendenz ist steigend.

In die Cocktails der Chemikalien, die mittlerweile in allen Häusern und Büros völlig normal sind, gehören auch solche, die in der Baukonstruktion versteckt sind – die beispielsweise dem Feuerschutz dienen, der Wärmeisolierung – oder/und auch die vielen anderen, die bei der Behandlung von Holz Verwendung finden. Wärmedämmung, Zentralheizung und Klimaanlagen in den Büros können die Zirkulation von solch umweltverschmutzenden Chemikalien sehr stark erhöhen. Es sind jene, die den Bewohner solcher Räume buchstäblich krankmachen. »Das krankmachende Gebäude« – ein Syndrom ist zur Realität geworden und heutzutage eine sehr ernst zu nehmende Tatsache.

Glücklicherweise gibt es auch eine Alternative zu der von Menschen verursachten Vergiftung unserer Heime: die Kräuter und Grünpflanzen, die oftmals genauso wirksam sind und sehr viel besser riechen. Sie erfüllen ihre Aufgabe gleichermaßen gut, ohne allerdings Risiken für die Gesundheit oder die Umwelt mit sich zu bringen. Sehr viele von diesen nützlichen Pflanzen – solche, die man als Insektenvertilger, Desinfektionsmittel oder Raumauffrischer verwenden kann – sind schon vor Jahrhunderten im Haushalt sehr gebräuchlich gewesen. Und heute entdecken wir ihren Nutzen wieder neu.

Die moderne Wissenschaft mit ihrer Forschung weist den Pflanzen in wachsendem Maße eine neue Rolle zu: und das nicht zuletzt deshalb, weil unsere Umwelt immer mehr verschmutzt; die Bauten, öffentliche – Flughafengebäude oder Krankenhäuser – wie auch private, gehören dazu.

Einigen Formen der Lärmbelästigung versucht man auch mit der »grünen Macht« zu begegnen.

Mittlerweile konnte aufgezeigt werden, daß Grünpflanzen den Streß mindern helfen. Das schöne Grün der Flora wird schon seit sehr langer Zeit als wohltuend für un-

sere Augen angesehen. Traditionell gibt es in englischen Theatern seit 1687 ein sogenanntes »grünes Zimmer«, wo die Schauspieler sich erholen können, auch von dem grellen Scheinwerferlicht. In einer sehr beeindruckenden Studie wurde nachgewiesen, daß Patienten im Krankenhaus sehr viel schneller gesunden, wenn sie einen Ausblick auf grüne Pflanzen haben, als wenn sie nur gegen weitere graue Gebäude schauen müssen. In England gibt es die Firma »Rentokil«, die Forschungen über die Wirksamkeit von Grünpflanzen am Arbeitsplatz sponsert. Ihre These lautet: Schaut man auf eine grüne Wiese, so wird die Konzentrationsfähigkeit gesteigert und die Streßschwelle erhöht.
Benutzen Sie das Wissen auf den folgenden Seiten auch dazu, um zu erkennen, wie Sie Ihr Lebensumfeld schützen, reinigen und verbessern können – durch die natürliche grüne Kraft.

Pflanzen gegen Umweltverschmutzung

Schickt Amerika eine bemannte Raumstation ins All, so ist sie innen mit Grünpflanzen dekoriert. Und diese dienen nicht dazu, das Leben an Bord etwas angenehmer zu gestalten, sondern die Pflanzen haben eine ganz bestimmte Funktion: Sie sollen der Verschmutzung in der Raumstation entgegenwirken, auf die mehr als 100 giftige Chemikalien einwirken. Schon Anfang der 70er Jahre hat man bei der NASA mit den Forschungen über die giftaufhebende Wirkung von Pflanzen begonnen.
Man fing schon in dem Moment damit an, als klar war, daß eine Verschmutzung in dem geschlossenen, über eine Klimaanlage gesteuerten Luftzufuhrsystem zu einem immensen Problem werden könnte. Der leitende

Wissenschaftler der NASA, Dr. Bill Wolverton, versprach damals, daß die Pflanzen den Sauerstoffgehalt der Luft verbessern würden und sogar die Wirkung von Giften aufheben könnten.
In den äußerst interessanten Experimenten, die von der NASA über etliche Jahre gemacht wurden, pumpte man in geschlossene Plexiglasbehälter, in denen man die Pflanzen hielt, die luftbeeinträchtigenden, mit Chemikalien versetzten Gase. Zum Erstaunen der Wissenschaftler wirkte eine große Anzahl der Pflanzen – meistens die tropischen – der Verschmutzung in ausgezeichneter Weise entgegen. Sie nahmen in der Tat die gefährlichen Chemikalien in ihre Stengel, ihre Wurzeln und ihre Blätter auf, um sie dort in für die Pflanze nützliche Nährstoffe umzuwandeln.
Die Chemikalien, die uns gegenwärtig am meisten beunruhigen, sind die Benzole, TCE oder Trichloräthylen und Formaldehyd. Die Pflanzen, die getestet wurden, nahmen alle in unterschiedlicher Menge gleichzeitig die oben genannten Chemikalien auf. Eine geringe Dosierung an Giften konnte von den Blättern alleine aufgenommen werden. Noch weit mehr wurde absorbiert, wenn die Luft durch die Wurzeln gefiltert wurde, die sich in mit Karbon angereicherter Erde befanden.
Dr. Wolverton hat seine Forschungsarbeiten seither fortgesetzt – heute arbeitet er in der Privatwirtschaft. Es ist eine englische Firma, für die er tätig ist. Sie heißt »Green Scene«, und sie hat sich diese Erkenntnisse in der praktischen Umsetzung zunutzte gemacht. Sie liefert die richtigen Pflanzen für öffentliche Gebäude, Büros und immer mehr auch für Privathäuser.
Eine hohe Konzentration an Chemikalien wird man immer eher in den modernen Büroblöcken finden als in kleineren Eigenheimen, aber Benzole, TCE und Formal-

dehyde können plötzlich auch in Ihrem Wohnzimmer auftreten. Das schlimmste von allen ist das Benzol, das zu Irritationen an Haut und Augen führen kann, Übelkeit zu verursachen vermag, an Schwindelgefühlen und Kopfschmerzen, Appetitverlust und Schläfrigkeit Schuld sein kann. Ist man nur geringen Benzolmengen ausgesetzt, so kann das der Grund für Probleme mit dem Nervensystem und Anämie sein. Benzol findet man in Tabakrauch, in synthetischen Fasern, Plastik, Tinte und Waschmitteln.

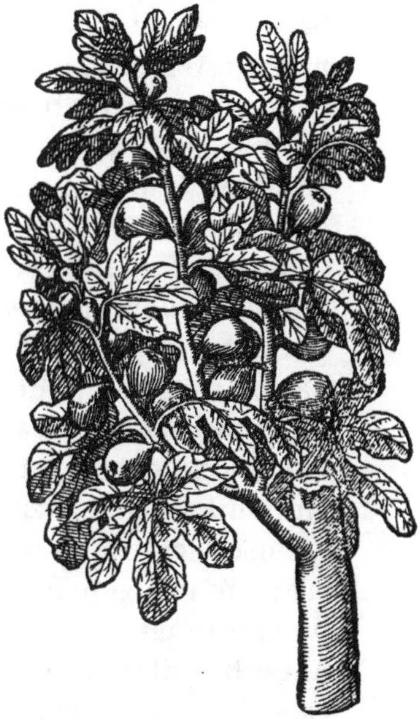

TCE erscheint in trocken gereinigten Stoffen und Lacken, Lackfirnis, Klebern, Mitteln zur Holzbehandlung und Fotokopierern – sie sind also in jedem Büro zu finden und gehören zu den Dingen, die zum Standard moderner Büroführung geworden sind. Das »American National Institute of Cancer Research«, das sich mit der Erforschung der Ursachen von Krebs beschäftigt, hat 1975 betont, daß das TCE möglicherweise als verantwortlich für den Leberkrebs angesehen werden kann. Ein neuer Wandanstrich, Tapeten, Holzfaserplatten, Sperrholz, Harze und natürliche Gase enthalten alle Formaldehyd, das das Muskelgewebe des Mundes, der Augen und der Lunge beeinträchtigen kann. Somit macht es

Chemie macht krank. Gesundes Wohnen heißt die Devise. Die grüne Natur steigert das Wohlbefinden

den Asthmakranken das Leben noch schwerer und ist oftmals der Grund für Lungenkrebs.
Es ist sehr schwer, sich von all diesen chemischen Stoffen zu befreien, auch wenn man das absolut will.
An dieser Stelle kann man wieder die Pflanzen als Lebensretter einsetzen. Die meisten grünen Pflanzen können die Wirkung etlicher Gifte aufheben. Die nun folgenden sind darin besonders gut. Wenn Sie die Pflanzen auswählen, mit denen Sie sich gerne zu Hause umgeben würden, so sollten sie in jedem Fall diese auch in Erwägung ziehen. Und was ist ein schöneres und gesünderes Geschenk für einen Patienten in einem dieser verseuchten modernen Krankenhäuser?
Die Spinnenpflanze (Chlorophytum aelatum) und der hartblättrige Philodendron (Philodendron oxycardium) sind sehr wirksam, wenn es um die Bekämpfung von Formaldehyd geht. In dieser Hinsicht auch sehr zu empfehlen sind Azaleen (Rhododendron indicum). Ebenso diese starre große Pflanze, Sanseveria (Sanseveria laurentii) genannt, der Weihnachtsstern (Euphobia pulcherrima) und die Feigenbäume (Ficus moraceae).
Am effizientesten wirken Efeu (Hedera helix), die Dracaen-Art (Dracaena marginata) – eine attraktive dornenreiche Pflanze – und auch der Scindapsus aureus gegen Benzol.
Die Spathiphyllum »Mauna loa« mit ihren glänzend grünen Blättern und ihren eleganten weißen Blüten gewann in Sachen TCE-Vertreibung, dicht gefolgt vom Drachenbaum (Dracaena deremensis)
Es gibt sogar einen sehr stacheligen Kaktus – Cereus peruvianus —, dem nachgesagt wird, daß er sich über elektromagnetische Felder hermacht, wenn Sie ihn auf Ihren Computer oder auf Ihr Fernsehgerät stellen. Er kommt ursprünglich auf einem Hochplateau in Mexico

vor, wo die Sonneneinstrahlung sehr intensiv ist. Schweizer Wissenschaftler haben deshalb irgendwann vermutet, daß diese Pflanze eine große Menge an elektromagnetischer Strahlung absorbieren müsse. Der Umweltspezialist Peter Campbell, der eine Reihe von Probanden mit diesem Gewächs versorgt hat, konnte später bestätigen, daß diese These stimmt. Er bewies es über Muskeltests. Aber er betonte in diesem Zusammenhang ausdrücklich, daß es keine anerkannte wissenschaftliche Methode gebe, mit der man den vermuteten Effekt messen könne. Er hat allerdings viele Kunden, die von einer deutlichen Verminderung der negativen Auswirkungen berichten – Kopfschmerzen, Müdigkeit und Einschränkungen beim Sehen.
Es ist sehr gut möglich, daß auch noch andere Pflanzen solche Wirkungen aufweisen, auch wenn man das noch nicht durch Studien belegen konnte. *Übrigens*: Viele der am meisten verbreiteten und beliebtesten Grünpflanzen mögen giftig sein oder mit Reizungen auf die Haut wirken: Amaryllis, Efeu, Hyazinthen und Chrysanthemenblätter gehören dazu. Erfreuen Sie sich an Ihren Grünpflanzen, aber streicheln Sie sie nicht, und essen Sie sie nicht.

Insektenvertreiber

Die duftenden Kräuter und Blumen, die man Jahrhundertelang auf den Boden streute, waren nicht nur dazu da, einen Wohlgeruch zu verbreiten, sondern das ganze hatte auch einen praktischen Zweck: Sie sollten Flöhe und andere Plagen im Haus fernhalten. Sollten Sie mittlerweile von den modernen Chemikalien abgekommen sein und Bedenken wegen ihrer umweltschädlichen

Wirkung haben, so versuchen Sie es doch einmal mit der grünen Lösung. Sie werden sehen, damit kommen Sie genausogut zurecht.

Küchenplagen

Die Knoblauchstränge und Chilipfefferbündel, die von einem altmodischen Küchenschrank herunterhängen, sind weit mehr als eine Augenweide und schöne Dekoration. Fliegen und auch andere Viecher mögen sie überhaupt nicht. Salbei, Thymian, Oregano, Basilikum – sie wachsen auf Ihrem Fensterbrett und halten Ihnen so manches Ungeziefer fern. Und sie helfen Ihnen beim Reinigen der Küche, außerdem verbreiten sie einen angenehmen süßlichen Geruch.

Die Gartenraute, dieses schnellwachsende, kleine, buschige Gewächs, dessen Blätter bläulich schimmern und stark riechen, wenn man mit den Fingern darüber reibt, wird im allgemeinen als sehr wirkungsvoller Helfer beim Vertreiben von Fliegen, Flöhen und schädlichen Insekten angesehen. Versuchen Sie es mit einem kleinen Topf voll auf Ihrem Fensterbrett. Minze weist eine ähnliche Wirkung bei Fliegen und Mücken auf. Italienische Metzger geben stets einen Zweig Rosmarin zwischen die Fleischstücke. Das ist eine sehr sinnvolle Sitte; aromatische Kräuter wirken der Entstehung von Mikroben im Fleisch entgegen – auch bei Geflügel, Wild und Fisch zu verwenden. Wenn ich solche Sachen kaufe, dann versetze ich sie regelmäßig mit frischen Kräuterzweiglein – Thymian, Lorbeerblätter, Salbei, Rosmarin, Majoran oder ein oder zwei Knoblauchzehen —, diese lege ich dann unter oder auf das Fleisch, bevor ich es locker in Papier gewickelt in

Salbei, Thymian, Oregano, Basilikum halten Ungeziefer fern und schützen leicht verderbliche Lebensmittel

den Kühlschrank gebe. Habe ich keine frischen Kräuter zur Hand, verwende ich eine der sehr guten Kräutermischungen, die man mittlerweile fertig kaufen kann. Natürlich halten die Kräuter das Fleisch, Geflügel oder den Fisch nicht nur frisch und garantieren eine sichere Lagerung, sondern sie würzen es auch.
Sollten Sie im Sommer einmal ein Haus am Mittelmeer mieten, so werden Sie feststellen, daß Ihre Küche jedesmal von Ameisen übersät ist, sobald Sie den Raum verlassen, ohne auch das letzte Stückchen Brot entfernt zu haben. Schließen Sie die Stelle, an der die Ameisen in das Haus eindringen, und streuen Sie viel Cayennepfeffer drum herum.
Will man Getreide- oder Rüsselkäfer verscheuchen, so gebe man dem Reis, Weizenmehl, den Cornflakes oder den Hülsenfrüchten einige Lorbeerblätter bei. Am besten hebt man solche Dinge zudem in irdenen Töpfen auf.

Gegen Ende ihres langjährigen Aufenthaltes in Frankreich begab Madame Errazuriz sich mit ihrer Lieblingsnichte, Madame Lopez-Wilshaw, in deren Haus nach Biarritz. Diese erzählte von einer alten Lady (mit Haar, das wie weiße Seide glänzte und das sie stets mit Regenwasser wusch), daß diese barfuß durch die Rosmarinbüsche und den Lavendel im Garten wandere. »Alles in Tante Eugenias Haus riecht so gut, alles ist so sauber«, sagte sie. »In den Badezimmern liegen so herrliche Seifen und so viel Rosen-Geranien-Salz. Die Handtücher sind so dick, schwer, mit Fransen versehen, und sie riechen nach Lavendel. Es ist so friedvoll, in ihrer Nähe zu sein, irgendwie wie in einem Kloster. Sie ist eine so einfache Frau. Alles in ihrem Leben hat etwas von Qualität und Einfachheit …«
(Cecil Beaton, 1954) »The Glass of Fashion«

Flöhe

Als ich an dem letzten Kapitel meines Buches »Green Pharmacy« arbeitete, an der Geschichte der medizinischen Heilpflanzen, flüchtete ich vor meiner Familie für zehn Tage in eine kleine Wohnung nach Amsterdam, um intensiv arbeiten zu können. Doch oh weh, in diesem ganzen Appartement wimmelte es nur so von Flöhen. Sie stammten von den Katzen aus der Nachbarschaft, die hier ein- und ausgingen.
Die Tierchen sprangen um meine Notizen herum, verteilten sich auf der Decke und piesackten mich des nachts. Die chemische Lösung – die entsprechenden Stellen mit starken Chemikalien zu versehen und alles für ein paar Stunden abgeschlossen hinter sich zu lassen — war nicht angebracht, da meine Zeit knapp war, und ich durfte keine Minute verplempern.
In meiner Verzweiflung befragte ich mein Kräuterhandbuch und las dort, daß Stabwurz – Artemisia abrutanum – ein ausgezeichnetes Mittel zur Vertreibung von Flöhen darstellt. Ich suchte einen Händler, kaufte dessen gesamten Vorrat und verstreute das ganze über den Boden, verteilte es unter meinem Bettlaken. Von der Sekunde an entdeckte ich keinen einzigen Floh mehr. Stabwurz enthält ein stark riechendes, flüchtiges Öl, das dem des Wermuts sehr ähnlich ist. Motten mögen das genausowenig wie Flöhe. Aus diesem Grund haben die Franzosen die Pflanze auch »Garderobe« genannt. Sollte Ihr Hund oder Ihre Katze von Flöhen befallen sein, so binden Sie dem Tier einen Schnürsenkel um den Hals, der mit Eukalyptus- oder Zypressenöl getränkt ist, und lassen Sie ihn für ein paar Stunden umgebunden. Streuen Sie frische Walnußblätter in das Körbchen oder Bett des Tieres. Kein Insekt wird sich ihm mehr nähern. Geeignet sind auch zwei Zweiglein frischer Poleiminze, die

zur Familie der Minze gehört. Der lateinische Name dieser Pflanze ist »Menta polegium«, und dieser hat etwas mit der besonderen Fähigkeit der Pflanze zu tun: Pulex ist im Lateinischen die Bezeichnung für Floh. Diese kleinen Viecher können sich auch vom Haustier auf den Weg zum Menschen machen und zu einem ziemlichen Ärgernis werden. Ist das der Fall, verteilen Sie jede Menge Poleiminze um das Haus, und lassen Sie sie dort so lange wie möglich. Ist ihre Wirkung abgeflaut, so kehren Sie sie wieder auf.

John A. Rohrbach, ein Tierarzt aus Perth (Australien), der seine Tiere mit Heilpflanzen behandelt, nennt auch noch eine Reihe von anderen: Wermut, Mutterkraut, Kampfer, Katzenminze, Estragon, Lavendel, Rosmarin und Salbei. Der Tierarzt schlägt vor, im Sommer die Blätter und Blüten frisch im Haus, im Eingang, im Innenhof oder Garten zu verstreuen und sie im Winter getrocknet zu verwenden. Zum besonderen Schutz bereiten Sie eine Lösung aus einem gestrichenen Eßlöffel eines dieser Kräuter und gießen sie mit einer Tasse kochenden Wassers auf. Ist die Mischung abgekühlt, so verspritzen Sie die Flüssigkeit gleich über das Fell des Hundes, besonders wenn Sie ihn zu einem Spaziergang mit nach draußen nehmen.

Um ein Zimmer, das von Flöhen oder anderen Plagegeistern befallen ist, auszuräuchern, schlägt Juliette de Baïracli Levy folgendes vor: Geben Sie einen Teelöffel voll Cayennepfeffer auf einen dünnen Deckel, halten Sie diesen über eine niedrige Flamme (benutzen Sie ein Teelicht in einem irdenen Gefäß oder eine Aromalampe), und dichten Sie den Raum ab, während der ätzende Rauch ihn füllt. Lüftet man anschließend den Raum gut, so ist das für den Menschen völlig ungefährlich!

Sie können auch einen Pflanzenbefeuchter mit Wasser

und einigen Tropfen eines insektenvertreibenden Mittels füllen. Dazu geeignet sind ätherische Öle, wie das aus Eukalyptus, welches besonders wirksam ist. Sprühen Sie die Flüssigkeit in die Ecke, in die sich die Flöhe gerne einnisten.

Moskitos

Moskitobisse können einen sehr quälen und sehr schmerzhaft sein, zudem auch zu Reizungen führen (vgl. Seite 372, bezüglich der Arzneien). Wenn Sie sehr vielen Moskitos ausgesetzt sind, wird sich mit der Zeit das Gift in Ihren Organismus einschleichen und kann Sie krank machen, Sie werden sich beeinträchtigt fühlen. Wenn Sie so empfindlich sind wie ich und sich in einem Gebiet aufhalten, wo es viele Moskitos gibt, ist die beste Art, sich dagegen zu schützen, den ganzen Körper zu bedecken. (In tropischen Ländern, wo ein einziger Moskitobiß Malaria oder andere Krankheiten verursachen kann, ist das Bedecken des Körpers, so weit wie es eben möglich ist, geradezu Pflicht.)
Sollten Sie weniger empfindlich sein oder die Moskitos weniger zahlreich, dann können Sie sich auf ein wirksames Insektenmittel verlassen und mit nackten Armen und mit nackten Beinen – ganz wie ein normaler Mensch – herumlaufen.
Der chemische Stoff, der in den meisten Moskito-Mitteln enthalten ist (DEET), ist ziemlich wirksam; allerdings ist die Verwendung von Insektenvertreibern über eine lange Zeit, besonders bei Babys und sehr kleinen Kindern, nicht unbedingt anzuraten.
Einige der wirksamsten (urwaldgetesteten) neuen Anti-Moskito-Mittel auf dem Markt weisen eine viel niedrigere Dosis von DEET auf. Sie sind mit anderen aromati-

schen Ölen versetzt, von denen man weiß, daß sie gegen Insekten wirken. Es gibt eine Anzahl von Anti-Moskito-Mitteln, die man heutzutage im Rahmen der reinen Aromatherapie bekommen kann. Sie können auch selbst ein Mittel herstellen, indem sie mit verschiedenen Ölen experimentieren, um herauszufinden, welches am erfolgreichsten angewendet werden kann und welches Ihrer Nase am wenigsten unsympathisch ist. (Hohe Dosen dieses Öls rufen leider Unwohlsein hervor, auch bei den Menschen). Wählen Sie aus Eukalyptus, Gewürznelken, Geranien, Zwiebeln, Pfefferminz, Rosmarin und Zitronenöl aus. Nehmen Sie 2 oder 3 Sorten, und fügen Sie noch etwas Mandel- oder Sojaöl hinzu. 4 Tropfen davon kommen ungefähr auf einen Teelöffel. Geben Sie das Öl auf Ihre Haut. Die Geranie hat nicht nur einen sehr angenehmen Geruch – sie ist einer meiner Lieblingsdüfte –, sie ist auch besonders wirksam. Lelord Kordel, ein amerikanischer Autor und Spezialist in Sachen Gesundheit, schwört auf eine starke Lösung Mutterkraut. Beides, die Blätter und die Blüten, werden mit Wasser versetzt. Und damit wird dann die Haut befeuchtet und gewartet, bis sie wieder trocken ist. Diese Methode hat er schon angewendet, als er ein kleiner Junge war, und er behauptet, daß er kein Insektenmittel kenne, das wirksamer sei als dieses.

In Holland, besonders in Amsterdam, sieht man im Sommer oft große Töpfe mit allen möglichen Sorten von Geranien gefüllt. Sie stehen im offenen Fenster. Das scheint ein gutes Mittel zu sein, um die Moskitos, die von den Kanälen hochfliegen, nicht ins Haus zu lassen.

Die Wirkkraft ätherischer Öle läßt sich mit Hilfe einer Aromalampe steigern

Zitronenöl-Kerzen, die man in manchen Geschäften, die Heilpflanzen führen, kaufen kann, sind auch sehr wirksam.

Einige Tropfen dieses Öls kann man auf eine Untertasse mit Wasser geben oder ein spezielles Gerät verwenden, mit dem man ätherische Öle verbrennen kann (Aromalampe), damit es sich noch viel wirksamer entfaltet.
Ein anderer Geruch, den die Moskitos auch nicht mögen, ist der der Zwiebel. Während der Sommerferien waren wir oft in Südspanien, die Kinder waren damals noch sehr klein, und in diesen Gebieten wurde man zwangsläufig von Moskitos belästigt. Ich habe zu dieser Gelegenheit oft riesige Zwiebeln zerschnitten und sie auf den Fenstersims gelegt, meist in der Nähe der Betten der Mädchen – was natürlich heftigen Protest ihrerseits auslöste!
Um Terrassen und Innenhöfe von Moskitos zu befreien, machen Sie doch einfach ein kleines Freudenfeuer in einem feuerfesten Behälter. Beispielsweise eine alte Dose ist geeignet. Stopfen Sie sie mit Gras oder Papier voll, und streuen Sie viele der folgenden getrockneten Kräuter hinzu: Katzenraute, Salbei, Stabwurz, Wermut, Rosmarin, Zeder, echter Alant.

Motten

Von allen ätherischen Ölen ist Kampfer möglicherweise am wenigsten angenehm für die menschliche Nase. Ich erinnere mich noch an die kleinen, schneeweißen Kügelchen, die immer zwischen Mutters Kleidern aufgehängt waren, und ich wunderte mich stets, warum sie so etwas Unangenehmes dort hinhängte. Jeder Mensch verbindet den Geruch von Kampfer mit modrigen Pelzen, schwarzen Stoffmänteln, die mit dem Lauf der Jahre schon grün geworden sind, und mit Kaschmirpullovern, in denen sich schon die Spinnen festgesetzt haben.

Doch glücklicherweise geht es auch anders. Dr. Valnet schlägt vor, Gewürznelkenöl, Lavendelöl oder Zitronenöl zu verwenden. Man kann ein Duftsäckchen mit einigen Tropfen dieses Öls versetzen und wird somit einen doppelten Schutz erreichen.
In einem frühen Werk zum Thema »Kräutermedizin« wird Rosmarin erwähnt. In Banckes' »Herbal« steht also: »Nehmen Sie die Kräuter und stecken Sie sie an Ihre Kleider oder legen Sie sie zwischen die Bücher. Auf diese Weise werden sie niemals von Motten befallen werden.«
Danièle Ryman hat noch eine viel bessere Idee: Sie verwendet Vetiver-Öl (aus Kuskusgras gemacht), was wie ein Parfum ist. In Rußland, so berichtet sie, haben die reichen Frauen Säckchen in ihre teuren Pelzmäntel eingenäht, die dieses Öl enthalten. Sie rät, Löschpapier damit zu besprenkeln und dieses dann in die Schubladen und Kleiderschränke zu legen.
In dem wunderschönen Buch »Potpourris and Other Fragrant Delights« wandelt Jacqueline Heriteau ein altes französisches Rezept, das sehr probat gegen Motten schützt, etwas ab: Man nehme jeweils eine Tasse getrockneten Rosmarin, Estragon, Thymian, Minze und eine Tasse Stabwurz sowie eine halbe Tasse Nelken. Vermischen Sie die Kräuter alle miteinander, und geben Sie auch die Nelken hinzu. Füllen Sie alles in ein Baumwollsäckchen.
Euell Gibbons hat aber, so finde ich, den besten Vorschlag von allen: Um seine schönen dicken skandinavischen Wollpullover zu schützen, legt er die Schublade mit Papier aus und tröpfelt eine Lösung aus einem Pfund Piniennadeln, 25 g Zedernrinde und ungefähr 12 g Sassafras-Wurzel darauf. Das Ganze bedeckt er wiederum mit einem Stück Stoff – das kann auch irgendein altes Kleidungsstück sein – und spannt es mit Hilfe von

Reißbrettstiften darüber. »Ihre Wollsachen», so meint er, »werden auf diese Weise nicht nur vor den Motten geschützt, sondern bekommen so auch einen sauberen männlichen Duft, der nach Wald, Bergen und nach der Weite der Wildnis riecht.«

Betörende Düfte im ganzen Haus

Eines der ersten Dinge, die Sie bemerken, wenn Sie ein Haus betreten, ist der Geruch. Ist es dort stickig und ungelüftet, riecht es überall in der Diele nach Essen? Riecht es steril sauber? Erinnert alles an Desinfektionsmittel, die man auch in Krankenhäusern verwendet? Wirkt irgendwie alles künstlich parfümiert, wie von einem Duftspender? Oder ist alles warm und einladend, duftet es nach Kerzen, Blumen und Kaminholz?
Es gibt viele Möglichkeiten, die man nutzen kann, um ein Haus so zu gestalten, daß es für Sie selbst, Ihre Freunde so angenehm wirkt. Wählen Sie Reinigungsmittel, die nicht mit synthetischen Duftstoffen, wie Zitrone, Rose oder Lavendel, versetzt sind. Die sogenannten »grünen Produktlinien« riechen oft sehr wenig oder überhaupt nicht nach steriler Sauberkeit - ein weiterer Grund, sie zu kaufen. Am besten ist es also, ein unparfümiertes Produkt zu kaufen und für den Duft selbst zu sorgen.
Wenn Sie Freunde einladen - besonders wenn solche darunter sind, die rauchen —, gehen Sie verschwenderisch mit Kerzen um. Kerzen verschlucken geradezu alle unangenehmen Gerüche und sorgen dafür, daß die Zimmer frisch und sauber riechen. In Holland werden beispielsweise sehr viele Kerzen benutzt, besonders in Kneipen und Bars. In England ist das weit seltener der

Fall. Anders wiederum in Skandinavien, dort werden zwanzigmal mehr Kerzen abgebrannt als in England. Die Sitten und Gebräuche sind diesbezüglich also sehr unterschiedlich.
Aber man sollte sich an den Skandinaviern ein Beispiel nehmen. Gerade vor Weihnachten gibt es besondere Kerzen, die aus der wachsigen Schale der Wachsmyrte (Myrica Cerifera) hergestellt sind und die wunderbar riechen. Man nennt sie deshalb auch Wachsbeere. Mittlerweile kann man gute Kerzen lose oder auch gebündelt kaufen, und sie sind schon mit ätherischen Ölen oder Duftstoffen versetzt. Diese Kerzen geben einen wunderbaren Duft ab.
Schon eine ganz geringe Menge an ätherischem Öl kann einen ganzen Raum verändern und dafür sorgen, daß es dort angenehm duftet. Um dieses Öl im ganzen Raum zu verteilen, können Sie 2–3 Tropfen auf einen speziellen Ring aufbringen, den man um eine Glühbirne legen kann (Bezugsadressen finden Sie im Anhang). Sie können auch ein spezielles Gerät (Aromalampe) benutzen, um ätherische Öle zu verbrennen. Mit einem Teelicht wird eine kleine Untertasse mit Wasser warm gehalten. In dieses Wasser gibt man 2–3 Tropfen des Öls. Sie können auch 2–3 Tropfen in einen Pflanzenbefeuchter geben, der etwa halb mit warmen Wasser gefüllt ist, und diese Lösung dann im Raum versprühen. Eine andere einfache Möglichkeit ist, eine Schale mit Wasser auf den Heizkörper zu stellen und diesem das Öl hinzuzufügen. Verwenden Sie Ihr Lieblingsöl oder versuchen Sie es mit Zedernholz, einem rauchigen, ziemlich maskulinen Geruch; einem warmen würzigen Weihrauchduft für eine Party; oder probieren Sie den Pinienduft, der ist frisch und holzig. Oder aber auch grünen Wacholder (Wacholderbeeren und Rosmarinzweige wurden in französi-

schen Krankenhäusern verbrannt, weil man um deren antiseptische Kraft wußte). Ich benutze oft einen Pflanzenbefeuchter, um meine Kissen, Laken und Unterwäsche sowie auch meine Lieblingsblusen mit duftversetztem Wasser zu besprühen, wenn ich sie bügle – jedesmal füge ich ein paar Tropfen meines Lieblingsöl, dem Geranienöl, hinzu. Lavendel ist eher klassisch, Jasmin oder Ylang-Ylang eher exotisch. Sollten Sie einen Wäschetrockner besitzen, können Sie auch einige Tropfen auf ein Taschentuch geben und der Wäscheladung hinzugeben, wenn sie getrocknet wird. Möchten Sie Ihrem Wohnzimmer diesen betörenden süßlichen Duft eines Blumengartens verleihen, wählen Sie ein Potpourri.

Potpourri

Heutzutage sind Potpourris sehr beliebt. Man kann sie überall kaufen, aber die meisten sehen so fürchterlich aus, wie sie auch riechen. Holzstückchen, künstliche Knospen und getrocknete Blätter in leuchtenden Farben wie pink, gelb und grün geben einen scharfen und aufdringlichen Duft ab.

Aber die richtigen Potpourris, die man selber macht, verlieren sehr schnell ihren Duft, wenn man sie, wie es üblich ist, in schönen, weit geöffneten Geschirrschalen im Zimmer verteilt und so dort stehen läßt. Kommt das Potpourri ständig mit der Luft in Kontakt, wird es schnell fad, zieht Staub an und verliert seinen Duft.

Traditionell hob man deshalb Potpourris in großen, geschlossenen, irdenen Gefäßen auf; die gut verschließbar waren, und unter dem Deckel befand sich nochmals ein Deckel, der mit Löchern versehen, also perforiert war. Nur bevor der jeweilige Raum gebraucht wurde, wurde das Gefäß geöffnet und in der Nähe des Feuers oder auch von der Sonne erwärmt. So konnten sich die jeweiligen Aromen ganz fein im gesamten Raum verteilen. Hält man ein Potpourri auf diese Weise unter Verschluß, wird man viele, viele Jahre Freude daran haben.

Es gibt viele Geheimnisse um die Herstellung eines Potpourris. Wohnen Sie in einer Stadtwohnung, die noch nicht einmal einen Balkon hat, um darauf Pflanzen zu züchten, so ist es wahrscheinlich besser, Sie kaufen ein fertig gemischtes Potpourri von einem der vielen Hersteller, die es mittlerweile gibt (vgl. Sie die Adressen Seite 384). Die meisten Hersteller vertreiben auch individuell zusammenstellbare Mischungen, die Fixiermittel enthalten. Auf diese Art und Weise hat man lange Freude daran.

Potpourris selbst herzustellen lohnt sich und macht Spaß

Wenn Sie aber auf dem Land leben und Ihren eigenen Garten haben, so ist es die Sache sicherlich wert, wenn Sie versuchen, ein einfaches Potpourri selbst zu mischen, allein schon, um ein Gefühl dafür zu bekommen. (Es ist so ähnlich, als ob man sein eigenes Brot oder seine eigene Mayonnaise herstellt. Ein Potpourri selbst zu machen hört sich schwieriger an, als es in Wirklichkeit ist.)

Vergessen Sie die ganze Sache mit den feuchten Potpourris, die die Damen im Elisabethanischen Zeitalter in ihren Herrenhäusern herstellten und die mit halbtrockenen Blütenblättern sowie Blattfermenten samt Salz vermischt wurden. Auf diese Weise stellten sie Potpourris her, die ganz andere Wohlgerüche aufwiesen.

Ein trockenes Potpourri wird aus Blättern und Blumenblättern hergestellt, die über mehrere Wochen und Monate gesammelt werden. Sie werden so lange getrocknete, bis sie anfangen zu knistern. Dann werden sie miteinander vermischt, ein Fixiermittel wird hinzugefügt, zudem, je nach Vorliebe, auch ein Duftöl. Die ganze Mischung wird nun einfach beiseite gestellt, damit sich die Blätter mit dem Öl vollsaugen können und so ihren eigenen typischen Duft entwickeln.

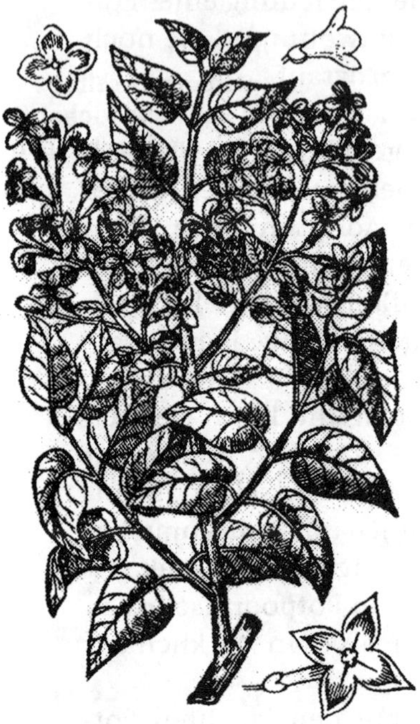

Zu den Blumen und Pflanzen, die in einem Potpourri sehr schön aussehen und auch einen angenehmen Duft verströmen, gehören die folgenden: Rosen (sie sind wichtig, und einige von ihnen sollten noch in Knospenform sein), Flieder, Jasmin, Nelken, Levkoje, Phlox, Lavendel, Rosmarin, Minze, Salbei, Majoran, Thymian, Zitronen- oder Punschkraut. Blütenblätter von Schnittblumen oder Topfpflanzen können auch hinzugefügt werden.

Lorbeerblätter, Pinienzapfen und getrocknete Orangenschale geben der Sache die erforderliche Würze; die meisten der Küchengewürze sind traditionell Beigaben, um ein fad gewordenes Parfüm wieder aufzufrischen.

Die Blumenblätter sollten absolut trocken sein, wenn man sie abpflückt, ansonsten können sie verrotten und Ihre mit Mühe zusammengestellte Mischung zerstören. Die Blüten und Blätter sollten so getrocknet werden, wie Sie sie auch vorfinden, sie sollten dann auf Zeitungspapier ausgebreitet werden; am besten hebt man sie in einem gut durchlüfteten Raum auf. Judy Almond, die für den »National Trust« in Großbritannien Potpourris zusammenstellt und auch für zahlreiche bekannte Familien arbeitet, sammelt ihre Blüten und Blätter in einem Gartenkorb, der mit einem Baumwollstoff ausgelegt ist. Sie plaziert diesen Korb in Reichweite der Heizung und legt weitere Blütenblätter und Blätter hinein, so wie sie ihr gerade in die Hand fallen. Wenn diese so trocken sind, daß sie zu knistern anfangen, legt sie sie in eine große Pappschachtel, die sie wiederum neben der Heizung aufstellt, bis sie Zeit hat, das Potpourri anzurichten. Von Zeit zu Zeit durchmischt sie das Ganze.

Haben Sie genug verschiedene Sachen für Ihr Potpourri gesammelt und getrocknet, brauchen Sie noch ein Fixiermittel, das Ihnen hilft, die verschiedenen Parfüms der Mixtur »festzuhalten«, Gewürze geben dem Ganzen eine warme Basisnote. Ein Duftöl verbindet alle Parfüms miteinander und gibt der ganzen Sache Körper.

Die klassischen Fixiermittel – Styrax, Benzoeharz, Veilchenwurzel, reiner Calmus – kann man bei einem Heilpflanzenhändler bestellen, und sie sind auch relativ preiswert. Eine kleine Menge reicht für eine lange Zeit. Mit einigen Teelöffeln der Veilchenwurzel zum Beispiel läßt sich der Inhalt einer großen Schale getrockneten Materials fixieren.

Anstelle dieser exotischen Fixiermittel können Sie auch Zitronenschale verwenden. Judy Almond sammelt Orangen-, Limonen- und Mandarinenschalen und legt sie in die Nähe der Heizung, damit sie trocknen. Die Schalen werden anschließend in einer Kaffeemühle zu Pulver zermahlen.

Es gibt keine festen Gesetze, wie ein Potpourri zusammenzustellen ist: Sie selbst wählen die Ingredienzen und die Kombination der Düfte, die Ihnen am meisten gefallen.

Was die Gewürze angeht, wählen Sie aus Gewürznelken, Sternanis (sehr beliebt, weil er so attraktiv aussieht), Zimtstangen, Wacholderbeeren, Lorbeerblättern, ganzen Muskatnüssen und Kardamom.
Das Öl sollten Sie aus den stärker duftenden Grundstoffen auswählen: Geranie, Rose, Neroli, Zitrone, Ylang-Ylang oder Lavendel zum Beispiel. Um einen noch ungewöhnlicheren Dufteffekt zu bekommen, versuchen Sie: Kuskus-Gras, Zypresse, Zeder, Melisse oder Muskatnuß. Verwenden Sie nur eine geringe Menge dieses Öls, nicht mehr als 8–10 Tropfen auf eine große Potpourri-Schale. Fügen Sie dieses zur Fixierung, bevor Sie alles vermengen.
Sobald Sie die Pflanzen getrocknet haben, egal ob Sie mit gekauftem, selbst gemachtem Fixiermittel oder mit einem Öl gearbeitet haben, können Sie damit beginnen, Ihr Potpourri zuzubereiten.
»Ich verwende eine alte Plastikwaschschüssel, um mein Potpourri zu mixen«, erklärt Judy Almond in ihrem Buch »The Herbalist«, »und ich habe zudem noch eine weitere kleine Schale sowie einen alten Löffel, speziell um die Öle und die pulverisierten Schalen zusammenzubringen, sonst beschwert sich meine Familie, denn sie meint, daß nur die schweren Düfte gut riechen würden.«
Das getrocknete Material, das Öl, Fixiermittel und die Gewürze, die Sie ausgewählt haben, werden ganz gründlich miteinander vermischt. Geben Sie von den Gewürzen immer nur ein wenig hinzu, schnuppern Sie jedesmal daran, wenn Sie vorbeigehen. Keiner der Gerüche sollte die Gesamtkomposition mit seinem Duft erschlagen.
Gefällt Ihnen das Potpourri so wie es ist, legen Sie es in eine gut verschließbare Holz- oder Pappkiste, und las-

sen Sie es an einem warmen Ort stehen, wo es vier bis sechs Wochen reifen muß. Schnuppern Sie zwischendurch immer mal wieder daran, um zu prüfen, was sich tut.

Die ausgewogene Komposition eines Potpourris ist eine Herausforderung für die Nase

Potpourris können durch einen einzelnen hervorstechenden Geruch charakterisiert sein oder auch eine bunte Vielfalt bilden. Imogen Nichols verkauft ihre Potpourris, um auf diese Weise Geld für die Kirche zu sammeln. Sie beliefert auch den örtlichen Museums-Shop. Sie ist sehr erfahren in der Herstellung von Potpourris und macht immer eines aus Lavendel, eines aus Zitrone – ein goldenes und ein silbernes Potpourri also. Das richtet sich danach, was gerade in ihrem Kräutergarten wächst. »Alle meine Potpourris sind auf Kräuterbasis gemacht«, erzählt sie. »Ich habe das Gefühl, daß jeder es aus Rosenblättern zubereitet, und das möchte ich nicht.«

Hat sie die Kräuter gesammelt, trocknet sie sie anschließend in zusammengebundenen Büscheln, die sie unter dem Treppenabsatz aufhängt: »Dort sehen sie schön aus, und an diesem Platz werden sie gut durchlüftet.« Sind sie einmal getrocknet, so hebt sie sie in den braunen Tüten auf, die aus recyceltem Papier hergestellt sind und die man in jedem Supermarkt bekommt –, und zwar so lange, bis die Kräuter so weit sind, daß man sie zerreiben kann.

Anschließend wird alles mit etwas Veilchenwurzel gemischt und in einem Glasbehälter im Dunkeln gelagert, bis sie Lust und Zeit hat, das Potpourri zuzubereiten.

Für ein Zitronenpotpourri nehmen Sie nur solche Pflanzen, die auch als zitronig zu bezeichnen sind. Zitronenmelisse, Zitronen- oder Punschkraut, Zitronenthymian und Zitronenminze, Geranien, aufgewickelte Zitronen-

schale, mit Zitronenschale versetztes Hypericum, Poleiminze oder auch ein wenig Pfefferminze, aber nicht zuviel. Versuchen Sie es auch mit einer Dekoration aus zerkleinerten Lorbeerblättern und Santolinablumen. »Ich gebe etwas Zitronengras in diese netten kleinen irdenen Gefäße, in denen ich meine Kräuter auch sonst aufbewahre«, erklärt Frau Nichols uns.
Die silberne Version - auch ein nützliches Mittel, um Insekten zu vertreiben - wird aus den silbrigen Artemisias-Arten wie Wermut und Stabwurz hergestellt. Verschiedene Sorten wie die rundblättrige Minze (wegen der grauen Farbe), Zitronenmelisse, Salbei (aber nicht zuviel davon), Lorbeerblätter, die zerkleinert sind, und etwas Edelweiß zur Dekoration gehören dazu. Edelweiß steht allerdings mittlerweile unter Naturschutz und sollte darum nicht mehr verwendet werden. Silberdisteln beispielsweise tun es auch.

Natürliche Desinfektionsmittel

In der Küche, im Bad und auch im Krankenzimmer können die Kräuter gegen Mikroorganismen schützen, die Infektionen übertragen. Besonders wirksam sind die wunderbaren aromatischen Pflanzen wie Rosmarin, Oregano, Thymian, Salbei und andere - sie werden von den Hausfrauen schon seit Jahrhunderten verwendet, um Eßwaren vor Fäulnis zu schützen und auch die Infektionsgefahr zu vermindern. Als ab dem späten 19. Jahrhundert die antiseptischen Kräfte zum ersten Mal ernsthaft in Forschungslaboratorien untersucht wurden, sahen die Ergebnisse sehr beachtlich aus. Nur ein Beispiel: Eine wäßrige Lösung des ätherischen Öls, das aus Thymian gemacht wird, tötet den Thyphusbazillus

und die Shigella-Bakterien – verantwortlich für die epidemieartige Ausbreitung der Ruhr – in nur 2 Minuten. Streptokokken und der Diphtherie-Bazillus werden innerhalb von 4 Minuten vernichtet. Für den Tuberkulose-Bazillus braucht die Lösung nur 30–60 Minuten.
In einigen nachdenklich machenden Experimenten, die in Frankreich gestartet wurden, wurde eine Mischung ätherischer Öle – aus Pinie, Thymian, Pfefferminz, Lavendel, Rosmarin, Gewürznelke und Zimt – daraufhin geprüft, welche bakteriologische Reinigungsfähigkeit sie in einer bestimmten Umgebung entwickelt. Die Mischung wurde mit einer bestimmten Anzahl von Schimmelpilzen, Staphylokokken und ausgewählten Mikroorganismen auf einer offenen Petri-Schale zusammengebracht. 30 Minuten nachdem die Lösung mit den Schimmelpilzen und den Staphylokokken angesprüht worden war, war davon nichts mehr zu sehen. Von den ursprünglich 320 Mikrobenkolonien blieben gerade mal vier übrig. Ihr Potential für den Gebrauch in Krankenhäusern – wo die Gefahr der Infektkette wächst und nur schwer behandelt werden kann – ist enorm. Hoffen wir, daß man sich diese Tatsache auch eines Tages nutzbar macht.
Mittlerweile versuchen wir uns schon einmal selbst vor den häuslichen Infektionsgefahren zu schützen. Sollten Sie Ihren Kühlschrank reinigen, verleihen Sie ihm Frische, indem Sie ihn mit einem Lappen, getränkt mit frisch-gepreßtem Orangensaft, auswischen. Das geht ganz schnell.
Bereiten Sie sich zudem eine starke Lösung mit Thymian und Rosmarin – eine Handvoll Kräuter mit einem gut gefüllten Becher kochenden Wassers übergießen und die Kräuter damit bedecken. Benutzen Sie diese Flüssig-

keit, wenn Sie beim nächsten Mal die Regale Ihres Kühlschranks oder Ihrer Speisekammer reinigen.

Den Fußboden des Badezimmers oder der Gästetoilette sollten Sie mit einem Wasser putzen, dem Sie einige Tropfen Teebaumöl hinzugefügt haben.

Ätherische Öle können mit einer Aromalampe oder einem Pflanzenbefeuchter in der Raumluft verteilt werden

Liegt ein Familienmitglied mit einer infektiösen Krankheit im Bett – ihn hat vielleicht die erste Welle der typischen Wintergrippe erwischt –, nutzen Sie die antivirale und antibakterielle Eigenschaft der großartigen aromatischen Kräuter. Nehmen Sie 2 oder 3 Tropfen der ätherischen Öle wie Muskateller-Salbe, Geranie und Lavendel. Geben Sie das Öl zusammen mit Wasser in einen Pflanzenbefeuchter und sprühen Sie die direkte Umgebung des Kranken an. (Übrigens: Ich benutze diese Pflanzenbefeuchter immer nur ausschließlich für einen speziellen Zweck.)

In der Küche

Zu Beginn des 9. Jahrhunderts erließ der gerade zum Kaiser gekrönte Karl der Große ein Dekret (»Capitulare de Villis«). Es richtete sich an die Fürstensitze und besagte, daß an den wichtigsten Orten des Reiches Gärten angelegt werden sollten, worin »alle möglichen Kräutersorten« und auch spezielle Pflanzen und Früchte gezüchtet werden mußten.
Die Liste der 73 »Kräuter«, die darin aufgeführt wurden, enthielt auch zahlreiche, die als »für den Körper wichtig« bezeichnet wurden und die hauptsächlich für medizinische Verwendungszwecke angepflanzt werden mußten. Unter ihnen waren auch viele, von denen man heutzutage nur noch ihren Nutzen für die Küche kennt, so wie Salbei, Rosmarin und Fenchel. Dieses Dekret war aus rein verwaltungstechnischen Gründen sehr wichtig, aber wie auch immer, es wandte sich an diejenigen, die sich im Dienst von großen Fürstentümern oder Klöstern befanden. Dort sollte es von nun an stets einen abgetrennten Garten für medizinische Heilpflanzen geben, genauso wie man dort spezielle Küchen- oder Ziergärten vorfand.
Für die Hausfrauen von heute macht es keinen Unterschied mehr, ob die Kräuter für die Küche oder für medizinische Zwecke gewachsen sind. Rosmarin wurde

schon vor vielen, vielen Jahren als Mittel bei Magen- und Verdauungsproblemen erkannt, weil es »eine Arznei gegen Blähungen, im Magen, im Darm und in der Milz ist und es alles, was nach draußen will, mit Macht nach draußen bringt«. Und welche gute Hausfrau kann ohne Rosmarin auskommen? Nur damit kann sie an ihr geschmortes oder gegrilltes Lamm Geschmack bekommen. Und nur so kann sie ihre Weine und Limonaden parfümieren.

Grüne Soße

Man nehme: Petersilie, Minze, Mutterkraut, Rosmarin, Salbei, etwas Knoblauch und Kerbel; hacke alles klein, würze es mit Essig, Öl, Pfeffer, Ingwer, Zimt und serviere es bald.

(A Roll of Ancient Cookery AD 1331)

(Ediert von Richard Warner, Antiquitates culinariae)

Salbei kann »bei Schleimabsonderungen im Kopfbereich und bei Krankheiten, die die Brust und die Lunge betreffen«, sehr nützlich sein. In der Küche war es schon immer undenkbar, ohne Salbei und Zwiebeln eine Gans zu füllen oder auch bestimmte Käse zu parfümieren.

Hausgemachte Arzneimittel können häufig schrecklich schmecken und manchmal recht trocken ausfallen. Aus diesem Grund werden sie auch oft in Speisen oder Getränken versteckt, mit denen zusammen es viel angenehmer ist, sie einzunehmen: Glühwein und Molkentrank, Haferschleim und grüne gebundene Suppen, Ales, Limonaden, Biere und Weine, die mit Kräutern versetzt werden.

Man nimmt an, daß bestimmte Speisen auch bestimmte Heilfähigkeiten aufweisen. Das »Regimen sanitatis«, eine lange, in Versen verfaßte Abhandlung über Gesundheit und Ernährung, das in Europa während des späten Mittelalters sehr weit verbreitet war und überall gelesen wurde, berichtet Wort für Wort über die Tugenden und anderen Vorteile der verschiedenen Gemüse, Früchte und Kräuter. Große Brennessel »hilft ihm bei Gicht, die er oftmals zusammen mit Fenchel verspeist. Der Magen fühlt sich wohl und wird gereinigt.« Etliche dieser Aussagen waren Ausdruck von medizinischen Vorurteilen; im 5. Jahrhundert rügte der Arzt Galen rohe Früchte als ungesunden und falschen Bestandteil der Ernährung. Dieses Vorurteil kursierte in vielen medizinischen Zirkeln und prägte die Eßgewohnheiten der Wohlhabenden für beinahe ein Jahrtausend. Aber viel öfter war der Glaube an die medizinische Kraft von bestimmten Speisen durch die Erfahrung über eine sehr lange Zeit gewachsen, und auch die herzhafte traditionelle Küche auf dem Land spielte in dem Zusammenhang eine große Rolle. Dort hatte man nämlich kein Geld, um einen der großen und bekannten Ärzte für sich zu engagieren.

Diese heilenden Kräfte wurden – oftmals relativ unbewußt – in den Speiseplan der Hausfrau einbezogen: Im Frühling nahm man »grüne Drinks« zu sich, die aus Vitamin-C-reichen Kräutern bestanden, auf die man im Winter so lange Zeit verzichten mußte. Man hatte gegorene Speisen und auch die Kräuterlimonaden (Ales), die der Verdauung sehr nützlich waren, der aromatische Knoblauch tat das Seinige, und der Salbei half, Brustinfektionen zu heilen.

War der Speiseplan in den Jahrhunderten, bevor der Kühlschrank und die Tiefkühltruhe erfunden wurden, wirklich so monoton? Zeitzeugen sind die Rezeptbücher des 16. und 17. Jahrhunderts. Aber im Gegenteil: Die Vielfalt der Speisen und Aromen beweist, wie abwechslungsreich die Kost war.

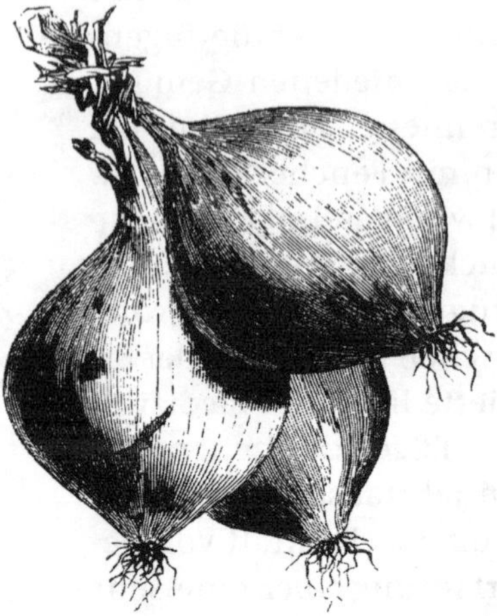

In Madame Bridget Hyde's Rezeptbuch, das diese über 14 Jahre, von 1676 an, geführt hat, sind in ihrer feinen, geschwungenen Handschrift Rezepte aufgeschrieben, die folgende Spezialitäten enthalten: Birken-, Stachelbeer- oder Aprikosenwein, Maulbeersirup, Bier aus wilden Karotten, kandierte Berberitzen, Thymiancreme, Veilchensirup und vieles andere mehr. Das Dekret von Karl dem Großen beschrieb 5 Arten von Äpfeln: süße, saure, lange haltbare und frühe Apfelsorten und solche, die man sofort essen konnte. Jeder dieser Kategorien wurde eine bestimmte Anzahl unterschiedlicher Apfelsorten zugeordnet. Im 17. Jahrhundert konnte Parkinson 50 verschiedene Sorten aufzählen!

Noch im 18. Jahrhundert wuchsen in England zahlreiche Sorten. In keinem Monat waren weniger als ein halbes Dutzend verschiedener Apfelsorten auf dem Markt. Birnen gab es in einer gleichermaßen großen Vielfalt. Als Thomas Tusser alle die Kräuter auflistete, die Mitte des 16. Jahrhunderts auf einem Tudor-Landsitz zu finden waren, kam er auf 43 »Samen und Kräuter für die Küche«. Die Liste enthielt einige, die wir heute als Gemüse bezeichnen würden, und andere, an die wir heute niemals denken würden, wenn wir unseren Küchenplan machen, so wie Nelkenwurz, Wiesenknopf und Estragon. Er benannte weiterhin 22 »Kräuter und Wurzeln für Salate und Soßen«, von denen nur wenige momentan gerade wieder in Mode kommen – Kohlportulak oder Rukula. Von den anderen haben Sie wohl kaum schon mal gehört: Gelbdolde, Bärenlauchzwiebel oder Zuckerwurzel. In ihrem Buch »Lark Rise to Candleford« berichtet Flora Thomsen über eine kleine Landgemeinde. Dort war Ende des 19. Jahrhunderts jedermann so arm, daß Fleisch in den Haushalten nur sehr selten auf den Tisch kam. Sie waren auf die Gemüse angewiesen, die die Männer in ihren kleinen Gärtchen hatten – »es kam immer zu einem kleinen Wettbewerb unter ihnen, weil jeder möglichst früh die reichste Auswahl von jeder Sorte haben wollte.« Wegen der Kartoffeln herrschte überall im Dorf Aufregung. Man baute all diese alten Sorten an, die man heute kaum mehr kennt. Die modernen Zeiten haben eine enorme Reduzierung der Artenvielfalt hervorgebracht.

Viele naturbelassene Nahrungsmittel haben Heilwirkung – achten Sie auf Frische und Sortenvielfalt

»Frische und Vielfalt« ist der Grundsatz eines jeden Gourmet-Kochs. Diese beiden Prinzipien sind auch sehr wichtig für Ihre Gesundheit. Eßwaren sollten nicht einfach nur schön aussehen und von bekannten Herstellern stammen, man sollte wissen, daß es sich hierbei um wunderbare Verbindungen einer Unzahl natürlicher Stoffe handelt. Die Wissenschaftler heute legen ein Lebensmittel nach dem anderen unter ihr Mikroskop und entdecken eine immer größere Anzahl von therapeutisch wichtigen Substanzen. Das, was sie herausfinden, bestätigt oft die instinktive Weisheit, die die Eßgewohnheiten auf dem Land schon immer geprägt haben. Aber die Wissenschaftler verstehen den Reichtum an Heilungsmöglichkeiten um uns herum nicht zu nutzen. Überall in Früchten, Gemüsen, Korn, Nüssen und Samen, in Kräutern und Gewürzen ist er zu finden. Die wil-

den Pflanzen und Früchte lassen wir auf den Bäumen oder in den Heckengärten vergammeln.
Die folgenden Seiten sollen eine Einführung in diese Wunderwelt sein und einen Tribut an den Reichtum und die Artenvielfalt darstellen.

Was ist eigentlich gesundes Essen?

Gesund essen macht Spaß. Gesundes Essen ist das, was man gerne ißt und auch langsam genießt. Es sollte ein weites Spektrum an verschiedenen Geschmacksrichtungen anbieten, um die Sinne zu kitzeln: sauer, salzig, scharf, pikant, bitter.
Gesundes Essen ist das, was unseren Tisch schnellstmöglich nach der Ernte erreicht, wenn es irgendwie machbar ist, sollte es ohne Chemikalien angebaut worden sein.
Man sollte die Eßwaren in ihrer vollen, ganz natürlichen Form genießen, so wie ungeschälten Reis, Weizenkörner, Öle der ersten Pressung (Olio extra virgine, kaltgepreßt), unbehandelte und ungekochte Früchte sowie Gemüse, die man möglichst nicht schält.
Und schließlich ist gesundes Essen frei von chemischen Zusätzen, die es mit einer unnatürlichen Farbe und einem Geschmack versehen, der der jeweiligen Speise nicht entspricht oder ihre natürliche Struktur oder Beschaffenheit bzw. ihre Haltbarkeit verändern.
Das ist Essen in seiner besten Art. Es steht uns nur nicht immer zur Verfügung, und oft kostet es mehr, als man sich leisten kann, es sei denn, Sie haben die Möglichkeit, einen eigenen Garten zu bewirtschaften. Auf diese Art und Weise können Sie sich immer noch am besten die Qualität, die Sie brauchen, sichern.
Probieren Sie dieses wunderbare, nussige, vollwertige

Brot, und Sie werden sich sofort entschließen, es selbst zu machen. Brauner Reis, Hafer und Hirse sind viel zu schade, um sie allein den Vögeln zu überlassen – und auch Graupen sollte man auf Ihrem Tisch finden.
Schließlich sollten Sie jeden Tag ein großes Stück irgendeines grünen Gemüses genießen. Diese enthalten in hohem Maße das sehr gesunde Chlorophyll, auch Vitamine und Mineralien. Essen Sie auch stets von den intensiv gefärbten Gemüsen wie Tomaten, Karotten, Kürbis, rote Beete, Pfefferschoten, Rotkohl und Rettich, wegen den lebenswichtigen Antioxidanzien und den Beta-Karotinen. Salat aus frischem, rohem Gemüse und Samensprossen ist ein Muß, genauso wie frische Früchte in großen Mengen, so wie sie die verschiedenen Jahreszeiten hergeben.
Um die Vielfalt noch zu vergrößern, versuchen Sie es auch mit Wildfrüchten oder -pflanzen. Nehmen Sie sie in Ihren Speiseplan auf – Hagebutten und Weißdorn, Ebereschen, Holunderbeeren, Heidelbeeren, Löwenzahn und Vogelmiere beispielsweise.
Genießen Sie auch das reine Olivenöl erster Pressung (Extra virgine). Es gehört zu den besten Lebensmitteln, die der Mittelmeerraum zu bieten hat. Oder auch, wenn möglich, ein kaltgepreßtes, unraffiniertes Sonnenblumenöl. Hinzu sollte etwas Butter kommen, damit Ihr Fettbedarf gedeckt werden kann. Von Zeit zu Zeit sollten Sie sich auch ein Stück der wunderbaren heimischen Käse, die oft ganz in Ihrer Nähe hergestellt werden, munden lassen. Fragen Sie danach!
Ihr Körper ist auf Proteine angewiesen, die Ihnen Rindfleisch, Lamm und auch die meisten Geflügelsorten liefern können. Essen Sie auch frische Eier, wenn möglich von freilaufenden Hennen.
Sollten Sie Vegetarier sein, so planen Sie Ihre Mahlzei-

ten sehr sorgfältig, um sicherzustellen, daß Sie genug Protein und lebenswichtige Stoffe bekommen. Wenn möglich, sollten etwas Fleisch oder Fisch von Zeit zu Zeit hinzugefügt werden.
Reichern Sie Ihre Gerichte im Herbst und im Winter mit frischen ganzen Nüssen an und im Sommer mit Sonnenblumenkernen oder Sesam. Sie können all Ihren Speisen einen besonderen Reiz verleihen, indem Sie sich der reichen Gaben der Natur mit ihren aromatischen Kräutern und Gewürzen bedienen. Damit können Sie auch Ihre Speisen je nach Saison anders gestalten.
Abends, wenn Sie Ihr Abendbrot einnehmen, dürfen Sie gerne ein Gläschen guten Weines dazu trinken. Auch ein Aperitif oder ein Digestif können nicht schaden, denn es gibt schließlich nichts besseres als einen medizinisch nützlichen, aromatisierten Wein, den Sie selbst hergestellt haben.

> *... Man hat herausgefunden, daß, was immer man auch sonst zu wissen glaubt, alle Elemente und Verbindungen, die für eine normale Ernährung sehr wichtig sind – soweit sie die Nahrungsmittel überhaupt zur Verfügung stellen können – in frischen Früchten enthalten sind, so wie die Erde sie uns schenkt; also man sollte sie nicht in den Formen genießen, die erst der Mensch durch seine falsche Aufbereitung erreicht hat.*
> *»Introductory Remarks on Nutrition Today«, Nutrition 1947*
> *(Sir Robert MacCarrison)*

Gesundes Essen ist nur langsam verdaulich, aber die Speisen sind von großer Qualität. Der folgende Abschnitt dieses Buches wird Ihnen mehr über diese wohlschmeckenden Eßwaren erzählen. Wir werden Ihnen erklären, was sie für Sie und Ihre Gesundheit tun können und bieten Ihnen zudem Vorschläge, wie man sie am besten zubereitet und genießt.

Kräuter

»Die Freunde der Ärzte und der Stolz der Köche«, – diese Beschreibung von Kräutern wird Kaiser Karl dem Großen nachgesagt, der ein großer Freund dieser kleinen, grünen Gewürzträger gewesen sein muß.
Im Laufe der Zeit sind wir dazu gekommen, die Kräuter nur als Küchenkraut einzuordnen, aber meist wurden sie zu mehreren Zwecken angepflanzt. Was den ersten betrifft, so hat man sie gerne Suppen, Eintöpfen, Salaten, Omeletts oder anderen hausgemachten Gerichten hinzugefügt, sie wurden immer sehr verschwenderisch und in großen Mengen verwandt.
Im Mittelalter waren Omeletts, die mit gehackten Kräutern zubereitet wurden, sehr beliebt. Anders als unser modernes Omelett mit Kräutern – »Herbulace«, wie die französischen Köche es nennen –, war es fast so kräftig wie eine spanische »Tortilla«, in so reichem Maße fügte man Kräuter hinzu. »Der gute Mann von Paris« gab seiner Frau sehr detaillierte Anweisungen darüber, wie man ein solches macht und welche Kräuter man benutzt, damit man seinen Geschmack sehr fein abstimmen kann. Die dickliche grüne Mixtur wurde dann in Öl und Butter ausgebraten, in einer Bratpfanne sehr gut erhitzt und von beiden Seiten gebacken. Geraspelten Käse legte man auch noch obendrauf. Wenn dieser geschmolzen war, ließ man das »Herbulace« ein wenig abkühlen und servierte es dann sofort.

Kräuter sind schnellwachsend und nehmen daher viele Giftstoffe auf. Ihre Herkunft ist somit sehr wichtig

Kretischer Diptam und Estragon sind beides Kräuter mit

einem intensiven, sehr pikanten Geschmack. Unser modernes Geschmacksempfinden würde möglicherweise den Ingwer darin als überflüssig erachten.

Nehmen Sie von dem Kretischen Diptam nur zwei Blättchen, von der Gartenraute weniger als die Hälfte von nichts, Sie wissen ja, sie schmeckt sehr bitter. Sellerie, Estragon, Minze und Salbei: von jedem vier Blätter oder weniger, weil auch sie sehr stark schmecken.
Vom Majoran nimmt man ein bißchen mehr, vom Fenchel auch, von der Petersilie noch ein bißchen mehr, aber von Porree, Mangold, Veilchenblättern, Spinat, Gartenlattich und Muskatella-Salbei, von einem so viel wie vom anderen, bis Sie zwei große Hände voll zusammen haben.
Rupfen Sie sie auseinander, und waschen Sie sie im kalten Wasser, danach müssen Sie sie gut abtrocknen, und Sie können etwas gemahlenen Ingwer hinzufügen. Dann schlagen Sie 16 Eier auf und vermischen sie gut miteinander, Gelbes und Weißes darf nicht mehr zu sehen sein. Fügen Sie die Kräutermixtur hinzu und rühren Sie sie gut unter. Danach wird die Masse in zwei Teile geteilt und daraus zwei dicke Omeletts zubereitet.

»Der gute Mann von Paris« (The Goodman of Paris, Eileen Power, Herausgeberin)

Das Kochbuch von Richard II., »Forme of Cury«, wurde zur selben Zeit verfaßt wie die Abhandlung »Der gute Mann von Paris«. Eines der Rezepte darin wird »Herbulate« genannt, es ist der französischen Version sehr ähnlich, und viele Kräuter, die diese auszeichnen, werden darin auch verwandt. Die Kräuter werden am Ende gehackt, mit Eiern vermischt, in eine gefettete Form gegeben und gebacken.
Jahrhundertelang war das Grundnahrungsmittel der eu-

ropäischen bäuerlichen Gesellschaft eine dicke, faserreiche Suppe, die auf der Basis von Haferschleim, Gerste, getrockneten Erbsen oder Bohnen hergestellt wurde. Gehackte grüne Gemüse oder Kräuter sorgten für eine größere Vielfalt und den Geschmack. Ging es den Leuten etwas besser, so bereiteten sie die Suppe aus Hühner-, Schafs- oder Kalbsbrühe zu. Dieser wurde dann ein Eigelb hinzugegeben, manchmal auch, um sie anzudicken. Diese Suppen dienten oftmals ebenso medizinischen Zwecken: In dem Werk »The Leechbook of Bald« – einer angelsächsischen medizinischen Abhandlung aus dem 10. Jahrhundert – waren »gehaltvolle Brühen« ein sehr sorgfältig beschriebener Teil der Behandlung. Knoblauch verwandte man gegen Verstopfung, Rettich und echten Alant zusammen mit Gerste gegen Lungenbeschwerden.

Im Mittelalter wurde die Suppe, in England auch »Porray« genannt, stets auf der Basis von Lauch zubereitet. Man gab zahlreiche Kräuter der Saison und auch etliche Gemüse hinzu. Diese waren eine sehr wichtige Mineralien- und Vitaminquelle. Zudem darf man die krankheitshemmenden Eigenschaften der Kräuter nicht vergessen. Petersilie war unter den Kräutern der Favorit. Jeder, der nur irgendwo die Möglichkeit hatte, war bestrebt, das grüne »Allroundkraut« anzupflanzen. Aber auch die ärmsten Leute hatten irgendwo ihr Kräutergärtlein, und auf dem Land konnte jeder auf meist mehr als 12 Sorten verweisen. Zu den Lieblingssuppenkräutern des Mittelalters, die in ihrer Geschmacksrichtung von mild, bitter, würzig, scharf bis kräftig variierten, gehörten: Bohnenkraut, Fenchel, Löwenzahn, Brennesseln, Salbei, Thymian, Schnittlauch, Ringelblume und zwei würzige, sehr aromatische Pflanzen: Gelbdolde und Liebstöckel. Nelkenwurz – ein aromatisches und belebendes Kraut – und Apium graveolens, eine Abart des wilden Selleries. Mangold, Malve und Orach mit ihren großen, grünen Blättern gaben der ganzen Suppe Substanz.

Im späten 17. Jahrhundert waren Kräuter- und Gemüsesuppen ein fester Bestandteil des Speisenrepertoires einer jeden guten Hausfrau. Auch auf den Tischen der Reichen waren Suppen zu finden, allerdings war deren Basis stets eine Fleischbrühe. Um sie anzudicken, legte man Brotscheiben unten in den Suppentopf hinein. Die Kräuter wurden stets frisch und nicht getrocknet verwendet, sowie natürlich in der Jahreszeit, in der sie auch im Garten zu finden waren. Aus den kühlenden Sommerkräutern ergab sich eine leichtere, scharf schmeckende Brühe. Dieselben Kräuter, die darin zu finden sind, werden in der Medizin als solche beschrieben, die gegen Fieber, Verdauungsstörungen und Leberprobleme helfen. Die wärmenden, aromatischen Kräuter der Wintersuppe sind gut gegen Erkältungen, Frieren, Lungenprobleme und Rheumatismus.

In England wurde in der ländlichen Küche auch oft zum Abendessen ein Kräuterpudding serviert, der aus einer großen Anzahl von Kräutern und Gemüsen hergestellt wurde: Kohl, Blumenkohl, Grünkohl, Broccoli, Brunnenkresse, Zwiebeln, Löwenzahn oder Ampferblätter gehören hinein. Wilde Kräuter mit einem scharfen oder bitteren Geschmack wie Wiesenknöterich oder Frauenmantel wurden mit Haferschleim, Gerste oder mit beiden sehr gern kombiniert. Sie wurden in einem Wasserbad, in das man sie in ein Tuch gewickelt hineinhielt, gekocht, und man aß sie als Beigabe zu Fleisch oder genoß ihren Wohlgeschmack pur.

Die jungen Sprossen des Wiesenknöterichs mit ihrem scharfen Geschmack waren in England besonders in

Cumberland oder Westmoreland sehr beliebt. Dort fand man diese Pflanzen meist freiwachsend in den feuchten Wiesen. Man verwandte sie gern mit Brennesselspitzen, um ein gesundes, frühlingshaftes Gericht zuzubereiten.

Kräutersuppe

Man nehme: Holunderknospen, Brennesselspitzen, Labkraut und Brunnenkresse. Die Menge an Wasser können Sie wählen, je nachdem, welches Verhältnis Sie am liebsten haben. Fügen Sie Haferschleim hinzu, und zwar in der Menge, die Sie für die gewünschte Bindung brauchen. Wenn das Wasser und die Hafergrütze dann gerade anfangen zu kochen, geben Sie die Kräuter hinzu, gehackt oder ungehackt, wie Sie es mögen, und nehmen einen Schöpflöffel und geben das Ganze auf einen Teller. Sie können es mit einigen weiteren Kräutern oder anderen Beigaben sowie mit etwas Butter, Salz und Brot verzehren. Am besten ist es, wenn man wartet, bis das Ganze etwas abgekühlt, ist und die Suppe sollte nicht heißer sein als die Milch, die frisch von der Kuh kommt. Sie sollten stets daran denken, die Suppe niemals kochen zu lassen. Das ist eine kräftige, vollwertige, reinigende Art der Suppenzubereitung, weitab von dem, was sonst üblich ist.

»The Good Housewife« (T. Tryon, 1692).

Anmerkung: Diese sehr gesunde Suppe enthält 4 Kräuterarten, die jede Hausfrau, die auf dem Land lebt, im Frühjahr zur Verfügung haben kann: Sie ist reinigend und nährstoffreich. Die Kräuter werden erst ganz zum Schluß hinzugefügt. Auf diese Art und Weise bleibt das Vitamin C erhalten.

Wiesenknöterich-Pudding

Nehmen Sie 1 1/2 Pfund Wiesenknöterich, ein Pfund Brennessel. Ein paar Blätter der schwarzen Johannisbeere und des Rumex crispus können hinzugefügt werden sowie ein Bund Petersilie. Waschen Sie alles ganz gründlich (fügen Sie vor dem letzten Abwaschen Salz dem Wasser zu). Dann hacken Sie sie ziemlich fein. Geben Sie sie in eine Schüssel, vermischen Sie das Ganze mit ungefähr einer Teetasse voll Gerste (gewaschen und eingeweicht), einer halben Teetasse mit Hafergrütze, dann Salz und Pfeffer als Geschmacksträger und einem Bund Schnittlauch, falls Sie mögen. Kochen Sie das Ganze in einem Stoffbehältnis etwa 2 1/2 Stunden lang, damit die Gerste ganz und gar durchgekocht ist.

Das Stoffbehältnis sollte sehr exakt abgebunden sein, weil das Grünzeug zusammenfällt und die Gerste sehr stark anschwillt. Geben Sie das Ganze dann in eine vorgewärmte Schüssel, fügen Sie einen Stich Butter hinzu und auch ein geschlagenes Ei: Durch die Hitze, die von dem Pudding ausgeht, wird das Ei pochiert.

»A Modern Herbal« (Mrs. M. Grieve, 1931)

Seit die Römer England belagerten, werden dort besonders gerne grüne Salate gegessen. Die Vielfalt der Kräuter, die dazu verwendet werden – entweder um ihn der Saison anzupassen oder den Geschmack überhaupt zu heben – war zu verschiedenen Zeiten sehr unterschiedlich. Der Salat, der zur Zeit Richards II. Ende des 14. Jahrhunderts beliebt war, wurde aus Petersilie, Knoblauch, Schnittlauch, Zwiebeln, Lauch, Borretsch, Minze, Fenchel und Kresse zubereitet. Als Dressing wählte man Essig und Öl. In elisabethanischer Zeit verfeinerte man die Salate noch mehr. Man garnierte sie mit hartgekochten Eiern und Gurkenscheiben sowie Borretschblüten. Pri-

meln und Veilchen gaben den mittelalterlichen Salaten die Farbe.
John Evelyn stellte Ende des 17. Jahrhunderts 82 Kräuter und Grünpflanzen zusammen, die man für Salate verwandte. Einige davon, so der Kohlportulak und die Rauke, werden langsam wieder modern, andere wie Orach, Zuckerwurzel und die Gänse- oder Saudistel gerieten weitgehend in Vergessenheit.
Im Zeitalter der Königin Victoria sank die Qualität der englischen Küche immer mehr ab. Die nützliche Verwendung frischer Kräuter kannte man nicht mehr. Die Rezepte in den Kochküchen der damaligen Zeit waren sehr einfallslos. Die Kräuter glänzten bis in die Regierungszeit König Edwards eher durch Abwesenheit. Alles sollte möglichst mild schmecken, davon jedenfalls waren die Engländer überzeugt, und gelegentlich – ganz im Kontrast dazu – goß man scharfe, essighaltige Soßen über die Speisen.
Doch Gott sei Dank erlebt die englische Küche traditioneller Art seit einigen Jahren wieder eine Renaissance. Man besinnt sich wieder auf lokale Besonderheiten und vor allem auf Qualität und Frische.
Und das gilt nicht nur für Großbritannien, sondern auch für einige andere Länder, in denen das Kochen eine nicht so glorreiche Tradition hat. Deutschland gehört beispielsweise auch dazu. In jedem Supermarkt gibt es mittlerweile eine große Vielfalt an getrockneten Kräutern und Gewürzen, viele dieser großen Geschäfte bieten auch ein reichhaltiges Angebot an frischen Kräutern an. Auf Märkten, bei Gemüsehändlern und auch in Gartenzentren gibt es die Kräuter in Töpfen, die man ohne Probleme in die Erde einpflanzen kann. Zudem haben Sie die Möglichkeit, die Pflänzchen, die Sie brauchen, per Post zu bestellen. Manche Anbieter legen Wert

auf organische Düngung während des Wachstums. Haben Sie aber die Möglichkeit - und sei es nur in Töpfen auf einem sonnigen Fenstersims —, so versuchen Sie, die Kräuter selbst zu züchten.
Die ätherischen Öle, die aus aromatischen Kräutern wie Thymian, Rosmarin und Estragon hergestellt werden, können als sehr wirksame Arzneien Verwendung finden, doch schon ihr Gebrauch als Würzmittel allein ist die beste Art der Präventivmedizin für viele Gesundheitsprobleme, dazu gehören Verdauungsstörungen, Stoffwechselprobleme, Herzbeschwerden, und auch für unsere gestreßten Nerven sind sie zu empfehlen. In neuesten wissenschaftlichen Untersuchungen konnte man das Vorhandensein von Antioxidanzien in den ätherischen Ölen der Küchenkräuter nachweisen. Diese Tatsache macht sie für uns besonders wertvoll, gerade weil wir in einem Zeitalter leben, das mit einer großen Umweltverschmutzung fertig werden muß. Die ätherischen Öle wirken Infektionen entgegen und verleihen uns so das ganze Jahr über einen Schutz gegen ansteckende Krankheiten, zudem bewahren sie uns oft vor der Wirkung von Giften in den Speisen, ein Problem, das heute immer wichtiger wird.

Kräuter wirken ganzheitlich - auf Körper und Geist

Basilikum

Dieses Kraut kam von Indien, wo es zu den hochverehrten Pflanzen gehörte, geheiligt von beiden Religionsgruppen, den Krischna- und den Wischnu-Anhänger, nach Europa. Im Mittelmeergebiet wurde das Basilikum sehr schnell heimisch - man kann sich die Küche der Provence oder Norditaliens kaum ohne diese charakteristische aromatische Pflanze vorstellen. Im südlichen

Teil der Ligurischen Berge, ganz in der Nähe von Genua, wächst, das ist allgemein anerkannt, das beste und süßeste Basilikum in ganz Italien.
Pesto, diese wunderbare Pastasoße, die aus gestampften Basilikum, Knoblauch, Pinienkernen, Picorinokäse und Olivenöl hergestellt wird, ist eine besondere Spezialität dieser Gegend. Gleichermaßen stolz ist man in der Provence auf die »Soupe au Pistou«. Das ist eine Bohnen- und Gemüsesuppe, die am Tisch mit Knoblauch und Basilikum angereichert wird, und zwar werden davon ganze Eßlöffel hinzugegeben. Tomaten – diese roten, schönen Exemplare, die unter starker Sonneneinstrahlung ganz natürlich gereift sind – sind eine andere großartige kulinarische Partnerschaft mit dem Basilikum eingegangen. Man gibt Mozzarellakäse dazu, beträufelt das Ganze mit ein wenig Olivenöl und hat dann einen wunderbaren dreifarbigen Salat, der in meinen Augen immer den Sommer signalisiert.
Basilikum braucht den Sonnenschein und gedeiht dann am besten. Aus naheliegendem Grund verwandte man diese Pflanze des Sonnenscheins jahrhundertelang für ein Tonikum gegen Melancholie und Niedergeschlagenheit. Zudem verfügt es noch über antispasmodische Qualitäten, was es sehr nützlich gegen Kopfschmerzen macht. Es hilft gegen alle Beschwerden, die in Zusammenhang mit Streß, Anstrengung und starker nervlicher Belastung stehen. Wenn Sie sich verwöhnen wollen, nehmen Sie das Basilikum in Form eines alkoholischen Extrakts zu sich: Geben Sie eine Handvoll Basilikumblätter einem Liter guten, roten Weines hinzu, lassen Sie sie 3 Tage darin, damit alles gut durchziehen kann, und trinken Sie nach jedem Abendessen ein Glas davon in kleinen Schlucken.

Lorbeer

Lorbeer wurde in der Antike den Helden zugedacht, sie wurden mit einem Kranz aus Lorbeeren gekrönt. Sowohl in der Küche als auch bei medizinischem Gebrauch kann schon ein kleines Lorbeerblatt eine große Wirkung zeigen. Nur ein einziges Blättchen aromatisiert einen großen Suppentopf mit seinem charakteristischen Aroma, parfümiert einen Bohneneintopf mit seinem Wohlgeschmack. Ein Lorbeerblatt ist der klassische Bestandteil eines »Bouquet Garni«. Da es eine so außerordentliche antiseptische Wirkung hat, stecke ich jedesmal 1 oder 2 Lorbeerblätter in ein Hähnchen oder unter ein Stück Fleisch, bevor ich es in den Kühlschrank lege. Lorbeerblätter wirken anregend auf das ganze System. Nach einem Fieberanfall oder nach einer chronischen Bronchitis können Sie sich einen Kaltwasseraufguß machen. Gießen Sie eine Tasse voll Wasser über ein kleines Lorbeerblättchen und einige Stücke getrockneter Orangenschale. Decken Sie das Ganze ab und lassen Sie es 15 Minuten wirken. Süßen Sie die Flüssigkeit mit etwas Honig und trinken Sie sie in kleinen Schlucken. Lorbeer wächst wild im gesamten Mittelmeerraum. Sollten Sie dort Urlaub machen, so können Sie soviel davon ernten und mit nach Hause nehmen, daß Sie ein ganzes Jahr damit auskommen. Seien Sie aber vorsichtig und prüfen Sie, ob es wirklich Lorbeer ist, denn es gibt eine Pflanze, genannt Kirschlorbeer, deren Blätter dem verwendbaren Lorbeer sehr ähnlich sehen, aber diese sind möglicherweise giftig.

Kerbel

Kerbel ist eines der interessantesten und köstlichsten Küchenkräuter, die es gibt. Sein Geschmack ist dem der

Petersilie nicht unähnlich. Zerquetschen Sie ein Blättchen zwischen Ihren Fingern, und Ihnen wird der köstliche Duft von Anissamen ebenfalls in die Nase steigen. Dieses Kraut ist sehr vielseitig zu gebrauchen. Man kann es für Salate, Eintöpfe, Omeletts, Buttersoßen und auch für einfache Tomatensuppen, die man mit etwas Sahne anreichert, verwenden. Zusammen mit Mangoldspitzen, Sauerampfer und Löwenzahn läßt sich daraus eine grüne Bouillon zusammenstellen, eine reinigende und erfrischende Arznei, die bei anhaltender Verstopfung hilft. Der Saft von Kerbel läßt sich mit wildem Chicoree, Löwenzahn und Sauerampfer zu einem Lebertonikum vermischen. Kerbel ist ein reinigendes Kraut und wirkt angenehm erfrischend.

Es sollte frisch und immer dann verwendet werden, wenn es eine schöne grüne Farbe aufweist, niemals im getrockneten Zustand.

Früher wurde in England Kerbelwasser beinahe von jeder Hausfrau destilliert, es war ein anerkanntes kosmetisches Hilfsmittel. Kerbelwasser half, die Haut von Flekken und Unreinheiten zu befreien, gerötete und entzündete Augen zu behandeln. In Frankreich habe ich einige Ärzte getroffen, die es heute noch als Augenbad bei ophthalmologischen Problemen empfehlen; auch bei der Behandlung von Falten oder bei rissiger Haut ist es sehr wirksam.

Schnittlauch

Schnittlauch ist Teil der Familie der Zwiebeln allgemein, sehr mild und gut im Garten zu ziehen. Mit Schnittlauch kann man eine Reihe von Gesundheitsproblemen, die in der Familie so auftreten können, abdecken. Er wirkt antiseptisch, ist gut für die Verdauung sehr fettreicher Speisen, bildet einen Schutz für das gesamte Atemsystem. Sollten Sie sehr empfindlich sein – heutzutage sind das mehr und mehr Leute – und können keine Zwiebeln und Knoblauch vertragen, so sollten Sie aber ohne Probleme Ihren Schnittlauch genießen können, den vertragen Sie bestimmt. Essen Sie also viel davon, nehmen Sie ihn gehackt, in frischen grünen Sommersalaten, oder geben Sie ihn einem einfachen Omelett »Fines Herbes« hinzu. Streuen Sie den Schnittlauch ebenso in kalte Suppen wie die »Vichysoise«, oder benutzen Sie ihn als wunderbare Garnitur – zusammen mit großen Mengen an Petersilie – für den Tomatensalat. Schnittlauch schmeckt auch gut zusammen mit hausgemachter Mayonnaise, und er stellt eine gute Alternative zu den Frühlingszwiebeln dar.

Dill und Fenchel

Geht es in Skandinavien um die Zubereitung von Fisch, so findet man dort überall die gefederten Zweiglein des Dills oder des Fenchels. Man verwendet ihn in Frischkäse, Suppen und Kartoffelsalaten. Die kleinen Fenchel- oder Dillsamen wirken wärmend und auf einen unruhigen Magen sehr angenehm. Ein Aufguß mit Fenchel oder Dill – einen Teelöffel in eine Tasse mit kochendem Wasser hineinrühren, für 6 Minuten abgedeckt wirken lassen – ist eine Arznei der Volksmedizin gegen Schluckauf.
Der Name »Fenchel« leitet sich von einem skandinavischen Wort ab, das in der Bedeutung unserem Verb »einlullen« gleichkommt, und genauso wirkt er auch auf unser Verdauungssystem, wenn es in Ungleichgewicht geraten ist. Möglicherweise ist der Fenchel das erste Heilkraut, mit dem Sie überhaupt als Baby schon in Kontakt

gekommen sind. Man gibt es gerne kleinen Kindern, die von Bauchschmerzen und Winden geplagt sind.

Knoblauch

Der Knoblauch ist eine Wundermedizin, die in vielen Fällen helfen kann: bei Lungenentzündung, Bronchitis und Tuberkulose. Er stärkt die Widerstandsfähigkeit gegenüber infektiösen Krankheiten, man kann hohen Blutdruck behandeln, auch der Cholesterinspiegel läßt sich positiv damit beeinflussen, Knoblauch wirkt belebend auf das Herz und auch auf das Verdauungssystem.

Knoblauch ist ein Allroundheilmittel, die für seinen Geruch verantwortliche Substanz ist besonders wirksam

Er vermindert die Chance, daß sich irgendeine Art von Krebs ausbreitet, hilft bei Blaseninfektionen und Wurmbefall, ebenso bei Ohrinfektionen, stoppt Eiterungen bei septischen Wunden und verhindert ein überdurchschnittliches Voranschreiten des Alterungsprozesses. Und all das kann man erreichen, ohne daß man nur die geringste Menge an Gift zu sich nimmt. Jedes Pharmaunternehmen, das ein Mittel mit solchen Versprechungen auf den Markt brächte, würde glatt ausgelacht werden. Ich aber kaufe es in großen Mengen bei meinem Obst- und Gemüsehändler: Knoblauch natürlich. Alle heilenden Eigenschaften, die dem Knoblauch zugeschrieben werden, wurden in klinischen Studien Punkt für Punkt bewiesen. Genau dasselbe gilt auch für die wirkungsvollen ätherischen Öle, die aus Knoblauch gewonnen werden.

Der Knoblauch schützte auch das Leben und die Gesundheit der Sklaven, die dazu verdammt waren, die Pyramiden zu bauen. Während die römischen Patrizier mit dieser aufdringlichen Zwiebelknolle nichts im Sinn hatten, war der Knoblauch aber unter den römischen Legionären sehr beliebt. Er wurde überall dort angepflanzt, wo die Armeen des Römischen Reiches eine Garnison errichteten.

Der starke Mundgeruch und die unangenehme Ausdünstung nach dem Genuß der scharfen Zehen haben den Knoblauch viele Freunde gekostet. Sogar in den Ländern, in denen seine besondere Heilkraft anerkannt war, wurde er oft von den herrschenden Klassen und vom Adel links liegen gelassen. »Der Fürst wird der Bettlerin gegenübertreten, obwohl sie nach braunem Brot und nach Knoblauch riecht«, sagt der Höfling voller Verachtung in »Measure for Measure« und drückt damit die Haltung des ganzen Elisabethanischen Zeitalters aus. Ein Jahrhundert später bemerkte John Evelyn: »Wir möchten dieses Zeug auf keinen Fall in unserer Nähe haben, und zwar wegen seines unerträglichen Gestanks...« Was auch immer man mit Knoblauch heilen kann, die Liebhaber guten Essens verehren die reiche intensive Kopfnote des Knoblauchs, gerade wenn man ihn mit der sonnenverwöhnten Küche des Mittelmeerraumes genießen kann. Ich mag mir Essen ohne Knoblauch nicht mehr vorstellen.

Meerrettich

»Ich glaube nicht, daß wir ausreichenden Gebrauch von Meerrettich machen«, schrieb Constance Spry in einem sehr edel gebundenen Buch, das während des Krieges erschien. »Come into the Garden, Look« heißt es. Sie schlägt darin vor, daß wir Meerrettich verwenden mit »... allen gebratenen Speisen, zusammen mit Fisch, Koteletts, Fleisch oder Fischkroketten, Gemüsetarts und besonders auch mit geräucherter Forelle oder Aal. Nicht zu vergessen: Natürlich sieht der Meerrettich zusammen mit Roastbeef ganz besonders schön aus. In diesem Falle ist er unerläßlich. Man kann Meerrettich als Beigabe von gegrilltem Schinken anbieten, ihn bei der Zubereitung von Sandwiches einsetzen, ihn in Sahnesoßen einrühren oder ihn mit etwas Sahne und Senf aufschlagen. Estragonessig paßt in jedem Fall dazu.«

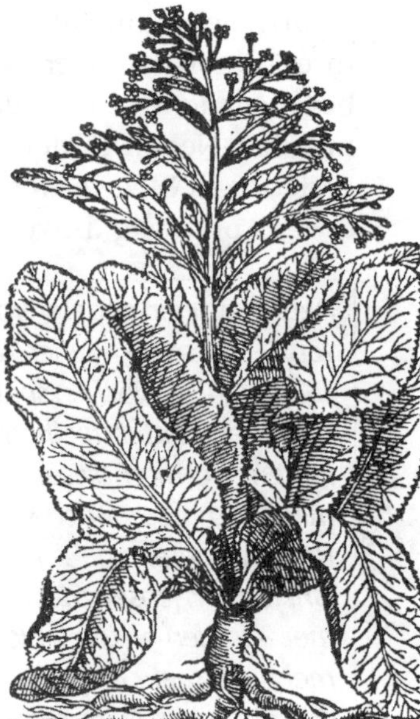

Etwas geriebener Meerrettich geht stets wunderbar zu mildem Hüttenkäse (auch Basis für Salatsoßen). Zusammen mit geriebenen Möhren kann man eine pikante Mahlzeit zubereiten. Meerrettich paßt eigentlich zu allen Arten von Salatdressings. Versuchen Sie es einmal mit geriebener Roter Bete, etwas Sahne und einer Meerrettichsoße, ergänzt durch viel gehackten Schnittlauch oder gehackte Petersilie. Verwenden Sie stets die frischen Meerrettichwurzeln und greifen Sie niemals zu den Soßen, die es im nächsten Supermarkt fertig zu kaufen gibt.

Meerrettich ist sehr scharf und wirkt sehr intensiv. Er gehört zu den schwefelhaltigen Mitgliedern der Kreuzblütler-Familie. Zu viel davon kann zu tränenden Augen, Kopfschmerzen und Hautreizungen führen. Manche Menschen reagieren auf Meerrettich auch mit Magenverstimmung. Und sollten Sie an irgendeiner Art von Beschwerden leiden, die mit Entzündungen zu tun haben, Hämorrhoiden zum Beispiel, meiden Sie ihn. Er ist reich an wertvollen Mineralien, Kieselerde eingeschlossen. Meerrettich enthält genug Vitamin C, um damit gegen Skorbut anzugehen. Das hat man schon gemacht; seine Eigenschaft in dieser Beziehung ist also schon getestet worden. Meerrettich wirkt heilend, wenn es um Asthma, Nasennebenhöhlen- bzw. Stirnhöhlenkatarrh geht, um Katarrhe allgemein – auch bei Lungeninfektionen kann er den Genesungsprozeß vorantreiben. Versuchen Sie es damit, wenn Sie Schwierigkeiten mit den Nebenhöhlen haben. Man bereitet aus frisch geriebenen Meerrettichwurzeln einen dicken Brei, fügt etwas Apfelessig hinzu.

Rettich war ein anderer Vorbote des Frühlings, das erste Grünzeug, das seine Rapierblätter über der ausgekühlten Erde zeigte. Einige Wochen später nur fanden die glänzenden smaragdenen Blätter mit ihrer Würze den Weg auf unsere Speisekarten, wo man dieses Grün gern, meist gemischt mit dem milder schmeckenden schmalblättrigen Ampfer, wiederfand. Beide wuchsen meist gemeinsam mit anderen genießbaren Unkräutern jenseits der Umzäunungen ganz frei. Wie auch immer – in den ersten fahlen Tagen des Frühlings übernahm er mehr und mehr die Rolle als ein Würzmittel, eine Beigabe zum gewöhnlichen Nahrungsfahrplan. Gewaschen, geputzt, geraspelt – mit Salz, Essig und etwas Zucker gewürzt sowie in einem Glasbehälter aufgehoben, kann man den Meerrettich haltbar machen und zu »Baked Beans«, gesalzenem Schweinefleisch und Corned Beef reichen.

»The Country Kitchen«, Deliah Lutes, 1938

Einen Kaffeelöffel davon hält man solange im Mund, wie es nur irgendwie geht. Ihre Augen mögen bei dieser

Prozedur tränen, aber Ihr Kopf wird glockenklar werden. Bei bellendem, festsitzendem Husten, Bronchitis und Katarrh sollten Sie regelmäßig abends vor dem Schlafengehen und vor den Mahlzeiten einen Löffel davon einnehmen. Meerrettich empfiehlt sich auch für ältere und anämische Menschen. Er ist sozusagen eine Präventivmedizin und gleichzeitig ein feiner Appetithappen unserer Ernährung. Wir sollten die scharfe Wurzel mehr und mehr schätzen lernen.

Majoran

Man nennt ihn auch den süßen Majoran, denn er ist sehr eng mit dem wilden Majoran, der auch unter dem Namen Oregano bekannt ist, verwandt. Majoran ging geradezu auf einem Siegeszug um die Welt, als die mittlerweile überall erhältliche Pizza so berühmt wurde. In den Ländern des Mittelmeerraumes wächst der Oregano wild; an heißen, sonnigen Tagen wird Ihnen bei einem Spaziergang über die Hügel einer Mittelmeerlandschaft eine wunderbare Duftwolke dieses unverwechselbaren Aromas in die Nase steigen. In Andalusien wird er von den Bauern als einzigartiges Allheilmittel angesehen. Das ist wirklich eine Kuriosität, weil das Gewürz überhaupt nicht zu der landestypischen Küche paßt.

Minze

Minze enthält viel Vitamin C und all das Gute von Genußpflanzen – Beta-Karotine und Chlorophyll. Man sollte die Minze also in großen Mengen genießen, beispielsweise stets fein gehackt dem Salat hinzufügen. Für ein Gericht, das man aus dem Nahen Osten kennt und

»Tabbouleh« nennt, werden enorme Mengen an Minze und Petersilie verwendet.
Die echte Pfefferminze, eine verbreitete Gartenpflanze, ist das Mitglied der Familie der Minzen, das den meisten Hausfrauen sehr wohl bekannt ist. Kenner bevorzugen oft die »Bowlerminze« mit ihren weichen Blättern und zartem Apfelduft oder die Ananas- und Eau-de-Cologne-Abart. Für medizinische Zwecke wird die lilastielige Pfefferminze verwendet.

Alle Minzarten wirken adstringierend und auf alle zarten Körperteile wärmend. Die Minze ist ein großartiges Mittel, um den Magen zu stärken. Ihr intensiver Duft wirkt auf das Gehirn, sie nimmt die Übelkeit, ist auch sehr nützlich, um Husten zu lösen. Verabreicht man einen Aufguß aus einfacher Minze und Wasser kranken Kindern, so werden deren Bauchschmerzen schnell weggehen. Aber gerade diese Tugend sagt man mehr noch der Grünen Minze und der Pfefferminze nach.
»The Complete Herbal« (Nicholas Culpeper)

In der Antike diente die Minze sowohl als Medizin als auch als Würze, man brauchte sie als stimulierende Erfrischung für Geist und Appetit. In einem faszinierenden Experiment, das gerade in den USA durchgeführt wurde, konnten die enormen Fähigkeiten der Minze bewiesen werden. Man setzte entsprechende Probanden einem angenehmen, andauernden Duft der Minze aus und beobachtete, wie sich das auf die Leistungsfähigkeit bei der Erledigung von Aufgaben am Computer auswirkte. In der Tat konnte sie um 30 Prozent gesteigert werden.
Minze ist das perfekte krampflösende Mittel. Eine Tasse Pfefferminztee – man kann ihn mittlerweile auch schon in sehr guter Qualität im Teebeutel im Supermarkt kau-

fen – wird bei Bauchschmerzen, Krämpfen und Spasmen ausgezeichnet helfen und die Übelkeit lindern. Fachleute in Sachen Kräuter und Heilpflanzen empfehlen sie bei morgendlicher Übelkeit während der Schwangerschaft. Auch bei der typischen Reisekrankheit ist sie angebracht.

Bei Übelkeit und Bauchschmerzen gibt es nichts Besseres als Minze, sie steigert auch die Leistungsfähigkeit

Nehmen Sie in diesem Fall 2 Tropfen aus einer kleinen Dosierflasche mit Pfefferminzöl, und vergessen Sie sie niemals, wenn Sie unterwegs sind. Lösen Sie 2 Tropfen in einem Glas Wasser auf, oder packen Sie eine Thermoskanne mit heißem Pfefferminztee ein, dem Sie ein wenig feingeschnittenen Ingwer hinzufügen. Kindern mit Bauchschmerzen kann oftmals schon mit ein paar Schlückchen von diesem Zaubertee geholfen werden.

Anmerkung: Während der Schwangerschaft sollte man den Pfefferminztee nicht zu oft trinken. Die gelegentlich genossene Tasse dieses Getränks wird allerdings nicht schaden.
Beim ersten Anflug einer Erkältung oder einer Grippe können Sie weitere Fähigkeiten der Minze kennenlernen: Sie wirkt leicht schweißtreibend bzw. aktiviert die Schweißdrüsen. Hinzu kommt noch die Eigenschaft zu kühlen, was die Minze zu einer beliebten Beigabe bei sommerlichen Getränken macht. Berühmt ist in den angelsächsischen Ländern der »Mint-Julep-of-Kentucky«. Auch in dem kühlenden griechischen Sommersalat findet man sie. Natürlich auch im »Raita«, das auf Joghurt-Basis hergestellt und in Indien sehr viel gegessen wird.

Kapuzinerkresse

Diese nett aussehenden gelben, roten und orangefarbenen Blüten wurden von den Gourmets unserer Tage wiederentdeckt, und zwar als pikante Beigabe zu Salaten. Sie können die Blüten, die Blätter oder auch beides verwenden. Die Früchte können zudem in einer Salzlake eingelegt werden und als Abwechslung zu Kapern gegessen werden. Eine andere Version: Geben Sie eine Handvoll Blüten in eine Kanne mit Apfelessig, versetzt mit etwas Gewürznelke, einigen Pfefferkörnern, ein wenig Thymian oder Oregano und einem Lorbeerblatt.

Kapuzinerkresse ist reich an Schwefel, ein großartiges Reinigungsmittel also. Die auffallende Farbe der Blüten weist auf das Vorhandensein von Karotin-Pigmenten hin. Auch ihre natürliche kraftvolle, antibiotische Wirkung ist nicht zu vergessen. Sollten Sie an einem chronischen Katarrh, an Bronchitis leiden oder auch schlecht sehen können, so genießen Sie sie möglichst oft zum Salat.

Petersilie

Es wird mehr Petersilie weggeworfen, als gegessen wird. Gewaschen und fein gehackt ist sie ein wichtiges Lebensmittel, und es ist eine Schande, daß sie meist im Mülleimer landet. Petersilie macht viele Gerichte, wie ein einfaches Omelett, einen Salat, Füllungen und Hackfleisch-Frikadellen, interessant und verleiht ihnen eine angenehme grüne Note. In einem »Bouquet Garni« gehörte sie zu den festen Bestandteilen und ist dort auch geschmacksbestimmend. Köstlich ist Petersilie, die man über ein simples Steak oder ein anderes Stück Fleisch streut. Snobs in Sachen Speisen behaupten, daß die glatte Petersilie, die man mehr noch auf dem europäischen Festland kennt, mit ihren feinen Blättchen ein ganz besonderes Aroma verbreitet. Ich selbst mag die

knackige, wellige mit den krausen Blättern, die man in England an jeder Ecke erwerben kann. Es ist ein wunderbares Grünzeug und viel, viel schneller geputzt und gezupft.
Petersilie ist eisenhaltig, hat auch reichlich Beta-Karotine sowie Chlorophyll. Sollten Sie sich ausgelaugt fühlen, müde sein, wenig Energie verspüren, anämisch sein oder sich gewöhnlich sehr leicht anstecken, streuen Sie überall jede Menge Petersilie darüber. Außerdem wirkt sie sehr stark harntreibend, ist also bei Gallen- und Blasenproblemen von hohem Nutzen.

Rauke

Den Speisen sei Dank, die bewirkt haben, daß die Rauke nun auch mehr und mehr Einzug in die Küche der Nordeuropäer findet. In Italien verkaufen die Gemüsehändler zwei Sorten, die mit den dünnen, dunklen Blättern, die milde Rauke, und die mit den weicheren, helleren Blättern der kultivierten Sorte. Beide kann man dort über das ganze Jahr hinweg haben. Rauke gibt dem Salat einen scharfen, delikaten, pfeffrigen Geschmack und macht ihn sehr viel angenehmer und interessanter. Entweder man mag die Rauke oder man haßt sie. Dazwischen gibt es meist nichts.
Die Mönche des Mittelalters hatten, was sie betraf, oft keine Wahl: Die Rauke wurde als gefährliches Aphrodisiakum angesehen und somit aus allen Gärten verbannt. In Frankreich hält sich das Gerücht um ihre sexuelle Wirkkraft noch immer, aber dort schätzt man ebenso ihre allgemein erfrischende Wirkung.
In einem römischen Restaurant wurde mir einmal sehr dünn geschnittener, süßlich schmeckender Bergschinken, mit sehr viel Rauke garniert, serviert. Dazu gab es

etwas geriebenen Parmesan und einige Tropfen Olivenöl. Einfach köstlich!

Rosmarin

Rosmarin ist sehr stark, um nicht zu sagen alles überdeckend in seiner Würzkraft. Einen Mundvoll mit diesen stacheligen kleinen Blättern zu haben ist sehr unangenehm. Bedacht eingesetzt aber spürt man davon nichts. Rosmarin zusammen mit einem ansonsten nur sehr schwer verdaulichen jungen Lamm ist unvergleichbar, genauso wie man mit Rosmarin wunderbare Kartoffeln machen kann, die man in etwas Olivenöl goldbraun brät. Rosmarin ist auch für Marinaden und Geflügelfüllungen geeignet sowie für Salatsoßen aus Olivenöl und Essig. Auf diese Art und Weise gelangt das einzigartig warme Aroma des Südens in die Küche. Die hier genannten sind aber nur einige wenige Möglichkeiten, um den wunderbaren köstlichen Geschmack von Rosmarin zu genießen. Man sagt, daß die ersten Rosmarinpflanzen, die nach England kamen, der englischen Königin Phillipa geschenkt wurden, und zwar im 14. Jahrhundert. Ihre Mutter, die Fürstin von Hainault, hatte sie ihr gesandt.

Als Zeichen für Treue und Beständigkeit wurde der Rosmarin oft den Bräuten in ihren Kranz gesteckt, sozusagen als Glücksbringer. Man verwandte das Gewürz ebenso, um Erinnerung zu symbolisieren: Getreue Liebe bis ins Grab. Ophelias Blumenstrauß enthielt auch Rosmarin: »Hier ist Rosmarin, zum Zeichen der Erinnerung. Bete, gib Liebe und erinnere Dich meiner.« Aus diesem Grund pflanzt man die schönen Büsche sehr oft auf die Gräber geliebter Menschen.

Aber mit dem Rosmarin hat es noch mehr auf sich, als in

poetischer phantasievoller Weise in Erinnerung zu schwelgen. Rosmarin ist ein Erfrischungsmittel für das Gehirn, ein Stimulans des Geistes genauso, wie es das ganze System in Gang bringt. Es ist bei einem allgemeinen Zustand von Debilität besonders nützlich, der mit einem Verlust an Erinnerungsfähigkeit einhergeht.
Der Geruchssinn läßt nach, man sieht schlecht, oder man ist nervlich angeschlagen, in all diesen Fällen hilft das Gewürz. Die moderne Forschung konnte nachweisen, daß der Rosmarin die Sauerstoff-Aufnahmefähigkeit der Zellen steigert, was für seine sprichwörtliche Wirkung auf das Gehirn steht.
Will man die medizinische Wirkkraft des Rosmarins beschreiben, so kann man leicht ein Buch damit füllen. Lesen Sie zu diesem Thema in Teil 3 nach. Dort finden Sie Näheres, wenn Sie wissen wollen, welchen Nutzen der Rosmarin bei Atembeschwerden und Problemen mit der Leber sowie auch bei Verdauungsschwierigkeiten bringen kann. Sind Sie müde, niedergeschlagen und fühlen sich ausgelaugt, so nehmen Sie ein Bad und fügen dem einen starken Rosmarin-Aufguß hinzu. Schlürfen Sie des weiteren noch eine Tasse Rosmarintee, während Sie es genießen.
Sollten Sie einmal völlig abgespannt sein, so rate ich Ihnen zu folgender Rezeptur: Geben Sie 3 oder 4 Rosmarinnadeln in eine gute Flasche Wein, lassen Sie ihn 14 Tage ziehen und genießen Sie dann abends vor dem Essen immer ein kleines Glas davon, in kleinen Schlückchen natürlich.

Salbei

Salbei ist in England sehr bekannt und beliebt, weil man dort in der Regel mit Salbei und Zwiebeln die Füllungen für Gänsebraten herstellt. Auch für Schweine-Rollbraten greift man gern zu Salbei. Das sind einmal mehr Beispiele für die unbewußt vorhandene Weisheit einer langen kulinarischen Tradition. Beide, Salbei und Zwiebeln, unterstützen das Verdauungssystem bei der Verarbeitung von kalorienreichem, fettigem Fleisch, sie senken den Cholesterinspiegel und wirken positiv auf die Leber. Beide sind als antiseptisch zu bezeichnen (wenn man nicht mehr ganz makelloses Fleisch damit einreibt, kann man es mit einigermaßen hoher Sicherheit noch genießen). Seit Jahrhunderten wird in England Salbei zusammen mit einem Dutzend anderer Kräuter dazu benutzt, Ales zu aromatisieren. Anfang des 19. Jahrhunderts gab es in Manchester einen Mann, der dafür berühmt war, daß er seinen Gästen neun verschieden aromatisierte Ales anbieten konnte. Salbei, Ysop und Rosmarin gehörten zu den Gewürzen.

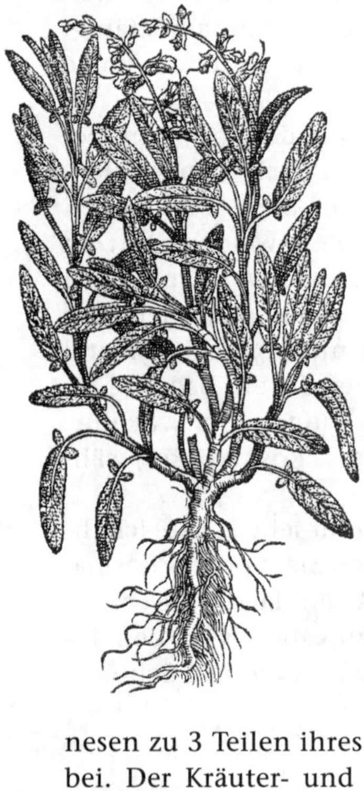

Weil die antiseptische und belebende Kraft des Salbeis so groß war, gaben die Chinesen zu 3 Teilen ihres heimischen Tees einen Teil Salbei. Der Kräuter- und Heilpflanzenspezialist Sir John Hill, der im 17. Jahrhundert lebte, betonte, daß der Salbei im Frühjahr gepflückt und verwendet werden sollte, nämlich dann, wenn die Blüten sich gerade zu öffnen

beginnen und »wenn sich in ihren Kelchen ein duftender Harz befindet... dann ist er sehr aromatisch, balsamisch und köstlich. Dann ist er eines der angenehmsten herzstärkenden Mittel, die man sich vorstellen kann, Wärme ausstrahlend und voller Würze.«
Salbei kann genauso wie Rosmarin als Geschmacksträger zu stark werden, aber in der Brühe, die man in der Provence zubereitet und dort »Aigo Bouido« nennt, kann man sein wundervoll stärkendes Aroma genießen.

Nehmen Sie etwas Salbei, ein bißchen von der wohlriechenden Zitronenmelisse und legen beides in ein Gefäß. Schälen Sie die Zitrone, ziehen Sie die weiße Haut ab und geben Sie einige Stückchen Zucker hinzu sowie ein Gläschen Weißwein. Darauf schütten Sie dann einen halben oder 3/4 Liter gekochtes Wasser und decken das Ganze ab. Trinken Sie immer davon, wenn Sie durstig sind. Haben Sie das Gefühl, die Kräuter schmecken stark genug, so nehmen Sie sie heraus, sonst wird das Ganze bitter.

»The New Art of Cookery« (Richard Briggs, 1788)

Um diese Suppe zuzubereiten, bringt man einen Liter Wasser zum Kochen, gibt diesem 6–8 Salbeiblätter hinzu und läßt das Ganze für 15 Minuten leise köcheln. In die Suppenteller lege man zwischenzeitlich dicke Scheiben dunklen, kräftigen Brotes (gebacken oder getoastet) und gebe die duftende Brühe anschließend darüber. Versuchen Sie das Gericht auch in einer anderen Version: Schlagen Sie 2 Eier mit 2 Eßlöffel voll Brühe auf, und fügen Sie das Gemisch kurz vor dem Servieren hinzu. Lassen Sie die Suppe dann aber auf keinen Fall mehr kochen. Man kann anstelle von reinem Wasser als Grundlage auch eine Hühner- oder Gemüsebrühe verwenden.

Im Winter wird die Suppe Sie bestimmt vor Grippe und Erkältung schützen. (Vgl. Seite 113 »Teatime«.)

Estragon

Dieses Gewürz sollte man viel öfter verwenden, als man es gemeinhin tut. Die meisten Leute denken an Estragon, wenn es um gegrillte Hähnchen geht. Mit seinem frischen, aromatischen Geschmack kann man sehr gut Soßen, Mayonnaisen, leichte Suppen aufpeppen – besonders gebundene Kartoffelsuppen und auch Omeletts. Wie Evelyn dringend empfiehlt: »Die Spitzen und die jungen Sprossen sollten genausowenig wie die Rauke in einem Salat fehlen«

Estragon ist ein freundliches Kraut. Es hilft Verdauungskrämpfe zu schlichten, genauso wie Krämpfe allgemein. Kauen Sie ein Blättchen Estragon, wenn Sie Schluckauf haben.

Ihren eigenen Estragon-Essig können Sie folgendermaßen herstellen: Geben Sie eine Handvoll Blätter in eine nach oben weit geöffnete Kanne. Fügen Sie zu gleichen Teilen weißen und roten Wein sowie Essig hinzu. Lassen Sie das Ganze 7–10 Tage durchziehen, filtern Sie die Flüssigkeit und füllen Sie sie in eine Flasche ab.

Thymian

Thymian ist eines der vier aromatischen Kräuter, die in der englischen Küche überleben konnten. Thymian und Petersilie sind als Füllung in einem Backhähnchen oder Truthahn eine wunderbare kräftige Beigabe. Der Thymian gibt auch dem Hasen, der in Apfelmost (Cider) eingelegt wurde und den der Bauer auf dem Land so macht, seinen eigenen Geschmack. Der Thymian hielt im Laufe

der Zeit in einige der großen Wildbretgerichte Einzug. Dazu gehört die Rebhuhnpastete, bei der man Fleischwürfel des Rebhuhns mit Rindfleisch vermischt und mit Thymian aromatisiert. Angereichert mit Ei, muß dann die ganze Paste im Wasserbad stocken. Thymian kann man auch für ein aromatisches Apfelgelee verwenden, das man dann zusammen mit gegrilltem Schweinefleisch oder Hühnchen serviert. Der sehr angenehme und frische Zitronen-Thymian paßt gut zu Fisch.
In der Sprache der Blumen symbolisiert der Thymian den Mut. Er steht für ein Kraut, das hilft, sich wieder aufzurichten, neuen Schwung zu bekommen, wenn man niedergeschlagen oder am Ende ist.
Versuchen Sie den belebenden italienischen Thymiantee als Sofortheilmittel. Nehmen Sie ein Quentchen Thymian, ein Quentchen Brustwurz-Blätter oder -samen, ein Quentchen Rosmarin und die Schale einer gut abgebürsteten Orange. Geben Sie 2 Tassen voll kochenden Wassers darüber, decken Sie das Ganze ab und lassen Sie es 5 Minuten stehen. Filtern Sie das Getränk und genießen Sie es mit etwas Zucker.
Die Leute auf dem Land bereiten oft einen Verschnitt aus Thymian, Zitronenmelisse und Salbei und verwenden diesen als Tee-Ersatz – ein sehr gesundes Gebräu.

Thymian sollte bei der Ernte blühen

»Das ist ein edles Stärkungsmittel für die Lunge, genauso bemerkenswert wie das, was in der Natur in reiner Form wächst«, schrieb Culpeper voller Enthusiasmus, »es gibt keine bessere Medizin für einen Keuchhusten.« Die moderne Forschung konnte diese Annahme auch nur bestätigen: Bei jedem krampfartigen Husten oder jedem Lungenproblem sowie auch bei dem heutzutage Gott sei Dank nur noch selten vorkommenden Keuchhusten kann man stets eine große Menge an Thymian-Tee verabreichen. Nehmen Sie Thymian-Tee bei allen Krankheiten, die mit einem extremen Kältegefühl anfangen – Halsschmerzen, Kopfgrippen und Steifheit. Thymian ist besonders bei Grippe wirksam, ein wahrer Kraftschuß ins körpereigene Abwehrsystem.

Haltbar gemachte Kräuter

Viele Kräuter kann man sehr gut trocknen, sie sind in dieser Form in jedem Laden zu finden. Sehr dekorativ sind die kleinen Döschen aus Pinienholz. Hebt man sie in einem irdenen Gefäß auf, so sollte man es gut verschlossen halten und vor Licht schützen. Lagern Sie Kräuter nicht zu lange: sobald sie ihr charakteristisches Aroma verlieren, sollten Sie sie wegwerfen.
Manche Kräuter schmecken aber nur gut, wenn sie frisch sind: Petersilie, Basilikum, Kerbel und Schnittlauch gehören dazu. Sie können diese Kräuter beispielsweise einfrieren, damit sie etwas für den Winter haben. Zupfen Sie sie von den Stengeln ab und waschen Sie sie vorsichtig, tupfen Sie sie leicht mit Küchenpapier trokken und füllen Sie sie in kleine Gefrierbeutel, aus denen Sie anschließend die Luft herausdrücken. Man kann sie auch in kleinen Mengen in die Behälter geben, die man zur Herstellung von Eisklümpchen verwendet: Füllen Sie sie mit Wasser auf, frieren Sie das Ganze ein und geben Sie die Kräuterklümpchen anschließend in einen Gefrierbeutel. Achten Sie sehr genau auf die Beschriftung, denn ein gefrorenes grünes Blatt sieht aus wie das andere.
Petersilie und Schnittlauch kann man auch sehr fein hacken und zum Einfrieren in Joghurtbechern aufheben. Sie können die Kräuter bei Bedarf dann löffelweise entnehmen, wollen Sie etwas damit garnieren.

Kräuteressige stellen eine andere Möglichkeit dar, den sommerlichen Duft frischer, aromatischer Kräuter zu konservieren. So sind sie sofort gebrauchsfertig für Ihre Suppen, Salate oder Eintöpfe. Der Essig vermag die meisten der medizinisch wichtigen Stoffe der Kräuter zu extrahieren, besonders in Feinkostläden findet man hübsch verkorkte Flaschen, in denen man einen Zweig des jeweiligen Krauts schwimmen sieht. Sie sind allerdings teuer. Preiswert können Sie sie selbst herstellen – und zudem noch als Geschenk weitergeben.
Sie brauchen dazu ein nach oben weit offenes, irdenes Gefäß, vorzugsweise eines, das Sie verkorken können. Die Kräuter sollten absolut sauber und trocken sein. Ist es unumgänglich, so waschen Sie sie, aber trocknen Sie sie anschließend einzeln gründlich auf einem Küchenpapier ab. Geben Sie sie dann in das Gefäß. Es sollte mit Kräutern halb gefüllt sein. Anschließend sollten Sie mit Essig bis zum Rand des Gefäßes aufgießen. Verwenden Sie vorzugsweise einen guten Apfelessig oder einen der köstlichen Weißweinessige. Verschließen Sie das Ganze fest, beschriften Sie die Gläser und heben Sie sie an einem dunklen Platz auf, wo der Aufguß sich bis zu einem Monat hält.
Anschließend filtern Sie die Flüssigkeit in ein sauberes Gefäß. Papierfilter für Kaffee sind am besten dafür geeignet. Geben Sie dann ein frisches Kräuterzweiglein in jedes Glas, das Sie füllen wollen, und schütteln Sie den stark aromatisierten Essig darüber, bis es ganz bedeckt ist. Wünschen Sie einen stärkeren Essig, so filtern Sie den Essig auch, gießen aber dann die Hälfte davon nochmals über eine große Menge frischer Kräuter.
Die beliebtesten Kräuteressige sind gemacht aus: Basilikum (gut zu Tomatensalat), Dill (diesen kann man auch für Fischsoße verwenden), Estragon (der verbreitet ei-

nen leicht sommerlichen Duft), Kerbel, Salbei, Thymian, Rosmarin, Pimpernell (der sehr gut zu Gurken paßt) oder Minze. Mit schwarzem Holunder kann man einen ganz ungewöhnlichen Essig herstellen. Auch Samen, wie von Dill, Fenchel oder Sellerie, sind geeignet.

Gewürze

Über die alten Handelswege kamen die exotischen Gewürze von China und aus Indien nach Europa. Aus dem Osten kommend wurden sie zunächst ins Mittelmeergebiet gebracht, nach Genua oder Venedig verschifft. Von dort aus gelangten sie dann nach Nordeuropa. Jahrhundertelang wurden wegen des Gewürzhandels blutige Kriege geführt: die Venezianer, Genuesen, Holländer, Engländer und Portugiesen fochten um die Kontrolle der Handelsrouten, über die die gewinnbringenden Kostbarkeiten transportiert wurden.
Was die Insel des heutigen Großbritanniens betrifft, so wird schon im Bronzezeitalter vom Gebrauch von Gewürzen berichtet. Aber es waren die Römer, die sie als erste regelmäßig verwandten und die feste Handelsrouten installierten. Ihre Köche konnten nicht arbeiten, wenn sie keine Kräuter hatten. Nachdem die Römer wieder zurückgedrängt worden waren, mag es mit dem Eintreffen der phönizischen Händler gelegentliche Lieferungen gegeben haben. Es gibt nämlich für den Begriff »Ingwer« sowohl im Angelsächsischen als auch im Mittelenglischen ein Wort.
Durch die Eroberung der Normannen gelangte Britannien unter französischen Einfluß. Der Verbrauch von Gewürzen stieg an. Von da an kann man in der englischen Küche einen stetigen Bedarf an Kräutern nachweisen –

bis ins 18. Jahrhundert hinein. Es war ein wahrer Affront, als Mitte des 17. Jahrhunderts die Puritaner, die Gegner aller unbeschwerten Freuden waren, den Gebrauch von Gewürzen und reichhaltigem Essen im allgemeinen verboten. Als eine Reaktion darauf wurden in der Phase der Restauration sehr viele Gewürze in den damals beliebten Speisen verwandt.
Der starke Wettkampf und die Erschließung der schnelleren Seerouten in den Fernen Osten ließen die Preise für die Gewürze Schritt für Schritt fallen. Als sie billig und damit populär wurden, verloren sie ihren Stellenwert für die Reichen, und ihr Gebrauch in der »Haute Cuisine« ging zurück.
Die unersättliche Nachfrage des Westens nach den aromatischen Kräutern kam nicht nur von den Köchen – Ingwer und Zimt im besonderen fanden als Medizin Verwendung. Sowohl die Griechen als auch die Römer lernten sehr schnell, daß die Kräuter, wenn es um die Verdauung ging, sehr gut Erste Hilfe leisten konnten.
Sehr wichtig sind die Kochbücher des Apiquius, dem nachgesagt wird, daß er all die Rezepte der »köstlichen Speisen, die man im gesamten zivilisierten Europa während der Jahrhunderte der römischen Belagerung kannte«, aufgeschrieben habe. Er sprach ständig von Gewürzen. John Edwards, der den kulinarischen Bestseller »The Roman Cookery of Apiquius« der Antike übersetzt und adaptiert hat, schätzte, daß weit über 90 Prozent der 500 Rezepte, die dieses Werk enthielt, nach teuren, importierten Gewürzen verlangten. Eines der Basisrezepte des Apiquius gilt einem Würzsalz. Gewöhnliches Salz wird zur Hälfte mit Pfeffer, Ingwer, Kreuzkümmel und anderen Kräutern und Gewürzen vermischt. »Gewürzte Salze«, so schrieb Apiquius, »helfen bei der Verdauung, fördern ihre Regelmäßigkeit und schützen vor Krank-

heiten, Plagen und Erkältungen aller Art.« Die Köche des Mittelalters haben wohl die Gewürze immer mit einem Ziel verwandt, nämlich um die Freßorgien, die man unter den Reichen veranstaltete und bei denen man Fleisch, Geflügel und Fisch in ganz ungesunden Mengen verdrückte, verdaubar zu machen. Natürlich war auch schon den Ärzten des Mittelalters klar, daß ihre reichen Patienten nur in den seltensten Fällen die gesündesten waren. Francesco Di Marco Datini, ein wohlhabender und ziemlich habgieriger Händler aus Prado in Norditalien, zog stets zu seinen Gelagen einen Arzt hinzu. Dieser schlug Datini vor, alle Mittelchen wegzuwerfen, außer Kassia, das im 14. Jahrhundert ein sehr beliebtes Abführmittel war. Er solle es aber nur gebrauchen, wenn es absolut nötig sei. »Und dann verwende es stets zusammen mit Ingwer«, und so nahm er vor jedem Abendessen etwas Ingwermarmelade zu sich, um seine Urinproduktion in Gang zu setzen.

Im England des 18. Jahrhunderts erlebte der Gebrauch von Kräutern und Gewürzen einen stetigen Rückgang, ausgelöst durch das Aufkommen der neuen chemischen Arzneien. Anfang des 20. Jahrhunderts spielten Gewürze wie Ingwer und Zimt in der »British Pharmacopoeia« nur noch eine sehr untergeordnete Rolle. Ingwer war allerdings noch Bestandteil von »Peacock's Stomachic Mixture«, die damals bei Flatulenzen wärmstens empfohlen wurde.

Heutzutage hat die stark gewürzte Küche des Nahen Ostens, Indiens und Chinas ein neues Ansehen erlangt, obwohl wir im Westen Mildes und Süßes in unserer geschmacklichen Ausrichtung zu bevorzugen scheinen. Genauso wie wir nach Marokko oder Indien fahren, um zu lernen, wie man die Gewürze in der Küche verwendet, so reisen wir auch in Richtung Osten, um das ganze

Spektrum der wunderbaren Speisen kennenzulernen, die sowohl zum Genuß wie auch zur medizinischen Therapie da sind. In der chinesischen und in der indischen Küche wird in nahezu jedem Rezept für Fisch oder Fleisch die Beigabe von etwas Ingwer empfohlen, einmal, um unsere Geschmacksnerven etwas zu kitzeln und zum anderen, um die Verdauung anzuregen. Der Ingwer schützt auch gegen Fisch- oder Fleischvergiftungen.
Medizin oder kulinarischer Genuß? Gut, daß man zwischen beiden nicht wählen muß.

Und Ezechiel war voller Freude bei ihrem Ankommen, und er zeigte ihnen seine Vorräte an aromatischen Gewürzen, an Silber und an Gold, an süßlichen Duftwässern, an kostbaren Salben und seinen ganzen schönen Hausrat, all seine Schätze.
Isaias, Kapitel XXXIX, Vers 2

Schwarzer Pfeffer

In den tropischen Urwäldern Asiens wächst der Pfeffer an langen, beerenreichen Strängen, an denen er von grünen zu zinnoberroten Früchten reift. Die grünen Beeren werden getrocknet, um schwarzen Pfeffer herzustellen, aus den reifen macht man den etwas milderen weißen Pfeffer; alle Puristen bevorzugen diesen für die farblich helleren Gerichte.
Pfeffer kam schon in der Antike in die westliche Welt und wurde sehr bald zum beliebtesten Gewürz von allen. Die Römer streuten es großzügig über nahezu jedes Gericht. Die Goten und Vandalen gewannen dieser Geschmacksrichtung auch schnell etwas ab, und so hielt man den Pfeffer in Westeuropa bald für unentbehrlich.

Die Häfen der italienischen Levantoküste und der Adria wurden durch den Pfefferhandel berühmt.
Wir meinen oft, daß Pfeffer für aromareiche, kräftige Speisen geeignet sei. Aber es kann sein, daß er süße oder fruchtige Geschmackseigenheiten ebensogut unterstützt. Hardy Amies, ein in England anerkannter Gourmet, schlug eines Tages vor, schöne reife Erdbeeren mit Pfeffer zu bestreuen – eine ungewöhnliche, aber sehr köstliche Art, sie zu genießen.
In der chinesischen Medizin wird der Pfeffer als großartiges Wiederbelebungsmittel gehandelt, als stimulierend und kraftspendend bei aller Art von Erkältungsproblemen: bei Grippe, Husten und geringer Blutzirkulation.
Die Amerikanerin Lesley Tierra beschreibt in ihrem außergewöhnlichen Buch »The Herbs of Life« ein Rezept für Chai-Tee (Yogi-Tee), von dem sie behauptet, daß er in ganz Indien getrunken würde, und zwar als ein würziges, anregendes Wintergetränk, das gleichzeitig als vorbeugende Medizin gälte. Bei uns gibt es Yogi-Tees in vielen Naturkostläden zu kaufen. Sollten Sie ihn aber selbst zubereiten wollen, so nehmen Sie ungefähr 30 g frischen, geschälten Ingwer, 7 Pfefferkörner, 1 Zimtstange, 5 Nelken, 15 Kardamomsamen und die Schale einer Orange sowie einen halben Liter Wasser. Decken Sie den Topf ab und lassen Sie das Ganze 10 Minuten leicht kochen. Fügen Sie dann 1 1/2 Tassen Milch hinzu. Filtern Sie das Ganze und süßen Sie es mit etwas Honig. In Indien wird der Tee gewöhnlich mit schwarzem Tee zubereitet. Aber wenn Sie das Tein stört, so können Sie ihn nur mit Kräutern herstellen.

Kümmel

Der englische Kümmelkuchen ist wahrscheinlich für viele der schlechteste Weg, um ihnen den Kümmel schmackhaft zu machen. Auch ich denke mit Grauen an den Kümmel im Mund, als ich ihn als Kind essen mußte, und ich mochte ihn seit der Zeit überhaupt nicht mehr anrühren. Aber in Nordeuropa – wo man Kümmel selbst produzierte – hat man es oft damit zu tun. Besonders in Kohlgerichten verwendet man ihn, um die Winde, die bei Genuß von durchgekochtem Kohl unweigerlich folgen, etwas einzudämmen.
Zur Zeit der Königin Elisabeth lobte man den Kümmel als ein überaus probates Kraut gegen Verdauungsprobleme. Man fand ihn auf jedem Tisch in kleinen Schalen, und die Leute griffen ununterbrochen danach, um die Samen zu zerkauen. Gerade wenn man gebratene Äpfel servierte, wurde er sehr gern genommen. Jahrhunderte noch war er in Form eines Kümmelkonfektes, bei dem die kleinen Samen bis zu zwölf Mal mit einem Zuckersirup überzogen wurden, zu finden.

Kümmel ist das älteste der in Europa bekannten Gewürze

Kardamom

Kardamom gehört zur selben Familie wie der Ingwer, und die Büsche, auf denen er wächst, gedeihen in den tropischen Urwäldern Indiens. Kardamom wurde mit den sehr langsam vorwärtskommenden Karawanen, die sich über die Gewürzhandelswege bewegten, in den Westen gebracht. Er war immer schon teuer, und er wurde oftmals nachzuahmen versucht oder auch verfälscht. Kaufen Sie ihn niemals *gemahlen* oder *geschält*. Schauen Sie immer nach den ganzen grünlichen Früchten mit Schale. Kardamom ist ein wunderbares Gewürz, es sti-

muliert Geist und Herz. Man sagt, daß er die Klarheit des Denkens fördere. In der ayurvedischen Medizin hält man ihn für das beste und sicherste Verdauungsmittel. Man sagt auch, daß er die Koffeine im Kaffee entgifte – ein Grund vielleicht, warum ein Beduine oft ein paar Körner Kardamom in seine silberne Kaffeekanne plumpsen läßt. Sollten Sie nach Koffein süchtig sein, so versuchen Sie doch mal die Kardamom-Methode.
Das Aroma von Kardamom ist absolut köstlich – eine Reiseschriftstellerin und Freundin von mir, Angela Humphrey, läßt in ihrer reich verzierten Porzellankanne mit Tee immer etwas Kardamom verschwinden. Bei ihr wird dieses Getränk als Ersatz für Kaffee getrunken. Die traditionelle östliche Medizin verwendet Kardamom, um Schleimansammlungen in der Lunge zu behandeln. Man geht auch davon aus, daß Kardamom die schleimbildende Wirkung von Milch und Früchten aufheben kann.

Cayenne- oder Chilipfeffer

Was der Ingwer der östlichen Medizin ist, ist der Cayennepfeffer der traditionell westlichen Medizin. Die Indianer in Nordamerika machten davon intensiven Gebrauch. Er ist ein hervorragendes, belebendes Mittel für Herz- und Blutkreislauf. Durch Samuel Thomson, einen bekannten amerikanischen Kräuterkenner des 19. Jahrhunderts, kam Cayennepfeffer nach England und wurde rasch zu einem populären Naturheilmittel. Bei Fieber aller Art und bei akuten Infektionen wandte man ihn an. In den Hinterhöfen der dunklen Industriestädte Englands gab es damals eine Menge infektiöser Krankheiten. Spezialisten in Sachen Botanik, die damals in die Elendsviertel gingen, empfahlen den Cayennepfeffer als Erste Hilfe und Allheilmittel in vielen schweren Fällen. Die Leute sollten große Mengen davon, oftmals mehr als einen Teelöffel grob gemahlenen Pfeffers, einnehmen. Normale Ärzte mußten diese Ratgeber für unsägliche Quacksalber und sogar Mörder halten, aber Cayennepfeffer wirkte in vielen schweren Fällen Wunder, und zwar durch seine hervorragenden belebenden und desinfizierenden Kräfte.

Heutzutage haben die Herzspezialisten den Cayennepfeffer wiederentdeckt, weil ihm nämlich die offensichtliche Fähigkeit nachgesagt wird, verklumpendes Blut auflösen zu können. Man kann von Bertie Woosters Beschreibung nicht unbedingt ableiten, daß es die massive Dosis an Cayennepfeffer war, die es bewirkte, daß jemand - wie durch ein Wunder - nach einem langen Koma wieder zum Leben erweckt worden war. Dennoch macht der offensichtliche Zusammenhang nachdenklich.

Die amerikanische Heilpflanzenkennerin Dian Dincin Buchman, die Cayennepfeffer als eine ihrer Lieblings-Heilpflanzen beschreibt, erwähnt oft seine stimulierende Fähigkeit: auf langen Autofahrten führt sie stets eine Thermoskanne bei sich, mit einem mit Cayennepfeffer versetzten Traubensaft (sie hängt ein Säckchen gefüllt damit hinein). Dieser Trunk gibt ihr stets einen Energiestoß, wenn sie droht, müde zu werden.

Cayennepfeffer wirkt auch stark desinfizierend. Die Indios Mexikos verwandten ihn häufig, weil sie sich nie sicher sein konnten, ob die Speisen, die sie verzehren wollten, noch einwandfrei waren. Die große Hitze war der Grund. Sie streuten ihn meist großzügig über alle kräftigschmeckenden Speisen.

Cayennepfeffer hat einen gewöhnungsbedürftigen Geschmack. Schon die geringste Menge bewirkt bei dem einen, daß er tränenüberströmt zum Kühlschrank rennt, um etwas Eisgekühltes zu trinken zu holen, während der andere, ein Freund aus Pakistan beispielsweise, ruhig am Tisch sitzen bleibt, seine Chilipfefferschote als Zwischenmahlzeit kauend. Er wartet gelassen, bis ihm sein Abendessen serviert wird.

Er kam mit einem Glas auf einem Tablett zurück. »Wenn Sie das trinken, Sir«, so sagte er mit einer Betulichkeit, wie es der Doktor des Königs tut, wenn er dem armen kranken Prinzen eine nervenstärkende Arznei einflößen will. »Die Worcester-Sauce gibt dem Ganzen die Farbe. Das rohe Ei macht es nahrhaft. Der rote Pfeffer bringt die Schärfe. Schon viele Herrn berichteten mir, daß das Heilmittel gerade nach einer langen Nacht sehr belebend und kräftigend sei.«
Ich hätte an diesem Morgen nach allem gegriffen, was mir im Entferntesten auch nur wieder Leben in die Glieder gebracht hätte. Ich schluckte das Gebräu hinunter. Einen Moment lang hatte ich das Gefühl, als ob man in mir altem Haus eine Bombe gezündet habe, und eine Flamme ging mir den Schlund hinunter, aber dann war alles wieder in Ordnung. Die Sonne schien durch das Fenster, die Vögel zwitscherten auf den Baumwipfeln, und plötzlich konnte ich wieder sprechen, hoffen.

»Carry on Jeeres«, P. G. Wodehouse, 1925)

Die Kinder der wunderbaren und etwas exzentrischen Pflanzenkennerin Juliette de Baïracli Levy wurden schon von klein auf daran gewöhnt. »Ich konnte nicht das Risiko eingehen, ihnen unpasteurisierte Milch zu geben... von Kühen und Ziegen, von deren Gesundheit ich nicht unbedingt überzeugt sein konnte. Ich gab jeder Tasse Milch einen Löffel Cayennepfeffer hinzu und ließ sie damit etwas stehen. Ich wußte genau, daß auf

die Art und Weise die schlimmsten Bakterien zerstört werden würden. Der Pfeffer verlieh der Milch einen beißenden Geschmack, aber meine Kindern lernten, ihn mit Freude zu akzeptieren.«
Roh verzehrt ist der Cayennepfeffer sehr viel milder als getrocknet, denn dann entwickelt sich ein sehr starker Geschmack. Sollte Ihr Mund von einem roten, scharfen Curry brennen, so schlürfen Sie etwas Bier, Wein oder Milch; die starken Stoffe, die dem Chili seinen beißenden Geschmack verleihen, lösen sich in Fett und Alkohol auf.

Zimt

Zimt gehört in der traditionell chinesischen Medizin zu den am meisten geachteten, wärmenden und stimulierenden Mitteln. Dem Zimt wird nachgesagt, daß er die Vitalität stärkt, die Zirkulation anregt und Verschleimungen aller Art aufzulösen vermag. Also genau das richtige für den Winter.
Ein frühes französisches Pflanzenbuch »Le Livre des Simples« empfiehlt den Zimt »bei Schwäche von Magen und Leber und um die Verdauung, die durch eine Erkältung gestört ist, zu unterstützen...« Alle diejenigen, die davon ausgehen, daß der Zimt zu den milderen Gewürzen gehört, werden wahrscheinlich erstaunt sein zu hören, daß er ebenso eines der am meisten antiseptisch wirkenden Gewürze ist. In Zeiten der großen Seuchen trugen die Leute stets ein kleines durchlöchertes Holzkästchen mit sich, in dem sie die Kräuter und Gewürze aufbewahrten, von denen sie sich erhofften, daß sie sie schützen mögen. Eines der wichtigsten darunter war der Zimt.
Viele Leute sind dem Zimt als Heilmittel während ihrer Schulzeit begegnet. Früher bekämpfte man oft damit

die Grippe. Ich erinnere mich noch sehr gut daran. Zu Beginn unseres Jahrhunderts wurde die Zimt-Therapie noch als wesentlicher Behandlungsgrundsatz bei Grippe in ihrem frühen Stadium angesehen.
Im Fernen Osten ist der Zimt unentbehrlicher Bestandteil von Currypuder und Pilanreis. Im klimatisch kühleren Westeuropa sind es die wärmenden Eigenschaften, die am meisten am Zimt geschätzt werden. Glühwein und die warmen Apfelgerichte mit Zimt sprechen dafür. Man gibt ihn auch gerne zu einem Fruchtkompott oder einem Milchpudding. Und – wie gesagt – gerade zu Äpfeln paßt er sehr gut. In England serviert man gern Zimttoast zu Tee, der aus knackigem braunem Zucker und Zimtpulver sowie einem warmen, gebutterten Toastbrot zubereitet wird.
Suchen Sie ein wärmendes Wintergetränk, so versuchen Sie es mit Zimtmilch. Geben Sie eine Zimtstange in ein kleines Töpfchen mit Milch und bringen Sie es zum Kochen, und lassen Sie das Ganze 5–10 Minuten sieden. Geben Sie in jede Tasse noch einen Teelöffel Honig.

Nelken

Nelken, wie wir sie kennen, sind getrocknete Blüten eines kleinen, graublättrigen, immergrünen Baumes, der ursprünglich von den Molukken-Inseln im Süden der Philippinen stammt. Jahrhundertelang waren die Nelken die wertvollsten aller Gewürze, und dementsprechend wurden sie hoch bezahlt.
Ersatz bot die heimische Gartennelke (Anthus caryophyllus). Man nannte sie in England auch Gewürznelke, weil ihre Blütenblätter, wenn man sie in Wein gibt, einen sehr angenehmen, würzigen Geschmack verbreiten. Nelken sind eine kraftvolle Medizin, ein Stimulans im

allgemeinen sowie ein mentales Erfrischungsmittel. Die Heilige Hildegard von Bingen hielt sehr viel von den Nelken und empfahl sie bei Kopfschmerzen, Migräne, leichter Taubheit (Schwerhörigkeit) und nach einer Erkältung.

Wahrscheinlich wirken Nelken aber auch bei Nasennebenhöhlen-Entzündung. Nelken dienen ebenso der Verdauung, und sie können helfen, die Übelkeit zu bekämpfen. Genauso wie Zimt wurden die Nelken über viele Jahre hinweg wegen ihrer desinfizierenden Eigenschaft geschätzt. Schutz vor Seuchen und Pest sprach man einer Orange zu, in die man möglichst viele davon steckte.

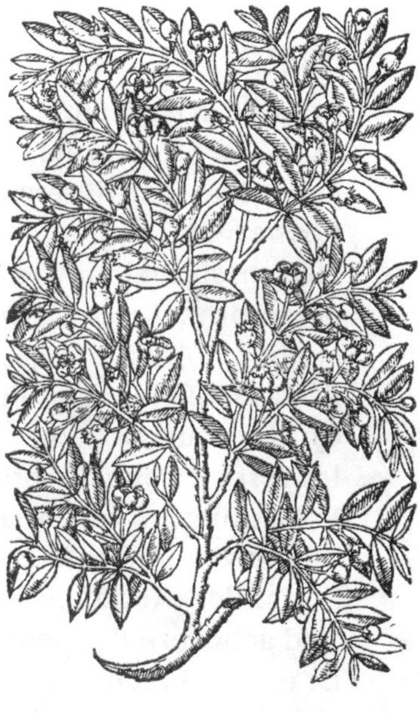

Die moderne Forschung konnte diese Fähigkeit nur bestätigen: So ist die antiseptische Kraft einer einprozentigen Nelkenemulsion 3- bis 4mal stärker als die der Karbolsäure (Phenol), mit Hilfe derer Lister die Chirurgie revolutionieren konnte.

Wunderbar wärmend helfen die Nelken, sich durch den Winter zu manövrieren, ohne daß man einen Husten oder eine Erkältung bekommt. Geben Sie 1 oder 2 zerstoßene Nelken auf eine Tasse Kamillentee, fügen Sie etwas Zitrone und Honig hinzu und trinken Sie dieses Gebräu, sobald Ihnen kalt wird.

Früher aß man eine Brotsoße, die aus Nelken, Zwiebeln

und einem in Milch eingeweichten Lorbeerblatt sowie Brot zubereitet wurde. Eine vielleicht etwas abenteuerliche Kombination, aber richtig zubereitet ist sie köstlicher als ein Hühnchen, Truthahn oder ein Fasan, den man gerne auch mit Nelken serviert.

Koriander

Koriander kam durch die Römer vom Mittelmeerraum nach Großbritannien, und im Mittelalter wurde er von jeder Hausfrau, die etwas auf sich hielt, angepflanzt. Die Köche des Mittelalters mochten ihn sehr gerne mit Fleisch, speziell mit Schweinefleisch. Anders als alle anderen aromatischen Gewürze wurde Koriander immer als ein kühlendes angesehen. Man sagte ihm nach, gerade das Beißende und Pikante der scharfen Gewürze wie Chili auszugleichen.
Im Fernen Osten verordnete man Koriander sowohl für Verdauungsprobleme als auch für kolikartige Magenschmerzen und Infektionen des Blasenbereichs.
Koriander wurde immer als Aufputschmittel gehandelt und gehört zu den »euphorisierenden Gewürzen« – also ist er angebracht, wenn man niedergeschlagen ist und sich ausgelaugt fühlt. Heutzutage wird Koriander in Großbritannien in großen Mengen hergestellt. Die Nachfrage nach exotischen Aromen wurde immer größer, und damit auch die Einfuhr. Die Geschäfte der Ausländer, die solch spezielle Dinge anbieten, werden stetig mehr. Aber die Nachfrage nicht nur nach den Samen hat sich gesteigert, sondern auch nach den der Petersilie ähnlichen Blättern mit ihrem sonderbaren, vielen Leuten auch unangenehmen Geruch.
In den Tagen vor dem Kühlschrank-Zeitalter benutzte man Koriander auch als Konservierungsstoff: Die Römer

vermischten Koriander mit Kreuzkümmel und Essig und gaben diese Mischung über Fleisch, um es süß und frisch zu halten.

Die Griechen machten intensiven Gebrauch davon. Will man Pilze oder Gemüse »à la Grecque« zubereiten, so sollte man sie in einer Mixtur aus Olivenöl, Weißwein oder Weißweinessig, Pfefferkörnchen, einem Lorbeerblatt und vielen Koriandersamen dämpfen. Der Geschmack von Koriander paßt auch gut zu Schweinefleisch. »Schweinefleisch Afelia« ist ein Gericht, das man auf der Speisekarte eines jeden griechischen Restaurants findet, und es wird mit sehr viel Koriander gewürzt.

Die Köche des englischen Königs Richard II. mochten diese Kombination auch sehr gerne. Sie verwandten Koriander für eine aromatische Marinade, die sie »Cormarye« nannten und die sie aus Koriander, Kümmel, Pfefferkörnern und zerquetschtem Knoblauch zubereiteten. Alles wurde miteinander vermengt und Rotwein hinzugegeben. Das Ganze wurde benutzt, um ein Schweinefilet darin einzulegen oder einen Braten damit zu begießen – »wirklich köstlich«.

Nehmen Sie einen Löffel voll Koriandersamen, einen halben Löffel gestoßenen Kümmel und 1 1/2 Liter gekochtes Wasser. Lassen Sie das Ganze etwas stehen, sieben Sie es und schlagen Sie zum Schluß ein Ei hinein. Fügen Sie noch Südwein und weißen Zucker, so wie Sie es gerne mögen, hinzu.

»The Art of Cookery – Made Plain and Easy«
(Hannah Glasse, 1747).

Cumin, Kreuzkümmel

Kümmel ist eine Pflanze, die im heißen Klima wächst. Sie hat hübsche, kleine, malvenfarbig-weiße Blüten und ist eng verwandt mit dem Fenchel und dem Koriander. Die Römer mochten Kreuzkümmel so gerne, daß sie hart dafür schufteten, damit er auf den kühlen britischen Inseln wachsen konnte. Die Gärtner des Mittelalters folgten ihrem Vorbild.
Die Küche des Nahen Osten ist ohne die intensive würzige Note des Kreuzkümmels undenkbar. Wenn Sie über einen der wunderbaren Gewürzmärkte in Nordafrika gehen, ist es der betörende Geruch von Kreuzkümmel, der Ihnen am meisten in die Nase steigen wird.
Kreuzkümmel ist ein weiterer Freund des Verdauungssystems sowie auch ein belebendes Mittel für das Herz und das Nervensystem. Sollten Sie Kreuzkümmel in Ihrer Küche verwenden wollen, so beachten Sie, daß man die Samen erst erwärmen sollte, damit ihr Geschmack sich besser entfaltet.
Schwenken Sie sie einige Minuten lang in einer schweren Pfanne über niedriger Flamme.

> *Kreuzkümmel ist harntreibend, erleichtert und vertreibt Flatulenzen. Speisen, Soßen oder Eintöpfen beigegeben, hilft es bei der Verdauung. Merke: Der Wein, in dem er zusammen mit Fenchelsamen gekocht wird, nimmt Magen- und Darmbeschwerden, die durch Flatulenzen entstanden sein mögen.*
> *»Le Livre des Simples«*

Ingwer

Ingwer hat in der traditionellen chinesischen Medizin und in der Ayurveda-Medizin aus Indien – Therapieformen, die sich schon Jahrhunderte vor Christi Geburt entwickeln konnten – einen Ehrenplatz inne. Ingwer ist eine Nahrungsmittelmedizin mit einer unerreichten Fülle an Verwendungsmöglichkeiten. Die Anhänger der Ayurveda-Medizin bezeichnen sie als »Universalheilmittel«. Ingwer ist weitreichend bei Verdauungsproblemen und Erkrankungen der Atemwege zu verwenden, wirkt belebend auf das Herz, ist gut gegen Arthritis, und im akuten Fall lokal angewendet, ist der Ingwer zudem ein prima Schmerzkiller.

In der indischen und chinesischen Küche gibt man Ingwer nahezu allen Gerichten bei – Fleisch ebenso wie Fisch. Damit will man die Geschmacksnerven stimulieren, die Verdauung anregen und den Darm dabei unterstützen, Fleisch oder Fisch zu entgiften.

Auf der Hälfte aller Rezepte, die die traditionell arbeitenden chinesischen Ärzte ausstellen, findet man etwas Ingwer.

Man kann ihn als Katalysator ansehen, der die Aufnahmefähigkeit und die Wirkkraft der wichtigsten Kräuter bei der Anwendung stärkt. Er kann etwas gegen schmerzvolle Krämpfe ausrichten, wenn den Hauptkräutern in einer Mischung die Fähigkeit davon zugeschrieben werden kann. Der Ingwer wirkt dann unterstützend. Ingwer vermag auch wärmend zu wirken, wenn die anderen Heilpflanzen der Mischung eher als kühlend zu bezeichnen sind. (Die englische Sitte, über eine Melone etwas Ingwer zu streuen – eine besonders kühlende Frucht – hat genau damit zu tun.)

Im ersten Jahrhundert vor Christus war Ingwer eine Arznei, die sehr verbreitet war, gerade im Nahen Osten und in Südeuropa. Im ersten Pflanzenheilkundebuch der westlichen Welt, im Werk »De Materia Medica«, wird der Ingwer besonders wegen seiner verdauungsfördernden

Eigenschaften gelobt, auch weil er beruhigend auf den Magen wirkt.
Eine andere, sehr ausführliche Schrift, »Regimen sanitatis«, die im 11. Jahrhundert verfaßt wurde, fand während des Mittelalters in ganz Europa eine große Leserschaft und sehr viel Beachtung. Dort wurde Ingwer sowohl zur Vorbeugung als auch zur Heilung empfohlen, als ausgezeichnetes Mittel für schwache Mägen gepriesen.
»Ingwer«, so schrieb John Gerard in seinem berühmten Heilpflanzenbuch des 17. Jahrhunderts, »... schmeckt gut zu Fleisch, in Soßen und andererseits auch zu süßen Sachen. Weil er wärmende und verdauungsfördernde Qualitäten hat, ist er günstig für den Magen...«
Während des 19. Jahrhunderts wurde der meiste Ingwer, der nach England importiert wurde, zur Fabrikherstellung von scharfen, stark gewürzten Fertigsoßen, Currypulver und Ingwerlimonade oder -bier verwandt.
Zu Hause gab man ihn in Kuchen und Puddings, brauchte ihn für bestimmte Spezialitäten wie Ingwerbrot, Ingwerplätzchen und -stäbchen sowie zur Herstellung hausgemachter, aromatisierter Weine und Biere.
In der Tat kannten viele Briten den Ingwer lange Zeit nur als blasses Puder. Erst in den letzten Jahren kam die frische ganze Ingwerknolle wieder in jeden Supermarkt und war plötzlich bei jedem ausländischen Gemüsehändler zu bekommen. Dank sei den Einwanderern, die das durch ihre Nachfrage bewirkt haben. Hinzu kam auch das steigende Interesse allgemein an der indischen und chinesischen Küche. Dort geht nichts ohne die verschwenderische Gabe von Ingwer.

Muskatnuß

Die Muskatnuß ist der Kern der Frucht des Muskatnußbaums. Ihr leuchtend scharlachrotes Fleisch wird während des Trocknungsprozesses bräunlich-gelb und ergänzt ein anderes, diesem sehr ähnlichen Gewürz, die Muskatblüte.

Wie die meisten Gewürze ist die Muskatnuß wärmend und verhält sich freundlich dem Verdauungssystem gegenüber. Ihr wird auch nachgesagt, daß sie die Nerven beruhige. Nimmt man zuviel davon, kann es gerade zum gegenteiligen Effekt kommen - zu Schwindel oder Aufgeregtheit allgemein.

Als ich ein Kind war, bekamen wir oft anstatt Pudding eine Quarkspeise. Ich mochte sie sehr gerne, wenn sie süß und zudem rosa war. Am liebsten war mir aber der reine, cremig-weiße Quark mit etwas Muskatnuß darauf gerieben, der ganz köstlich schmeckte.

Wie man leckere »Fritters« zubereitet:
Geben Sie einem halben Liter Creme Double vier geschlagene Eier hinzu, etwas Brandy, ein bißchen Muskatnuß und Ingwer. Schlagen Sie das Ganze mit Mehl gut durch. Bei den Äpfeln sollte es sich um Boskop handeln. Man muß sie schälen und kleinschneiden. Dann wird alles vermischt und in Butter ausgebacken. Sie können die Küchlein auch jederzeit mit Johannisbeeren (Korinthen) zubereiten.

»The Art of Cookery – Made Plain and Easy«
(Hannah Glasse, 1747)

Obwohl die Muskatnuß kein aufdringliches aggressives Gewürz ist, würden doch viele Gerichte ohne sie flach und langweilig schmecken. Die Holländer bringen fast kein Wintergemüse - besonders Spinat, Kohl und Blumenkohl — auf den Tisch, ohne großzügig Muskatnuß zu verwenden. Ich habe mir diese Sitte von meinem Mann, der Holländer ist, abgeschaut.

Muskatnuß ist eines von zwei Gewürzen, das bei dem obigen Rezept für »Apple fritters» (Apfelküchlein) den entscheidenden köstlichen Unterschied bringt. Es stammt aus dem 18. Jahrhundert.

Kurkuma

Wenn Sie sich das leuchtend gelbe Pickle, das man »Picalilli« nennt, zu Gemüte führen, dann essen Sie gerade Kurkuma. Billiger Senf ist auch damit gefärbt - das ist die klassische Art, einen Senfersatz herzustellen. Zu viele Leute - ich gehörte bis vor kurzem auch dazu - glauben, daß Kurkuma das Safran des armen Mannes sei, einfach eine billige Art, um Gerichten eine schöne hellgelbe Farbe zu geben. Mir wurden die Augen geöffnet - wie ich schon im Vorwort berichtete -, als ich während einer Vorlesung über Naturheilpflanzen von indischen Frauen über die Wirkkraft von Kurkuma aufgeklärt wurde.

Kurkuma eignet sich als Safranersatz, es hat zudem eine natürliche antibiotische Wirkung

In der indischen traditionellen Medizin ist Kurkuma das Mittel zur Blutreinigung, ein ausgezeichnetes, natürliches Antibiotikum und ein Anreger für den Stoffwechsel. Es wird verwendet, um den Menstruationszyklus in Ordnung zu bringen und Krämpfe zu lindern, um Fieber herunterzubekommen, die Zirkulation anzuregen sowie um Hautprobleme unterstützen zu helfen. Als Erste-Hilfe-Mittel wird es bei Verbrühungen, Verbrennungen, Schürfwunden, Schwellungen und blauen Flecken gebraucht.

Kurkuma wird oft auch als Heilmittel in Form eines Milchdekokts verwendet; bereiten Sie es wie die Zimtmilch zu (vgl. Seite 90). Man macht aus Kurkuma auch Tee. Kurkumapuder kann mit Wasser vermischt werden oder auch mit Honig, womit man dann eine Paste hat, die man äußerlich anwenden kann.

Wildpflanzen und -früchte

Wollte eine Frau auf dem Lande in der Vergangenheit irgendetwas anderes für ihren Salat, etwas Gesundes für ihr Essen haben, das sie etwa dem Schinken oder den Früchten beigeben konnte, den Marmeladen, Gelees, Weinen oder Puddings, so stand ihr das ganze Spektrum der Gaben zur Verfügung, die Garten und Natur zu bieten hatten.
Zu verschiedenen Zeiten im Jahr konnte sie die unterschiedlichsten Dinge ernten: Brennesseln, Löwenzahnblätter, Sauerampfer, Wiesenknöterich, Weißdornknospen, Gelbdolde, Bärenlauch, Vogelmiere, Fette Henne, Melde, Malven, Wildmangold, weißen oder schwarzen Senf, Meerrettichwurzeln, Löffelkraft und Brunnenkresse. Was Beeren und Früchte betraf, so hatte sie Brombeeren und wilde Erdbeeren, Heidel- oder Blaubeeren, Hagebutten und Weißdorn, Holzäpfel, Schlehen, Holunderbeeren, Pflaumenschlehe und Ebereschenfrüchte. Um den Speiseplan kurzfristig mit gutem Protein anzureichern, gab es jederzeit Nüsse – Bucheckern und Haselnüsse, Eßkastanien und Walnüsse. Für die hausgemachten Weine standen zur Verfügung: Schlüsselblumen, Heidelbeerblüten, Primeln, Eichenblätter, Huflattich und Weißdornblüten.
In der chinesischen Medizin geht man davon aus, daß Wildpflanzen und Wildfrüchte neben ihrem eigentlichen Wert für eine gute Ernährung sehr große belebende Qualitäten haben, und zwar aufgrund ihrer Fähigkeit, sich ihrer natürlichen Umgebung immer anzupas-

sen. »Pflanzen, die sich anpassen und in einer rauhen, wilden Landschaft überleben mußten, sind in der Lage, die ihnen angeeignete Stärke an den weiterzugeben, der sie verzehrt«, sagt Michael Tierra.

In Zeiten, wo Bedarf oder auch Not besteht, erinnern wir uns gerne an den Reichtum unserer Natur; während des Zweiten Weltkrieges wurden ganze Schulklassen und Pfadfinder auf den Weg geschickt, um Hagebutten und Schlehen zu ernten, die zur damaligen Zeit einen wichtigen Vitamin-C-Lieferanten darstellten, da ja keine Orangen mehr eingeführt werden konnten. Auf dem Buchmarkt erschienen etliche Führer über Wildfrüchte und Wildpflanzen, und das Ministerium für Ernährung gab Merkblätter heraus. Nach dem Krieg verfielen wir leider, was das betraf, wieder in unsere frühere Ignoranz zurück. Die meisten von uns können noch nicht einmal die Hälfte dieser genannten Pflanzen identifizieren; oder wissen Sie, wie die Gelbdolde genau aussieht?

Viele der Pflanzen gehören zu den bedrohten Arten, wenn sie nicht schon gänzlich verschwunden sind. Denn wann haben Sie zum letzten Mal ein ganzes Feld mit gelben Schlüsselblumen gesehen? Auch in England wird der Anteil der noch einigermaßen funktionierenden Natur Tag für Tag immer geringer. Statt dessen weiten sich die Flächen mit Feldern immer mehr aus, die nur von schmalen Streifen Brachlandes oder einer Hauptstraße eingefaßt werden. Viele der verbleibenden Hecken ziehen sich an den Landstraßen entlang, wo sie Tag für Tag den Abgasen ausgesetzt sind. Oder sie werden laufend von den ach so eifrigen Behörden kontrolliert und mit Unkrautvernichtern behandelt. Diese Entwicklung ist in allen Industrieländern gleichermaßen zu beobachten.

Viele der am wertvollsten und am besten schmeckenden

eßbaren Pflanzen gehören zu denjenigen, die in Hülle und Fülle auf einfach brachliegenden Landstrichen wachsen. Heide- und Moorlandschaften sowie wildwachsende Wälder zählen dazu. In den Parks in oder in der Nähe der großen Städte ist es uns oft verständlicherweise nicht erlaubt, die Wildpflanzen oder -früchte zu ernten, was sie natürlich um so attraktiver macht. Aber draußen auf dem Land, auch in den vergessenen kleinen Ecken mitten in der Stadt und sogar in Ihrem eigenen Garten können Sie eine ganze Menge an Wildpflanzen und Wildfrüchten finden, die dort nur auf Sie warten. Einige Brennesseln oder Löwenzahnblätter, Holunderblüten oder ein Sträußchen Weißdornblüten, eine Handvoll Bärenlauchblätter oder einen Beutel voll Brombeeren werden Sie wohl immer zur Verfügung haben.

Ernten Sie die Wildpflanzen und -früchte immer in angemessener Entfernung von den Feldern, die möglicherweise mit Pestiziden behandelt wurden, oder auch von vielbefahrenen Straßen, wo die Pflanzen stets dem vorbeirauschenden Verkehr ausgesetzt sind.

Abgesehen von der Tatsache, daß diese Sie nichts kosten, haben Wildpflanzen und Wildfrüchte einen großen Vorteil gegenüber den Gemüsen und Früchten, die man im Geschäft kaufen kann: Sie sind alle organisch gewachsen.

Die Wildpflanzen und -früchte, die hier genannt werden, gehören zu denen, die am meisten verbreitet sind. Sollten Sie aber abenteuerlustiger oder neugieriger werden, so kann ich Ihnen eine ganze Reihe von sehr guten Büchern empfehlen, die Ihnen helfen werden, die richtigen Pflanzen zu finden – auf diese Weise werden Sie lernen, die eßbaren von den giftigen zu unterscheiden (vgl. Literaturverzeichnis).

Sehr viele Pflanzen werden mittlerweile durch Gesetze geschützt, und Sie machen sich strafbar, wenn Sie etwas ernten, ohne den Eigentümer des Landes zu fragen. Eine große Anzahl der Pflanzen gehört mittlerweile zu den bedrohten Arten, und sie zu ernten ist gänzlich verboten.
Ernten Sie also nur Pflanzen, Beeren und Unkräuter, von denen es besonders viele gibt, wie die, die im folgenden genannt werden.

BLÄTTER

Sandkraut

Die meisten Leute haben Schwierigkeiten, wenn es darum geht, daß Sandkraut in ihrem Garten Wurzeln schlagen soll. Genauso ging es Juliette de Baïracli Levy mit diesem nur sehr sehr langsam wachsenden Kraut, das zu schwach ist, um aufrecht zu stehen. »In der Pflanzenwelt gehört es zu den außergewöhnlichsten Heilmitteln, und ich habe schon ganz großartige Erfolge damit erzielt.« Sie empfiehlt das Sandkraut ganz besonders als linderndes und heilendes Kraut gerade für den Verdauungstrakt, die Därme und die Lungen.
Sandkraut bleibt das ganze Jahr über grün, aber wollen Sie damit einen Salat bereiten, so sollten Sie es im Frühsommer ernten, bevor die Blätter sehr faserig werden. Sandkrautblätter haben ein mildes, sehr unauffälliges Aroma, und damit kann man sie sehr gut zu den schärfer schmeckenden Grünpflanzen wie Brunnenkresse oder Rauke sowie mit viel Knoblauch im Dressing servieren. Manche behaupten auch, Sandkraut würde wie Spinat schmecken, wenn man es kocht; Euell Gibbons hat Rezepte gesammelt, wie man das Sandkraut auf ganz unter-

schiedliche Weise zubereiten kann. Er fand allerdings seinen Geschmack etwas zu unauffällig. Darum schlug er vor, das Sandkraut zusammen mit anderen grünen Pflanzen zuzubereiten und das Sandkraut selbst erst am Ende der Kochzeit für zwei Minuten hinzuzufügen.
Wie alle eßbaren grünen Blätter der Wildpflanzen kann man das Sandkraut allen dicken grünen Suppen beigeben – so hielten es jedenfalls die Bauern im Mittelalter.

Löwenzahn

»Eine Löwenzahnkur im Frühling wird Ihren ganzen Körper wieder in Schwung bringen« schreibt Jean Palaiseul, »sie wird Sie von all den überflüssigen Sachen befreien, die sich durch das schwerverdauliche Winteressen im Körper niederschlagen konnten.« Reich an Eisen, wirkt der Löwenzahn auch belebend auf das Blut und die Leber. Er ist ein ausgezeichnetes Diuretikum. Er hilft die Wirkung von cholesterinhaltigen Speisen zu vermindern, und Leute, die mit Rheuma oder Hautbeschwerden zu tun haben, sollten sehr viel davon essen. Mit Löwenzahn kann man auch einen ganz köstlichen Salat zubereiten. Dieser wurde natürlich von den klugen Franzosen erfunden. Der Salat schmeckt so gut wegen des wunderbaren Kontrastes zwischen dem scharfen Geschmack der Löwenzahnblätter und der Milde des kräftigen Specks. Versuchen Sie ihn doch mal.

Löwenzahnwurzeln sammelt man von September bis November, die Blätter von April bis August

Löwenzahnblätter kann man kochen und auch so wie Spinat pürieren. Zudem lassen sich die Blätter Suppen beigeben.

Salade de Pissenlit

Wählen Sie gesunde junge Löwenzahnblätter aus, waschen Sie sie sorgfältig und geben Sie sie in eine Salatschüssel. Schneiden Sie ein paar Streifen Speck in kleine Stückchen, erhitzen Sie sie mit etwas Öl in der Pfanne und braten Sie den Speck so lange, bis er kroß ist. Geben Sie dann einen Eßlöffel mit Weißwein oder Weißweinessig hinein, erhitzen Sie das Ganze, und während es noch dampft, schütten Sie den Inhalt der Pfanne ganz schnell über die Löwenzahnblätter. Etwas gehackte Zwiebeln oder Knoblauch kann man zudem in der Pfanne mitbraten.

Weißdorn

Wurden die Kinder auf dem Land früher etwas aufsässig, so gab man ihnen junge Weißdornblätter oder -blüten, damit sie sie kauten. In England gab man ihnen auch den Spitznamen »Bread and Cheese«. Auch in den Cotswolds, wo ich aufgewachsen bin, nannte man sie »Brot und Butter«, und ich kann mich noch sehr gut daran erinnern, daß wir sie stets im Mund hatten, wenn wir an den Hecken vorbeiliefen, um die scharfen, etwas bedrohlich aussehenden Dornen zu suchen, die wir für unser selbstgemachtes Grammophon benutzen wollten.
Weißdornknospen werden auch heute noch in einigen Landstrichen Englands benutzt, um den kräftigen Nierenfett-Pudding herzustellen. Der Speck wird lang ausgerollt. Auf seine Oberfläche legt man die grünen Knospen und zudem sehr dünne Speckstreifchen. Der Pudding wird ausgerollt, versiegelt und etwa eine Stunde lang oder auch länger gedämpft.
Die grünen Knospen kann man auch zu Salat essen; ver-

suchen Sie sie mit einem Salat aus neuen Kartoffeln, wobei Sie das Dressing schon hinzugeben sollten, wenn die Kartoffeln noch warm sind. Eine leichte Essig-Öl-Soße mit viel gehacktem Schnittlauch paßt am besten dazu.

Brennesseln

Auch die Heilige Hildegard von Bingen hielt sehr große Stücke auf die Brennesseln: »Gerade wenn die jungen Pflänzchen aus der Erde herausgekommen sind, lassen Sie sich gut für den Menschen zubereiten, weil sie den Magen reinigen und ihn von überflüssigem Schleim befreien.« Ein Pflanzenkenner der Jetztzeit würde dem zustimmen und noch hinzufügen, daß die Brennesseln auch einen sehr hohen Wert für die anämischen Menschen haben und auch für die, die am Ende ihrer Kräfte sind. Ebensogut sind sie für den Rheumatiker und denjenigen, der an Arthritis leidet. Auch bei Verdauungs- und Hautproblemen hat man sie schätzen gelernt.
Brennesseln sind ein weiteres der großartigen »Frühjahrs-Putzmittel«, und der Frühling ist auch die Jahreszeit, in der sie verzehrt werden sollten, nämlich dann, wenn ihre Blätter noch schön zart sind. Man sollte aber stets nur die Spitzen sammeln.
Aber genauso wie die Brennesseln eine sehr wichtige reinigende Wirkung haben, so sind sie auch von vitaler Bedeutung, was ihren Nährwert angeht. Unter anderem enthalten sie Vitamin A und C, Mineralsalze einschließlich Eisen, Kalzium und Calium sowie eine Menge Chlorophyll. Auf diesen Reichtum an Nährstoffen kam man, als man Brennesseln an das Vieh oder auch an Geflügel verfütterte. Die Pferde bekommen ein wunderschön glänzendes Fell, und die Kühe geben bessere Milch.

Pflücken, waschen und trocknen Sie ungefähr ein Litergefäß voll Brennesseln und geben Sie zudem einen Liter Salzwasser hinzu. (Bringen Sie es zum Kochen). Rühren Sie kräftig um und kochen Sie das Ganze zehn Minuten lang. Schmelzen Sie 1/4 Pfund fetten Speck, verrühren Sie das Ganze mit 1/4 Pfund Mehl, geben Sie die Brennesseln und das Wasser hinzu und kochen Sie den Brei 5 Minuten lang langsam, wobei man das Rühren nicht vergessen darf. Fügen Sie noch ein wenig kochende Milch hinzu und servieren Sie das Gericht mit Croutons.

»They Can't Ration These« (Vicomte de Mauduit, 1940)

Aber anscheinend sollte man die Brennesseln besser kochen. Machen Sie daraus ein Püree und essen Sie es anstelle von Spinat. Waschen Sie einen dicken Bund Brennesseln sehr sorgfältig, genauso wie Sie das mit Spinat tun. Geben Sie die Blätter in einen großen Topf und pressen Sie sie mit einem Löffel zusammen. Fügen Sie einige Eßlöffel Wasser hinzu, decken Sie den Topf ab und kochen Sie das Ganze bei milder Hitze, bis es zu einer grünen Masse reduziert ist. Gießen Sie den Topfinhalt durch ein Sieb – heben Sie den nährstoffreichen Saft für Suppen auf –, pürieren Sie alles zusammen mit einigen Gewürzen in einer Rührschüssel, fügen Sie etwas Butter hinzu und einen Hauch Muskatnuß. Gourmets mögen das Ganze sicherlich mit Sahne angereichert. In Schottland bereitet man aus Brennesseln einen ganz köstlichen Pudding.

Anmerkung: Essen Sie Brennesseln möglichst einmal pro Woche.

Brennessel-Pudding
Füllen Sie einen Meßbecher bis zum 1/2-l-Strich mit Brennessel-Spitzen, geben Sie 2 mittelgroße Lauchstangen oder Zwiebeln hinzu, 2 Broccoliköpfchen oder einen kleinen Weißkohl bzw. Rosenkohl sowie 125 g Reis. Waschen Sie das Gemüse gut, hacken Sie Broccoli und Lauch klein und mischen Sie sie unter die Brennesseln. Stecken Sie alles zusammen in ein Baumwollsäckchen und geben Sie den Reis immer dazwischen. Verschließen Sie das Ganze fest. Bringen Sie Wasser zum Kochen und lassen Sie alles so lange kochen, bis das Gemüse weich ist. Die Kochzeit ist jeweils immer unterschiedlich, je nachdem wie zart die Gemüse und Grünpflanzen sind. Servieren Sie das Gericht mit Bratensoße oder zerschmolzener Butter.

»A Modern Herbal« (Mrs. M. Grieve, 1931)

Dieser Pudding wird manchmal auch mit Hafergrütze statt mit Reis zubereitet. Sollten Sie ungeschälten braunen Reis statt weißen verwenden, so sollten Sie ihn vorkochen oder das restliche Gemüse erst dann hinzufügen, wenn der Reis schon weich genug ist. Heutzutage sollte man den Pudding in einem Gefäß dämpfen, das abgeschlossen ist, damit die wichtigen Nährstoffe der grünen Gaben nicht in das kochende Wasser hineinfließen.

Bärlauch

Als ich einmal mit Freunden durch das küstennahe Waldgebiet in Wales wanderte, glaubte ich einen großen Fleck weißer Schneeglöckchen ausgemacht zu haben. Als wir aber näher kamen, stieg eine wunderbare Knoblauch-Duftwolke in unsere Nasen. Wir hatten den Verwandten der berühmten Knolle gefunden, Bärlauch oder die sogenannte Bärlauchzwiebel, die in feuchtem Waldland sehr verbreitet ist. Bärlauchblätter sehen aus wie Veilchenblätter. Ernten Sie ihn, wenn er jung ist, nämlich dann, wenn er zwischen April und Juni sternenförmige weiße Blumen hervorbringt. Sie verleihen Ihren Salaten ein mildes Knoblauch-Aroma. Bärlauch ist ein Tonikum, das uns die Natur schenkt und das gut ist für das Herz und die Arterien. Es wird sie vor Schlaganfällen schützen. Er hat einen hohen Anteil an Schwefel und eignet sich als ausgezeichnetes Reinigungsmittel für die Haut, und auch den Bronchien tut er sehr gut.

FRÜCHTE UND BEEREN

Heidelbeeren

In meiner Kindheit verbrachte ich einmal sehr eindrucksvolle Ferien in den Quantucks in Somerset. An einem schönen Nachmittag wollten wir in den mit Heide bedeckten Hügeln Heidelbeeren pflücken gehen. Es war eine Rückenschmerzen verursachende Arbeit, die kleinen, gewölbten, dunkelblauen Beeren heranzuziehen, und ihr eher scharfer Geschmack ließ keine so große Freude aufkommen, daß der Job Spaß machte. Am Abend, nachdem wir mit großem Aufwand einige Körbe gefüllt hatten, nahmen wir sie mit zum nächsten Obsthändler in der Stadt und bekamen Geld dafür, erschreckend wenig für diese Plackerei, wie wir glaubten. Die Ernte von Heidelbeeren oder Blaubeeren, wie sie im allgemeinen auch genannt werden, ist so arbeitsintensiv, daß sie sich ökonomisch nicht mehr rechnet. Wenn Sie Heidelbeeren in einem Geschäft begegnen, so werden sie dort gewöhnlich als Luxusgut zu extrem hohem Preis gehandelt. Oftmals sind sie auch importiert. Ha-

ben Sie aber das Glück, sie wild zu finden, so pflücken Sie sie ab und machen Sie etwas ganz Besonderes daraus. Die Joghurthersteller haben Produkte mit dem Namen »Waldfrüchte« herausgebracht und die Heidelbeeren somit für sich entdeckt. Sie verleihen der Früchtekombination einen scharfen, köstlichen, andersartigen Geschmack. Versuchen Sie sie auch mit gewürztem Rotwein aufgekocht oder in Kombination mit Äpfeln, entweder in einem Flan oder reiner Charlotte (sie passen am besten zu Äpfeln).
Heidelbeeren sind ein wahrer Schatz unter den Heilpflanzen-Arzneien. Sie enthalten sehr viel Fruchtsäure – Apfelsäure, Zitronensäure, Benzoesäure – die, auch wenn es paradox klingt, helfen können, der Übersäuerung entgegenzuwirken. Sie vermögen auch den Alkalihaushalt wieder in Ordnung zu bringen. Kauen Sie Heidelbeeren, wenn Sie Entzündungen im Mund oder auf der Zunge haben bzw. Halsschmerzen verspüren. Heidelbeeren wirken auch sehr stark antiseptisch. Heidelbeerkuren sind dafür bekannt, daß sie bei lästigen Darmkatarrhen nützlich sind, bei Ruhr und Nahrungsmittelvergiftungen.
Bei Studien am St. Bartholomew's Hospital konnte man feststellen, daß Heidelbeersaft sehr gut gegen eine große Anzahl verschiedenster Bazillen einzusetzen ist – einschließlich dem, der den Typhus verursacht –, und zwar innerhalb von 24 Stunden nach dem Infizieren. Heidelbeerblätter sind auch von hohem medizinischen Nutzen (vgl. Kapitel »Das Verdauungssystem«).
Auch Leute, die an Nachtblindheit leiden, sollten sehr viel Heidelbeeren essen. Die dunklen Pigmente helfen die Sehkraft zu stärken, die bei Nachtblindheit von besonderer Wichtigkeit ist.

Heidelbeer-Marmelade
Man nehme 3 Pfund frische reife Früchte und 1 1/2 Pfund Zucker. Bei Heidelbeeren braucht man sehr viel weniger Zucker für die Marmelade als bei den meisten anderen Früchten. Waschen Sie die Früchte und geben Sie sie in einen Topf. Hinzu kommen der Zucker und eine Tasse Apfelsaft. Bringen Sie das Ganze zum Kochen und kochen Sie es sprudelnd 40 Minuten lang. Füllen Sie die Marmelade in Deckelgläser ab.

Haben Sie Halsschmerzen oder sonstige schmerzhafte Entzündungen im Mundbereich, so halten Sie einen Löffel voll davon im Mund, und schlucken Sie ihn dann ganz langsam hinunter. Bei Infektionen des Darms sollten Sie einen Löffel voll in warmem Wasser auflösen und 3- bis 4mal am Tag einnehmen.

Brombeeren

Eines der schönsten Ereignisse im Herbst ist das Reifwerden der Brombeeren – Kinder freuen sich genauso darauf wie Erwachsene. Es gibt dann Brombeer-Apfelkuchen, Brombeer-Marmelade und das schöne feste Brombeer-Gelee – alles Belohnungen für den eifrigen Pflükker. Brombeer-Likör macht man aus den Beeren und vermischt sie mit Cider (Apfelmost). Dies ist bei uns auch heute noch ein sehr beliebtes Getränk auf dem Lande. Brombeer-Essig ist eine andere, sehr geschätzte Mixtur, um Salate von Wildpflanzen zu aromatisieren. Zudem ist er eine ausgezeichnete Arznei, um gegen Halsschmerzen oder auch einen Anflug von Diarrhöe anzugehen.
Hat man Halsschmerzen oder spürt man eine Rauhheit im Hals, so nehme man einen Eßlöffel voll Brombeer-

Marmelade, schlürfe sie und schlucke sie ganz langsam. Genauso wie die Heidelbeere wirkt die Brombeere adstringierend und antiseptisch.

Brombeer-Herztrunk
Pressen Sie den Saft von reifen Brombeeren aus, geben Sie zu jedem Viertel 900 g Zucker und 8 g Muskatnuß sowie einige Nelken (die Muskatnuß sollte gerieben sein). Kochen Sie das Ganze eine kurze Zeit lang und lassen Sie es abkühlen, zum Schluß sollte es gefiltert werden. Sobald die Flüssigkeit abgekühlt ist, können Sie ein klein wenig Brandy hinzugeben, bevor Sie sie abfüllen.

Brombeer-Essig
Waschen Sie 900 g Brombeeren und befreien Sie sie von den Stielen. Geben Sie sie in eine Kasserolle und decken Sie sie mit 600 ml Apfelmost-Essig ab. Stecken Sie den Topf in einen niedrigen Backofen, damit der Saft sich entwickeln kann. Sieben Sie dann die Flüssigkeit in einen Emaille- oder Stahltopf, geben Sie 900 g Zucker hinzu und bringen Sie das Ganze zum Kochen. Danach 5 Minuten leicht simmern lassen. Sollte sich Schaum entwickeln, so schöpfen Sie ihn ab. Nehmen Sie den Topf von der Feuerstelle, damit die Mixtur abkühlen kann, und geben Sie das Ganze in saubere Deckelgläser.

Wollen Sie Entzündungen im Mund- oder Halsbereich behandeln, so nehmen Sie einen Löffel davon und lösen Sie ihn in etwas Wasser auf. Damit sollten Sie dann gurgeln. Im Winter, wenn Sie eine Erkältung kurieren wollen, geben Sie einige Löffel in heißes Wasser zusammen mit Zitrone und Honig. An heißen Tagen ist der Brombeer-Essig, in Wasser aufgelöst, ein erfrischendes und durstlöschendes Getränk. Er ist eine nützliche und angenehme Arznei für alle Arten von Fieber.

Holunderbeere

Jedes Jahr im Herbst hängen in unseren Breiten Millionen von Dolden dieser kleinen, schwarzen Beeren mit ihren roten Stengeln völlig unbeachtet herum. Nur die Vögel genießen sie. Doch man kann aus Holunderbeeren hervorragende Kuchen, Marmeladen, Soßen und Weine herstellen. Man kann sie mit anderen Früchten vermischen, besonders mit Äpfeln. Sie verleihen diesen eine strenge, für sie charakteristische Note. Man sollte sie nur in kleinen Mengen genießen, weil sie abführend wirken.

Sollten Sie an einem Wintertag durch und durch frieren oder das Gefühl haben, daß Sie eine Erkältung oder Grippe ereilt, so nehmen Sie einen Löffel voll Holunderbeer-Extrakt, den man in allen Apotheken kaufen kann, und lösen ihn in einem Glas heißen Wassers auf. Zusammen mit Zitrone und Honig wird er Ihnen dabei helfen, sich gesundzuschwitzen. Trinken Sie die Flüssigkeit dann, wenn Sie ganz warm eingepackt sind, und wiederholen Sie die Prozedur, wenn Sie im Bett sind.

In Apotheken und Reformhäusern kann man auch einen gewürzten Holunderbeer-Sirup kaufen, der mit Ingwer und Nelken versetzt ist, die den wärmenden Effekt und seine antiseptische Qualität noch unterstützen.

Holunderbeer-Sirup

Waschen Sie die reifen Beeren und befreien Sie sie von den Stengeln. Geben Sie 900 g davon in einen Topf, zusammen mit einer Tasse voll Wasser, und lassen Sie das Ganze kochen, bis sich der Saft vollständig entwickelt hat. Drücken Sie die Beeren durch ein Sieb und geben Sie den Saft zurück in den Topf, zusammen mit 5 Nelken, einem Stück frischen Ingwer sowie 225 g Zucker. Eine Stunde kochen lassen und dann in fest verschließbare Gefäße einfüllen.

Teatime

Die Engländer waren schon immer Teetrinker, aber nicht immer kam der Tee aus China oder auch aus dem Fernen Osten.
Wie wir wissen, gelangte der Tee erst Mitte des 17. Jahrhunderts nach England, und zwar durch die »Dutch-East-India-Company«. Er war damals furchtbar teuer und wurde für 3 Englische Pfund pro 10 Pfund an Gewicht verkauft – ein Preis, der nach heutigem Geld exorbitant ist. Bald hatte auch England seine »East-India-Company« und importierte selbst Tee. Am Ende des 17. Jahrhunderts waren die Importe auf 20 000 Pfund im Jahr gestiegen, wobei der Preis sehr stark gefallen war. Ende des 18. Jahrhunderts wurden schon 20 Millionen Pfund im Jahr eingeführt, und der Tee war bereits zum Nationalgetränk avanciert – eine Ehrenposition, die er bis heute noch nicht verloren hat.
Das stimulierende Tein machte den Tee so angenehm – man wird geradezu süchtig danach. Egal, ob der Tee in der üblichen braunen Keramikkanne zubereitet wird, ob man ihr einen Teewärmer überstülpt oder ob man die Kanne in der Nähe des Kamins stehen läßt, bis ihr Inhalt eine stark orange-braune Farbe erlangt hat. Tee kann eine so hohe Konzentration an Teinen entwickeln, daß sie tödlich wirken können. Das sind wasserlösliche Al-

kaloide, die Ihrem Verdauungssystem die richtigen Impulse zu verleihen vermögen.

Bereiten Sie den Tee so zu, daß die Teinmenge gering bleibt

Und so sollte man Tee zubereiten: Man nehme eine warme Kanne, gebe einen gestrichenen Teelöffel Tee für eine Tasse hinein und gieße kochendes Wasser darüber (sollte es sich um Frühstückstassen oder Becher handeln, so muß man entsprechend mehr verwenden). Drei Minuten ziehen lassen und dann in eine andere angewärmte Kanne filtern und mit einer Kaffeehaube abdecken. Bereitet man den Tee so zu, wie ich es oben vorgeschlagen habe, so wird sich die Teinmenge auf einem niedrigeren und tolerierbaren Level halten: 20–100 mg pro Tasse schwarzen Tees muß man rechnen, 10–50 ml für eine Tasse Oulong-Tee oder weniger als 35 mg für eine Tasse grünen Tee.

Tee wird schon seit Jahrtausenden gepriesen. Die alten Griechen tranken ihn gegen Asthma, Erkältungen und Bronchitis. In der traditionellen chinesischen Medizin schätzt man den grünen Tee wegen seiner verdauungsfördernden Eigenschaft und wegen seiner Fähigkeit, die Blutzirkulation zu unterstützen. In Rußland verwandte man immer schon grünen Tee, um damit die Ruhr zu behandeln.

In der ersten Zeit, in der man in England Tee importierte, bekam man meist nur den grünen Tee aus China, und somit wurde er auch in England als gesundheitsspendendes Getränk gehandelt, ausgezeichnet geeignet für die Verdauungsförderung und zudem noch schlankmachend. Mit der Zeit gewann der billige schwarze Tee aus Indien die Herzen der Engländer, aber allzuoft wurde er verfälscht oder nachgeahmt. Beide Teearten wurden mittlerweile schon wissenschaftlich untersucht, und man fand erstaunliche Vorteile heraus. Dem Tannin

wird nachgesagt, daß es bei niedrigem Blutdruck helfen kann und auch nützlich ist, um den Cholesterinspiegel zu regulieren. Es hilft, die Arterien zu schützen, hemmt Bakterien und Viren und neutralisiert krebserregende Stoffe. Der grüne Tee ist zweimal so reich an Katechinen – ein Mitglied der Familie der Tannine – wie der schwarze Tee. Katechine wirken als Antioxidanzien und bekämpfen auf diese Weise den Krebs, genauso wie sie auch den Alterungsprozeß verlangsamen. Gibt man dem Milch hinzu, so werden auf diese Weise die meisten der Eigenschaften des Tannins neutralisiert, auch mit den manchmal auftretenden Verdauungsproblemen in Zusammenhang mit Tee hat man dann weniger zu tun.
Innerhalb der makrobiotischen Ernährung (Vollkorn-Ernährung) werden für gewöhnlich zwei weniger bekannte Arten der Teepflanze verwendet. Die eine Sorte ist der Bancha-Tee, den man aus den älteren Blättern der Teepflanze herstellt und der nicht vor Herbst geerntet werden darf. Die Blätter sind trockner und dunkler und enthalten weniger Koffein als der gewöhnliche Tee. Bancha-Tee ist in seiner Wirkung stabilisierend und gut für das Verdauungssystem – Anhänger der makrobiotischen Ernährung trinken ihn ununterbrochen. Der Banchastengel-Tee, auch bekannt unter dem Namen Kukicha, wird aus den kleineren Zweiglein hergestellt und enthält Calcium und andere Minerale, aber fast kein Koffein. Er ist alkalisierender Tee, erfrischt, stärkt und bekämpft Müdigkeit.
Sollten Sie nur wenig Tein vertragen können, so wechseln Sie vom schwarzen Tee zeitweise zu einer der vielen grünen Teesorten – Oulong oder jede andere Sorte ist geeignet.
Eine andere Möglichkeit, um den Teingehalt des Tees zu reduzieren, ist, ihn mit einer milden Teesorte zu ver-

schneiden oder auch zusammen mit einer gleichen Menge Kräutertee zu genießen. Die Chinesen gaben dem Tee oft einige sehr stark duftende Blütenblätter zu, um sein süchtigmachendes Aroma erst richtig zur Wirkung zu bringen.

Jasmin ist eine meiner Lieblingssorten. Versuchen Sie es auch mit Rosen- und Veilchenblättern, mit den blühenden Spitzen des Rosmarins. Ein solches blumiges Gebräu würde man mit Milch zerstören, aber wenn Sie unbedingt etwas Süße brauchen, so geben Sie Honig hinzu.

Anstelle der mit Wasser vollgesogenen Zitronenscheibe sollten Sie einen kleinen Streifen der Schale hinzugeben oder 1 oder 2 Blättchen Zitronenmelisse. Man kann dem grünen Tee auch einige Tröpfchen Orangenaroma beifügen (Orange-Flower-Water).

Tea-Time
Sie machten eine große Menge Kamillen-Tee, den sie reichlich tranken, um Erkältungen zu lindern oder abzuwenden, das Nervensystem zu beruhigen sowie allgemein als Tonikum zu nutzen. Ein großes irdenes Gefäß war immer damit gefüllt und stand bereit, um erhitzt zu werden. Weißer Andorn wurde mit Honig versetzt und in dieser Zubereitung gegen Halsschmerzen und Erkältungen im Brustbereich verwendet. Pfefferminz-Tee war eher ein Luxusgut als eine Medizin; er wurde nur zu speziellen Gelegenheiten serviert und aus Weingläsern getrunken ...

»Lark Rise to Candleford« (Flora Thomson)

Im 19. Jahrhundert war eine Mischung beliebt, die man aus folgenden Bestandteilen zu gleichen Teilen kombinierte: getrocknete Himbeerblätter und entweder schwarze Johannisbeer- oder Zitronenmelissenblätter

sowie China-Tee. Mischen Sie alles gut und bereiten Sie einen Tee wie gewöhnlich. In einem anderen Rezept fand ich frisch getrocknete schwarze Johannisbeer- und Minzeblätter in Kombination mit grünem Tee.
An einem heißen Sommertag sollten Sie es mit einem »Tee Frappé« und der ganz ähnlichen italienischen Version »Granita« versuchen. Geben Sie 900 ml kochendes Wasser über 4 Eßlöffel China-Tee. Filtern Sie ihn nach 5 Minuten, lassen Sie ihn abkühlen und fügen Sie 4 Teelöffel Zucker und 2 Eßlöffel frisch gepreßten Zitronensaft hinzu. Frieren Sie die Flüssigkeit solange, bis daraus ein Brei geworden ist, und servieren Sie das »Frappé« mit einem Minzezweiglein.
Wo auch immer die Vorteile des grünen oder schwarzen Tees liegen, die meisten Leute machen die Erfahrung, daß es Ihnen ohne Tee besser geht – oder wenn sie nicht mehr als 1 oder 2 Tassen höchstens am Tag trinken.
Als Ersatz für die unersetzliche Tasse schwarzen Tee können auch die vielen Kräutertees dienen, aus denen man wählen kann. Sollten Sie in der glücklichen Lage sein, einen Garten zu haben, in dem Sie eine Ecke für Kräuter reservieren können, so sollten Sie sich fast alles selbst ziehen. Aber die meisten der sehr gesunden und köstlichen Tees gibt es auch schon in Teebeuteln zu kaufen. Dazu gehört Fenchel, Kamille, Hagebutte, Hibiskus, Pfefferminz und Lindenblüte. Finden Sie einfach selbst heraus, welche Sorte Ihnen am besten schmeckt. Wissen Sie einmal, welcher Ihr Lieblingstee ist, so kaufen Sie die getrockneten Kräuter lose. In den Teebeuteln ist immer nur eine sehr geringe Menge drin. Aber am besten ist es immer noch, wenn Sie Ihre Kräuter selber züchten können. In jeder Gärtnerei kann man heutzutage eine große Anzahl an Stecklingen erwerben und viele auch per Post bestellen (vgl. »Nützliche Adressen« im An-

hang, Seite: 384). Tees, die man aus frischen Kräutern zubereitet, schmecken oft wesentlich besser und sind auch die besseren Arzneien als die Tees, die man aus trockenen Kräutern aufbrüht. Aber ob frisch oder trokken, halten Sie sich stets an die Kräuter, die organisch-biologisch einwandfrei wachsen konnten.

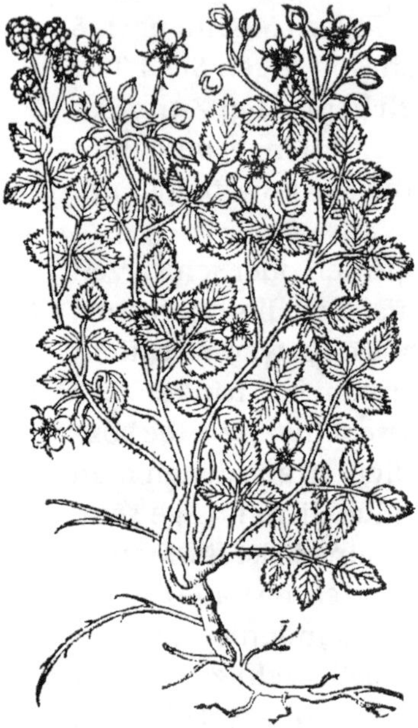

Ein Kräuteraufguß ist eine ausgezeichnete Nahrungsmittelmedizin, und so bereiten Sie sich Ihren ganz persönlichen Tee nach Ihren jeweiligen gesundheitlichen Bedürfnissen: Viele von uns haben es in irgendeiner Form mit Schwäche zu tun. Es kann sich um die Lungen handeln oder auch um einen schwachen Blutdruck, um das Verdauungssystem, das einem manchmal zu schaffen macht, oder auch die Haut, die an sich strahlender und klarer aussehen könnte.

Kräutertees sollten niemals dampfend heiß getrunken werden (das sollte man allerdings mit keiner Flüssigkeit tun), und ihre medizinischen Eigenschaften kommen am besten zur Entfaltung, wenn man sie ganz langsam schlürft.

Es gibt vielerlei Arten, mit Hilfe derer man die Aromen eines Kräutertees variieren kann. Möchte man etwas für die Verdauung tun, so kann man Nelken oder eine Zimtstange zerkleinern und mit Tee aufgießen.

Im Winter sollten Sie einen Schuß Apfelsaft in das Wasser geben, mit dem Sie den Tee bereiten. Ein Stückchen getrocknete Orangenschale, ein bißchen getrocknetes Süßholz oder ein Teelöffel voll Anissamen (sie geben dem Tee einen wärmenden Charakter) sind ebenso geeignet. Im Sommer können Sie ihn kalt genießen und auch etwas Ananassaft hinzufügen. Für die Süße benutzen Sie besser Honig als Zucker. Ahornsirup oder konzentrierter Apfelsaft sind auch zu empfehlen.
Verschnitte von zwei, drei oder mehr Kräutersorten lassen meist Tees entstehen, die ein viel ausgeprägteres Aroma haben und viel interessanter schmecken als die reinen Kräutertees. Ein Pflanzenkenner aus Rom zum Beispiel macht sich aus einer ganzen Anzahl von Teeverschnitten einen täglichen Genuß. Dort probierte ich eine sogenannte Wintermixtur aus Zitronenmelisse, schwarzen Johannisbeerblättern, Pfefferminz- und Anissamen, die ich besonders köstlich fand und die sehr wärmend wirkte. Experimentieren Sie doch einfach mal.
Reformhäuser, Teeläden und Bioläden – sogar Supermärkte – verkaufen heutzutage ein Dutzend fertig zubereiteter Kräutermischungen. Einige sind sehr köstlich und die anderen sind eben passabel. Manche wurden mit einem sogenannten »natürlichen« Aroma versetzt, was sie aber meiner Meinung nach leicht synthetisch schmecken läßt. Ich mag auch gar keine Teemischungen, in denen man Pfefferminz zu stark herausschmeckt. Dieses wird zu oft benutzt, um einer Mischung einen charakteristischen Geschmack zu verleihen, die ansonsten wahrscheinlich ziemlich fade schmecken würde.

Die Teequalität ist entscheidend: teuer ist oft besser

Investieren Sie ruhig etwas für eine spezielle Teekanne für Kräutertees – vielleicht erwerben Sie eine der sehr schön designten Glaskannen oder eine klassische chinesische Teekanne –, jedenfalls sollten Sie diese nur für Kräuteraufgüsse verwenden. Vielleicht benötigen Sie oftmals nur eine Tasse voll Tee, aber auch wenn Sie den Tee in der Tasse zubereiten, werden Sie noch ein weiteres Gefäß benötigen, um die Flüssigkeit hierein zu filtern. Aus den im folgenden aufgelisteten Kräutern kann man sehr gute trinkbare Tees zubereiten, und wir werden Ihnen erzählen, in welcher Beziehung sie nützlich für unsere Gesundheit sind.

Gewöhnlicher Acker- oder Odermennig

Der Tee, den man aus den Blättern und Blüten des Odermennigs zubereitete, war früher in ganz Nordeuropa weit verbreitet. Er hat einen sehr angenehmen Geschmack und bekommt eine hübsche, weinrote Farbe. Er wird adstringierend, ist leicht bitter, zudem gut für die Nieren und bei Problemen mit der Blase sowie bei Diarrhöe zu verwenden. Sollten Sie Probleme mit Verstopfung haben, so meiden Sie ihn generell. Verwenden Sie stets 1–2 Teelöffel pro Tasse und lassen Sie das Ganze 10–15 Minuten ziehen.

Zitronenmelisse

Zitronenmelisse hat ein delikates, zitroniges Aroma und ist schon seit Jahrhunderten der beliebteste englische Tee auf dem Lande. Er ist ein Tonikum für Geist und Körper. Zitronenmelisse wurde schon von Paracelcus – dem Medizinrevolutionär des 16. Jahrhunderts – als großartiges Gegenmittel gegen Altern und Senilität gehandelt. Naturheilmittelspezialisten verschreiben sie bei Depressionen, Problemen mit dem Verdauungssystem, Periodenkrämpfen und als Tonikum für das Herz. Sie ist auch eine sehr milde und nützliche Arznei gegen Bluthochdruck. Nehmen Sie ein paar Teelöffel der getrockneten Kräuter - haben Sie frische, so müssen Sie etwas mehr nehmen - auf eine Tasse kochenden Wassers. Lassen Sie den Tee 10–15 Minuten ziehen. Zitronenmelisse eignet sich hervorragend für Mischungen, früher hat man die Zitronenmelisse auch verwendet, um den teuren, gewöhnlichen Tee zu verlängern.

Rote Betonie oder Zehrkraut

Ein anderer beliebter Tee für jeden Tag. »... Die Blätter und Blüten mit ihrem süßen und würzigen Geschmack können in Speisen und als Medizin verwandt werden«, meint Gerard. Die rote Betonie wurde früher als perfektes Allheilmittel gehandelt, besonders bei Krankheiten, die den Kopf betreffen. Die Naturheilmittelkenner heutzutage meinen, daß sie ausgezeichnet bei der Behandlung von Nervenleiden und Streß sei. Geben Sie einen Löffel voll getrockneter Kräuter in eine Teekanne, gießen Sie mit Wasser auf und lassen Sie den Tee 10–15 Minuten ziehen.

Schwarze Johannisbeere

Der Tee, den man aus schwarzen Johannisbeerblättern macht, hat einen sehr frischen und angenehmen Geschmack. Wie bei der Zitronenmelisse dienen die Blätter als ausgezeichneter Ersatz für den gewöhnlichen Tee. In der Tat versuchten früher die weniger Gutsituierten, den teuren indischen Tee mit schwarzen Johannisbeerblättern zu verlängern. Im Sommer ist dieser Tee besonders erfrischend.

In Frankreich verschreiben die Phytotherapeuten einen Aufguß von Blättern der schwarzen Johannisbeere bei rheumatischen und arthritischen Beschwerden. Er wirkt gegen Säure und hilft das System zu reinigen. Verwenden Sie 2 Teelöffel der frischen Blätter für je eine Tasse. Geben Sie sie in einen kleinen Topf, zusammen mit einer Tasse voll Wasser, und bringen Sie das Ganze vorsichtig zum Kochen. Dann nehmen Sie die Hitze zurück und lassen das Ganze 10 Minuten ziehen. Sollten Sie getrocknete Blätter verwenden, weichen Sie sie eine Stunde lang in kaltem Wasser auf, bevor Sie Ihren Tee zubereiten. Gießen Sie eine Tasse voll kochendes Wasser über 2 Teelöffel getrocknete Kräuter. Lassen Sie den Tee 10–15 Minuten ziehen.

Katzenminze (Poleiminze)

Lange Zeit war das auf dem Land ein sehr beliebter Tee, eben lange bevor der richtige Tee aus dem Fernen Osten nach England kam. Aber auch danach wurde er noch jahrelang sehr gerne von vielen Leuten getrunken. Die Leute, die ihn besonders gern mögen, behaupten, daß er alle Eigenschaften habe, die gewöhnlicher Tee auch hat, aber ohne dessen Nebenwirkungen. Die Katzenminze ist ein Kraut für viele Zwecke, sie ist ein ausgezeichnetes Nervenstärkungs- und Belebungsmittel. Trinken Sie diesen Tee, bevor Sie ins Bett gehen, und Sie werden ruhig und ohne Alpträume schlafen. Sie ist auch ein gutes Präventivmittel gegen Erkältungen und Grippen. Und man kann es verwenden, wenn das Verdauungssystem in Unordnung geraten ist.

Kamille

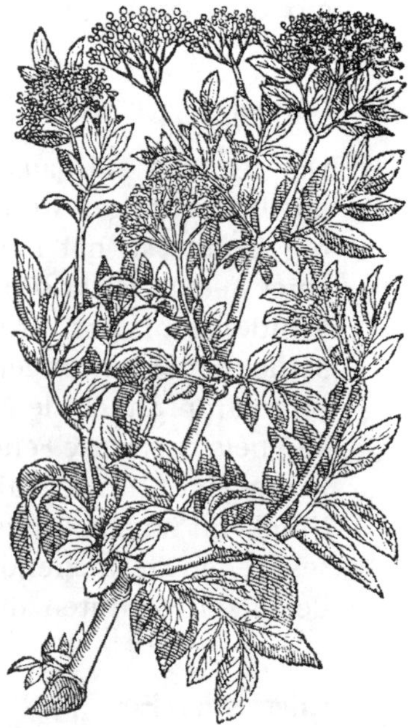

Neben dem schwarzen Tee ist wohl der Kamillentee der bekannteste. Kamille wirkt krampflösend und wird seit Jahrhunderten bei Krämpfen, Fieber und Schüttelfrost sowie bei Koliken eingesetzt. Es beruhigt die Nerven und reguliert die Verdauung (aber trinken Sie diesen Tee immer **vor** dem Essen und nicht danach). Auch bei einer großen Anzahl von Menstruationsbeschwerden kann die Kamille helfen. Ebenso, wenn es um das Einschlafen geht. Im Krankenzimmer ist der Kamillentee stets zu finden, besonders, wenn die Patienten unter Fieber leiden. Nehmen Sie einige Teelöffel der papierartigen Köpfchen, geben Sie eine Tasse kochendes Wasser darauf. Abgedeckt sollte der Tee 10 Minuten lang ziehen.

Holunder

Hier haben wir einen weiteren kühlenden Sommertee, obwohl Holundertee öfters gegen Erkältungen und Grippe verwendet wird, besonders seit seine gesundheitsfördernden Eigenschaften so bekannt geworden sind. Gießen Sie auf einen Büschel der süßlich-riechenden Blüten 600 ml kochendes Wasser, decken Sie den

Topf ab und lassen Sie den Tee 5–10 Minuten ziehen. Dann filtern. Holunderbeeren-Tee schmeckt auch sehr gut kalt.

Fenchel

Der Tee, den man aus Fenchelsamen herstellt, hat ein köstlich würziges Aroma, und süßt man ihn mit ein wenig Honig, so hat man einen ausgezeichneten Frühstückstee. Er wirkt sehr positiv auf ein schwaches, von Winden geplagtes Verdauungssystem, hilft übermäßige Schleimansammlungen in den Lungen zu entfernen und dämpft auch den Appetit (die Angelsachsen tranken beispielsweise Fencheltee, um sich über eine große Hungersnot hinwegzuhelfen). Zerstoßen Sie einen Teelöffel voll Samen. Das ist die richtige Menge für eine Tasse. Gießen Sie kochendes Wasser darüber, und lassen Sie den Tee 10 Minuten abgedeckt stehen.

Griechisches Heu

Ein anderer, sehr schöner, aromatischer Tee mit goldener Farbe. Griechisches Heu genießt ein hohes Ansehen, besonders im Nahen Osten. Dort wird seine reinigende Kraft geschätzt und seine Fähigkeit, Schleim aus dem Atmungs- bzw. Verdauungssystem herauszukatapultieren. Die kleinen Samen haben einen hohen Nährwert – essen Sie sie auf, nachdem Sie den Tee fertig haben. Um ihn zuzubereiten, zerstoßen Sie einen Teelöffel voll Samen und lassen Sie ihn zugedeckt 5 Minuten lang in einer Tasse voll Wasser leicht kochen.

Weißdorn

Die Blätter des Weißdorns wurden früher sehr oft verwandt, um Tee etwas aufzupeppen. Weißdorn ist auch eines der Ingredienzien, die in einen sehr beliebten Kräutermix-Tee gehören: 2 Anteile getrocknete Weißdornblätter zu jeweils einem Anteil Salbei und Zitronenmelisse. Man kann ihn auch zu gleichen Anteilen aus Weißdorn, Salbei, Zitronenmelisse und Blätter des schwarzen Johannisbeerbusches zubereiten.
In Deutschland schätzt man Weißdorn als Hausmittel, besonders wegen seiner belebenden Eigenschaft auf das Herz. Das gilt sowohl für die Blätter als auch für die Blüten und Früchte. Aus den Blättern und Blüten kann man einen Tee zubereiten. Nehmen Sie einen gehäuften Teelöffel voll auf jeweils eine Tasse kochenden Wassers. Lassen Sie den Tee 6 Minuten ziehen. Die österreichische Heilpflanzenkennerin Maria Treben empfiehlt Weißdorntee bei schwacher Blutzirkulation, Kopfschmerzen, Vergeßlichkeit, Herzproblemen aller Art und bei Arteriosklerose.

Hibiskusblüten

Dieser Tee sieht wegen seiner dunkelroten Farbe sehr schön aus, und er schmeckt auch besonders erfrischend an einem heißen Tag. Wie auch immer – er ist ein sehr gut kühlender Tee, richtig bei leichtem Fieber oder immer dann, wenn Sie besonderes erhitzt und durstig sind. Bei geringfügigen Magenbeschwerden kann er auch von Nutzen sein.

Lindenblüten

Dieser sanfte, mild-aromatische Tee schmeckt einfach gut. Er hat so viele gute Eigenschaften anzubieten, daß er ohne Zweifel zu den klassischen Kräutertees zählt. Man trinkt ihn in ganz Europa, und mittlerweile kann man Lindenblüten auch in Teebeuteln im Supermarkt erwerben. Lindenblüten wirken krampflösend und sedativ auf die Nerven und das Verdauungssystem. Trinken Sie diesen Tee nach den Mahlzeiten immer als Digestif und stets am Abend, denn er wird Ihnen helfen, zur Ruhe zu kommen und zu entspannen. Gerade Leute, die sehr unter Streß leiden, sollten, statt sich regelmäßig Koffein zuzuführen, zu einem guten Lindenblütentee greifen. Aktuelle Untersuchungen in Frankreich konnten beweisen, daß Lindenblütentee der Verklumpung im Blut entgegenwirkt – trinken Sie diesen Tee also, damit Ihr Herz gesund bleibt. Nehmen Sie einen Teelöffel der getrockneten Blüten auf eine Tasse voll kochendes Wasser, und lassen Sie den Aufguß 10 Minuten ziehen.

Lindenblüten wirken krampflösend und sedativ auf Nerven und Verdauungssystem

Pfefferminz

»Ein Balsam für den ganzen Verdauungstrakt«, meint der französische Naturheilpflanzenkenner Maurice Messegue. Es gibt keinen besseren Digestif nach einem reichhaltigen schweren Mahl als eine Tasse Pfefferminztee. Können Sie ihn aus den frischen Pflanzen, die auf Ihrem Fenstersims gewachsen sind, machen, so ist es in jedem Fall besser, und das Gebräu wird eine wunderbar hellgrün leuchtende Farbe haben. Pfefferminztee lindert die Beschwerden bei Grippen, Krämpfen, Spasmen und beruhigt den Magen bei Übelkeit. Ein Teelöffel der getrockneten Kräuter sollte auf eine Tasse mit gekochtem Wasser kommen, wenn Sie einen Tee zubereiten wollen. Decken Sie das Ganze ab, bis die Infusion gut durchgezogen ist. Sie können auch einen Teelöffel voll frischer Kräuter nehmen.

Anmerkung: Wie auch andere Mitglieder der Labiatae-Familie – Rosmarin, Salbei, Thymian – sollte man auch den Tee aus Pfefferminze nicht zu oft trinken.

Kopf- und Wiesenklee

Der Tee, den man aus Wiesenkleeblüten herstellt, hat ein mildes, köstliches Aroma und ist leicht süß. Verwenden Sie etwa ein halbes Dutzend frischer Köpfchen (1–3 Teelöffel der getrockneten Kräuter) auf eine Tasse kochendes Wasser. Lassen Sie den Tee abgedeckt 5 Minuten lang ziehen. Er ist ausgezeichnet für Hautprobleme anwendbar, sowohl bei Erwachsenen als auch bei Kindern. Sein Kalzium- und Phosphorgehalt macht ihn sehr wertvoll für die Knochen und Zähne. Seine lindernden Eigenschaften wirken bei Verdauungsstörungen durch Säure, Asthma und bei Problemen mit dem Atmungssystem.

Rooibosch

Das ist ein Geschenk Gottes für alle, die sehr empfindlich gegenüber Koffeinen sind, aber die das Gefühl haben, daß ein milder Kräuteraufguß nicht so das rechte Ersatzmittel ist für ihren Lieblingstee. Die Blätter dieses Busches, der ursprünglich aus Südafrika kommt, werden, wie sonst auch, zu einem Tee aufgegossen. Man gibt eine Tasse kochenden Wassers auf einen Teelöffel davon. Sie können auch Milch hinzugeben, wenn Sie möchten. Der Geruch wirkt leicht abschreckend, aber sein Geschmack ist sehr mild und wird Ihnen besonders angenehm sein, sobald Sie sich einmal daran gewöhnt haben.

Rosmarin

Dieser Tee ist sehr leicht, sauber und gibt einen schönen Duft ab. Genießen Sie ihn zum Frühstück, um den Tag richtig zu beginnen. Wie man ihn zubereitet? Legen Sie 2–3 Nadeln abgedeckt in eine Tasse voll kochendes Wasser, und lassen Sie das Ganze 5 Minuten ziehen.

Salbei

Dieser Tee ist nicht nach jedermanns Geschmack: Sein strenges Aroma kann sehr gewöhnungsbedürftig sein. Aber die Chinesen, so ist jedenfalls überliefert, bevorzugen den Salbeitee manchmal gegenüber dem richtigen Tee, den sie ja selbst anpflanzten. Sie waren hocherfreut darüber, wenn sie Salbei im Austausch mit Tee bekommen konnten. Aus Salbei kann man auch einen ausgezeichneten Digestif machen. Dieser hilft sehr gut dabei, daß Erkältungen und Grippe im Anfangsstadium steckenbleiben. Salbeitee ist ein wahres Tonikum für Menschen, die sich gerade im Prozeß der Wiedergesundung befinden. Aber gewöhnen Sie sich nicht an Salbeitee, trinken Sie ihn nur gelegentlich. Wie macht man ihn? Gießen Sie eine Tasse voll kochenden Wassers über 2–3 frische oder getrocknete Salbeiblätter, decken Sie das Ganze ab und lassen Sie den Tee für 10 Minuten ziehen.

Zusammenfassung

Tradition wird in Großbritannien groß geschrieben. Die liebevolle Pflege des Gartens, und sei er noch so klein, ist Teil dieser Achtung vor dem Althergebrachten. Neben den wunderbaren englischen Landschaftsgärten ist auch der mit Buchsbäumchen eingefriedete »Kitchen Garden«, das Kräutergärtchen, berühmt. Schon immer nutzte man so die medizinische Wirkkraft der Kräuter und Heilpflanzen, aber verwandte die Blüten und Blätter auch als Insektenvertreiber, Duftspender, Desinfektionsmittel und natürlich zum Würzen der Speisen. Kräuter, Gewürze, Wildpflanzen und -früchte sowie Tees wurden zudem als Lieferanten wertvoller Aromen und Nährstoffe geschätzt. Eine wunderbare Sitte.
Doch Kräuter und Heilpflanzen sind nicht nur nützlich, riechen nicht nur gut und schmecken vorzüglich, sie sind auch schön anzusehen, wenn man sie trocknet und als Potpourri in eine attraktive Schale oder in ein speziell dafür perforiertes Gefäß gibt.
Schon beim Eintritt in Ihr Haus sollten Sie sich mit dem angenehmen, heilenden Duft von Kräutern und Pflanzen verwöhnen.

TEIL 2

Schönheitspflege

Einführung

Schon seit Jahrtausenden benutzen die Frauen in der ganzen Welt Pflanzen, um ihr gutes Aussehen zu erhalten und sich zu verschönern. Pflanzen findet man in Shampoos und Haarfestigern, in Cremes, um die Haut zu reinigen und zarter zu machen, und in Lotionen, die beleben, in Masken, um die Haut zu vitalisieren; man kann Spülungen mit Pflanzen versetzen, um entzündete oder gerötete Augen zu behandeln, Öle, um sich selbst oder auch sein Heim zu parfümieren bzw. ein Duftbad herzustellen, milde Seifen, um sich zu waschen.

Die Kunst und Erfahrung der Kräuterverwendung wurde stets von Generation zu Generation weitergegeben. Genauso wie die Lehre der medizinischen Verwendung von Pflanzen hat dieser Anwendungsbereich nichts mit Einbildung oder mit Zufälligkeiten zu tun. Die Pflanzen werden zu ganz bestimmten Zwecken verwandt, deshalb, weil sie in dieser einen Beziehung wirklich helfen. Und weil das tatsächlich funktioniert, konnte die Anwendungsart über eine jahrhundertlange Tradition verbessert und immer mehr spezifiziert werden.

Im Elisabethanischen Zeitalter beispielsweise wußte jede Hausfrau, daß Gurken ihre Haut zarter machen und sie kühlen. Sie stampfte **Lilienwurzeln**, um eine Creme gegen wunde und schuppige Haut zuzubereiten. Sie übergoß **Walnußschalen** mit heißem Wasser, um eine Spülung für ihr Haar zu machen, die ihre Haarfarbe dunkler werden ließ. **Kamillenblüten** benutzte sie, um blondes Haar aufzuhellen. Sie verwandte eine Lotion aus der **Ringelblume**, die immer in ihrem Garten wuchs, um ihre Haut weicher und zarter werden zu lassen. Ein Extrakt aus **Brunnenkresse** war dazu da, fleckige Haut wieder erstrahlen zu lassen.

Solche kosmetischen Überlieferungen kann man in der ganzen Welt finden. Eine Tatsache, die Anita Roddick erfolgreich in ihrem Geschäftskonzept »Body Shop« umsetzen konnte. **Jojoba-Öl**, das aus einer Bohne, die in Mexiko und in anderen heißen Ländern wächst, gewonnen wird, wirkt in ausgezeichneter Weise der Oxidation entgegen.

Es hat die einzigartige Fähigkeit, die Haut zu durchdringen und sie zarter zu machen. Dieses Öl ist viel stärker als das früher verwandte **Spermazeti-Öl**, das man aus den Spermien des Wals gewonnen hat.

Aloe Vera ist ein Reinigungs-Gel, das aus den dicken, gräulich-grünen Blättern eines Liliengewächses gewonnen wird. Es ist bekannt für seine weichmachende und heilende Wirkung. Das blaßgrüne **Henna-Puder**, das man aus den getrockneten Sprößlingen und Blättern der Cawsonia-alba-Pflanze gewinnt, die in Afrika und Asien wächst, wird schon seit Jahrtausenden zum Haarefärben benutzt. Gleichzeitig verleiht Henna den Haaren Glanz und Weichheit. Die Frauen auf Hawaii haben schon immer **Kakaobutter** genommen, um ihre Haut weich und geschmeidig zu halten.

Mitte des 20. Jahrhunderts, also in den 50er Jahren, wurden solche Bestandteile in Hautpflegemitteln als absolut altmodisch erachtet und verschwanden immer mehr. Man sah die Zukunft in der wissenschaftlichen

Forschung. Dort, in den Laboratorien, so glaubte man ganz fest, würden die neuen Wundercremes entwickelt werden können.

Doch die Pflanzen verschwanden nur für kurze Zeit von der Bildfläche. In den 70er Jahren wuchs ein neues ökologisches Bewußtsein heran, gerade unter den Frauen, die mehr und mehr die Frage stellten, was es für Folgen habe, wenn sie ihre Haut immerzu synthetischen Chemikalien aussetzen. Eine Kosmetikfirma nach der anderen begann ernsthaft mit den altmodisch gewordenen Pflanzen zu experimentieren. Dies hatte nicht selten mit Firmenpolitik und einer Marketingentscheidung zu tun, so sahen es jedenfalls die Fachleute lange Zeit. Da man über keine Wissenschaftsliteratur für diesen Bereich verfügte, die einem Handlungsanweisungen geben konnte, waren die Chemiker einer großen Ladenkette beispielsweise gezwungen, ihre Forschung an für sie recht ungewöhnlichen Plätzen zu betreiben. »Von Culpeper direkt zu Mary Grieve und Potters ›Cyclopedia‹«, lautete die Devise. Sie sprachen mit den Leuten, die die Pflanzenextrakte benutzten, sie arbeiteten in England etwa mit dem Chelsea College und dort mit der pharmazeutischen Abteilung sowie mit dem Institute of Science and Technology der Universität Wales zusammen.

Anders die Parfüm-Produktionshäuser in Grasse in Südfrankreich. Sie können auf jahrhundertelange Erfahrung zurückblicken und haben ein unwahrscheinliches Wissen.

Um die letztendliche Entscheidung zu treffen, welches Kraut nun in ihrer neuen Produktpalette Verwendung finden sollte, gaben sie die Informationen, die sie gesammelt hatten, in einen Computer ein, zogen Querverbindungen, probierten neue Kombinationen aus und untersuchten die Ergebnisse. Die Forscher waren sehr erstaunt, daß immer wieder dieselben Pflanzennamen ausgeworfen wurden, wenn es um einen bestimmten Verwendungszweck ging. Die Reaktion der den Menschen in vielfacher Hinsicht sehr ähnlichen Guinea-Schweinen, an denen man die gesamte Produktpalette austestete, war eindeutig. »Ziemlich verblüffend, das Beste, was wir je hervorgebracht haben«, war die einhellige Meinung der Forscher. Anschließend füllte man die Cremes in Plastiktöpfe und Flaschen mit möglichst schlichten Labels.

In Frankreich gab es, anders als in England, keinen Bruch in der auf Erfahrung beruhenden Tradition der Kräuterverwendung. Die kosmetische Industrie dort hat immer auf Heilpflanzen zurückgegriffen. Sie hat sie Seite an Seite mit modernen Chemikalien verwandt. Die angesehene Firma Clarins hat schon in den 50er Jahren eine Produktreihe von reinen, 100%igen Pflanzenextrakt-Ölen zur Hauptpflege entwickelt. Heutzutage werden Hunderte von Pflanzenarten in ihren Produkten verwandt. Darunter auch das **Haselnußöl**, um die Haut zu nähren und vor Feuchtigkeitsverlust zu schützen. **Kamille**, um die Haut zarter zu machen und zu beruhigen. **Zypresse**, um den Stoffwechsel der Haut anzuregen. **Kornblumen**, um die Haut wieder aufzufrischen, **Lindenblüten**, um sie weicher und zarter werden zu lassen. **Majoran**, um sie zu revitalisieren, **Salbei** oder **Blaubeeren** wegen ihrer adstringierenden Eigenschaften. Clarins – genauso wie der Body Shop – betreibt seine Forschungen weltweit. Von Zeit zu Zeit werden auch vollkommen neue Pflanzenarten ins Programm aufgenommen. Die Kosmetikfirmen sind heutzutage mehr und mehr von der Pflanze als Rohstofflieferant abhängig. Und seien es auch nur die kommerziellen Interessen, die

dahinterstehen. Viel von der Forschungsarbeit allerdings wurde für sie schon getan, und zwar über Tausende von Jahren von zahllosen Frauen.
Deshalb können sogar bei außergewöhnlich guten Erfindungen nur in den seltensten Fällen Patente angemeldet werden.
Die Wissenschaft von der Hautpflege basiert auf einem Faktum: die Haut kann so lange von außen behandelt werden, wie sie Wirkstoffe aufnimmt bzw. Überflüssiges abstößt. Diese Tatsache allein sollte uns davor hüten, Hautpräparate zu verwenden, die ausschließlich von Menschen erzeugte Chemikalien beinhalten. Unsere Haut wird schon durch intensives Sonnenlicht traktiert, durch Wind und Kälte. Sie leidet oft unter Mangelernährung, Krankheit, Streß und unter der wachsenden Vergiftung von innen durch synthetische Chemikalien, die wir sonst noch in unseren Körper aufnehmen. Sie wird auch beeinträchtigt durch die Dinge, die wir essen und trinken, und natürlich auch durch die Luft, die wir einatmen. Es ist einfach nur logisch, die Anzahl der Vergiftungsmöglichkeiten, denen unser Körper ausgesetzt ist, nicht noch mehr zu vergrößern. Wir müssen sowieso schon dafür bezahlen, daß wir konstant unser Gesicht, unsere Haare und unseren Körper mit weitgehend synthetischen Stoffen quälen.
Anläßlich einer Fastenwoche, die ich vor einiger Zeit einlegte, konnte ich folgendes feststellen: Fastet man, so wird die Empfindlichkeit aller Sinne gesteigert, besonders die des Geruchssinnes. Ich probierte die Wirkkraft zweier verschiedener Cremes. Und war von meiner eigenen Reaktion darauf ziemlich erstaunt. Beide kamen aus Amerika, bei der einen war unbekannt, welche Inhaltsstoffe sie hatte; sie stammte aus der Produktpalette einer weltweit bekannten Firma. Die andere war

auf der Basis von **Jojoba** und **Bienenpollen** hergestellt. Sie kam aus einer Produktlinie, die man nur in Reformhäusern und Bioläden kaufen kann. Nach ein paar Tagen Fastenkur hatte ich das Gefühl, daß die eine eine starke synthetische Ausdünstung nach sich zog, sobald ich sie nicht mehr regelmäßig verwandte. Die zweite dagegen roch immer besser. Verwenden wir stets Pflanzenextrakte und bei der Behandlung unserer Haut immer Substanzen, die biologisch kompatibel mit unserem Körper sind, gibt es beim Absorbieren und Assimilieren keine Probleme.

Solche Cremes können meist effektiver nähren, erfrischend stimulieren und revitalisieren als jede Wunderchemikalie. Manchmal empfiehlt man, daß man nichts ins Gesicht tun sollte, was man nicht auch in den Mund tun würde. Die Kräuter- und Pflanzenkosmetik entwickelt sich immer weiter, und viele der Pflanzen, die sich äußerlich anwenden lassen, sind genausogut für die Therapie von innen zu gebrauchen. **Brunnenkresse** zum Beispiel hat eine großartige blutreinigende Wirkung. Sie ist ein wichtiges und effizient wirkendes Antioxidationsmittel, das hilft, die Faltenbildung zu verhindern. Zudem ist sie reich an blutbildendem Chlorophyll – all das unterstützt Ihre Haut. Brunnenkresse ist, äußerlich angewandt – wie Culpeper betont hat –, ausgezeichnet gerade bei Problemhaut.

Sollten Sie sich gerne einen **Kamillen-** oder **Lindenblüten-Heiltrank** vor dem Zubettgehen machen, so nehmen Sie einige Eßlöffel davon, um ihre Gesichtshaut zu beruhigen und Ihr Gesicht sanft zu reinigen. **Karottensaft** beispielsweise verbessert Ihr Hautbild sowohl wenn Sie ihn trinken als auch wenn Sie ihn äußerlich bei Ihrer Haut anwenden. Viele solcher Gebrauchsmöglichkeiten werden auf den folgenden Seiten aufgelistet. Gerade für vielbeschäftigte Frauen scheinen mir solche Tips und Methoden äußerst praktisch zu sein. Sie sparen Ihnen viel Zeit und verwöhnen Ihre Haut mit den Gaben der Kräuter und Heilpflanzen.

Ich bin grundsätzlich zu faul, meine Cremes, Hautwässer und Haarpflegemittel selbst zuzubereiten. Ich mache es auch nicht, weil die Pflanzeningredienzen schnell schlecht und damit unbrauchbar werden, wenn man sie nicht mit einer ausreichenden Menge an Konservierungsstoffen versetzt. Ohne einen Garten, in dem die meisten Pflanzen, die man braucht, gezüchtet werden können, kommt das Problem der Grundstoffbeschaffung noch hinzu. Aber sollten Sie in der glücklichen Lage sein, einen Garten zu besitzen, in dem Sie duftende Blumen und Heilkräuter ziehen können, dann kann es sehr lohnend sein, seine eigenen Cremes und Lotionen zu produzieren. Es gibt einige hervorragende Bücher, die bei dieser Arbeit helfen können (vgl. Seite 382).

Wenn Sie sich die Pflegeprodukte berühmter, teurer Kosmetikfirmen, die mehr und mehr Pflanzenextrakte verwenden, nicht leisten können, so werden Sie mittlerweile auf zahlreiche Produkte zurückgreifen können, die sich durch einen angemessenen Preis und durch ein Herstellungsprinzip auf Pflanzenbasis auszeichnen. Gerade das Reformhaus und auch Bioläden sind diesbezüglich gut sortiert.

Aber wie können Sie herausfinden, welches Produkt das richtige für Ihre Haut ist? Vor einigen Jahren gab mir Fürstin Czaky, eine außergewöhnliche ungarische Spezialistin in Sachen Hautpflege, einen Rat, den ich bis heute nicht vergessen habe. Ich bin nach wie vor überzeugt, daß er absolut richtig ist. Sie sagte: »Wenn ein Produkt nicht zu Ihrer Haut paßt, dann wird es Ihre

Haut schon merken. Sie wird es Ihnen so schnell wie möglich kundtun. Und wenn sie das tut – egal, wie teuer die Creme war – hören Sie sofort auf, sie zu benutzen.«
Anmerkung: Damit Sie alle Inhaltsstoffe leichter finden können, sind die Heilpflanzen an der Stelle, wo sie zuerst genannt werden, hervorgehoben.

Badezusätze

Die alten Ägypter, Griechen und Römer – sie alle badeten gerne und machten eine freudespendende, zeremonienhafte Therapie daraus. Aber nach dem Zusammenbruch des Römischen Reiches ging die Badekultur unter. In Europa gab es jahrhundertelang niemanden, der an Baden auch nur dachte. Noch im 17. Jahrhundert war das Badezimmer eine Rarität, besonders in England.
Maria Stuart, die Ehefrau von Wilhelm von Oranien, und später auch die Königin Maria II. lernten erst in ihren kurzen Aufenthalten in Holland, wie man sich sauber halten kann. Unter den vielen Erneuerungen, die sie nach ihrer Rückkehr in Hampton Court unter Assistenz von Sir Christopher Wren vornahm, war, daß sie die sogenannte »Water Gallery« abreißen und statt dessen durch passende kleinere Räume ersetzen ließ, die für ihren alleinigen Gebrauch bestimmt waren. Diese wurden von Grinling Gibbons mit wunderbaren Holzvertäfelungen ausgestattet. Eines dieser Zimmer war ein Baderaum mit einer wunderschönen weißen Marmorwanne. »Sie war da, um zu einem heißen oder kalten Bade einzuladen, je nach Jahreszeit.« Diese Badezimmer verursachten viel Gerede.
Sogar in der Periode des Regency wurde das Badezimmer noch als absoluter Luxus angesehen. Es ist auch heute

noch für mich ein Luxus, aber ich kann nur sehr schwer ohne ihn auskommen. In Zeiten von Streß und Müdigkeit, eben nach einem langen harten Tag, gibt es nichts besseres, als seine Sine durch ein entspannendes Bad, das alle Geister wiederbelebt, zu erfrischen. Allein sich in warmes Wasser gleiten zu lassen, entspannt und tut gut. Obwohl das Wasser alleine als Badeflüssigkeit nicht so besonders zärtlich mit der Haut umgeht. Darum stehen eine ganze Reihe verschiedener Essenzen und Stoffe zur Auswahl, die diesem hinzugefügt werden können, um die Haut zu stärken und zarter zu machen. Diese sind entweder schierer Luxus oder Therapeutikum. Man kann also wählen zwischen Schönheitskur oder Balsam für die angeschlagenen Nerven.

Verwenden Sie keine billigen Schaumbäder, sondern mischen Sie Ihren Badezusatz selbst

Ich spreche hier allerdings nicht von diesen riesigen Plastikflaschen mit Schaumbädern, die sich durch ihre grelle pinkfarbene, grüne oder gelbe Farbe auszeichnen. Sie sind versetzt mit billigsten synthetischen Parfüms, die Ihre Haut garantiert in Sekundenschnelle knochentrocken werden lassen, weil darin stark wirkende alkalische Stoffe enthalten sind, die den schützenden Säuremantel Ihrer Haut rasch zerstören. Sie können aber alles besser haben und auch summa summarum billiger. Sollten Sie auf dem Lande leben und einen eigenen Garten haben, steht Ihnen eine endlose Zahl an Variationsmöglichkeiten zur Verfügung, um sich mit einem Bad zu erfreuen. Auch wenn Sie eine »Großstadtpflanze« sind: die Apotheke, der Supermarkt, der Bioladen und das Reformhaus werden Sie mit einem großen Angebot an verschönernden und therapeutisch anzuwendenden Badezusätzen bedienen.

Machen Sie Ihr Badezimmer zu einem angenehmen Refugium. Es soll so hübsch und angenehm wie möglich

aussehen, mit einem gut erreichbaren Bord mit Büchern, Getränken, Badeessenzen und einem Tonband mit Ihrer Lieblingsmusik. Es sollte mit Grünpflanzen dekoriert sein – Farne halten sich in dieser warmen Feuchtigkeit besonders gut.
Vermeiden Sie, in zu heißem Wasser zu baden. Wenn Sie dem Bad mit einer Haut wie der einer Waschfrau entsteigen, mit dem Gefühl, daß man Ihnen alles Leben und alle Energie entzogen hat, so haben Sie es übertrieben. Achten Sie darauf, daß Sie ein Bad nehmen, daß gerade warum genug ist und nicht so heiß, daß Sie zu Beginn kaum eine Zehe hineinstecken können.

Für ein Bad sollte man Salbei, Lavendelblüte und Rosenblüten nehmen sowie dem Wasser etwa zwei Hände voll Salz beigeben, das man vorher in Wasser bzw. Lauge gekocht hat. Machen Sie das Bad nicht zu heiß. Baden Sie am Morgen und zwei Stunden vor Speis und Trank.
»The Receipt Book of John Middleton« (1734)

Sollten Sie an Hochdruck oder irgendwelchen Herzproblemen, an Asthma beispielsweise leiden, so sind ausgedehnte heiße Bäder doppelt schlecht. Auch bei Krampfadern und Cellulite (Orangenhaut) sollte man sie vermeiden. Selbst wenn man dem Bad feuchtigkeit- und fettspendende Mittel hinzufügt, wird das Wasser die Haut austrocknen. Nach einem ausgedehnten Essen sollten Sie überhaupt nicht an Baden denken – für die Verdauung wäre das gar nichts.
Am Schluß eines heißen Bades drehen Sie den Wasserhahn mit dem blauen Zeichen auf und lassen das kalte Naß kurz über Ihren ganzen Körper laufen, oder Sie drehen die Brause auf und verpassen sich eine Ganzkörpererfrischung. Kalt sollte das Wasser auf jeden Fall sein –

vorausgesetzt, Sie können es vertragen. Sorgen Sie dafür, daß Ihr Körper nicht auskühlt, wie auch immer, packen Sie sich danach sofort mit warmen Handtüchern ein, ziehen Sie sich an und gehen Sie rasch ins Bett.

Ein Reisender, der im 18. Jahrhundert durch Nordamerika fuhr, entdeckte, daß sich die Choctaw-Indianer »Dampfkabinen« konstruiert hatten, in denen sie alle Arten medizinischer und süßlich duftender Kräuter kochten. »Der Dampf verband sich mit den Essenzen und Salzen dieser Kräuter und gelangte über die Poren sowie über die Nase in den Körper, was ihn stärkte.«

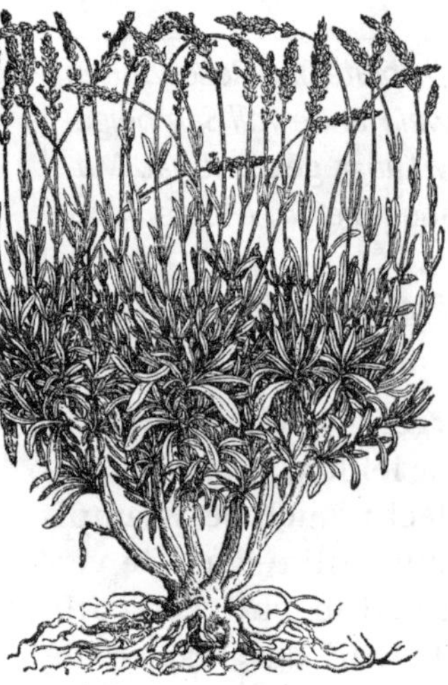

Die klugen Choctaws wußten bereits um eine Tatsache, der wir uns heute wieder anzunähern versuchen – die Voll-, Arm- oder Fußbäder stellen genauso wie die Aromatherapie-Massagen eine hervorragende Möglichkeit dar, die reichen Heilkräfte der Natur für den Menschen nutzbar zu machen. Man kann damit bestimmte Gesundheitsprobleme angehen oder auch sein Hautbild verbessern. Über die Haut werden die Heilkräfte größtenteils aufgenommen. Einige davon können allerdings direkt über den Dampf inhaliert werden.

Im Bad mag aus Ihnen ein Pflanzenfachmann werden. Bevor Sie nun in das Bad steigen, bürsten Sie ihren Körper von Zehen bis zum Kopf mit einer speziellen Haut- bzw. Massagebürste oder einem Luffa-Handschuh ab, indem Sie sich in großen Strichen von Ihren Zehen bis zum Hals vorarbeiten. Danach reiben Sie Ihren Körper mit Hilfe eines Waschlappens oder eines Schwammes mit warmem Wasser ab. Nun, nachdem Sie schön und sauber sind, werden Sie nicht im eigenen Dreck sitzen, wenn Sie sich in der Badewanne herumräkeln.

Für eine Tiefenreinigung können Sie sich vor dem Bad mit etwas Salz abreiben. Geben Sie ein kleines bißchen Wasser – oder auch Milch, sollte Ihre Haut sehr trocken sein – auf eine Tasse Meersalz, und massieren Sie das in ihren Körper ein, vom Kopf bis zu den Füßen (natürlich ausgenommen Gesicht und Intimbereich). Reiben Sie das Salz gut in Ihre Haut ein. Danach setzen Sie sich hin, und das Salz wird sich im Wasser auflösen und Ihnen eine Art Bad im Meer ermöglichen. Sollte Ihre Haut rissig und trocken sein, nehmen Sie anstelle von Wasser etwas Öl, um die Wirkung des Salzes zu mindern. »Salz«, so beliebte unsere ungarische Schönheitsfrau Fürstin Czaky ihren Kundinnen zu sagen, »ist dazu da, um Fleisch zu konservieren.«

Dasselbe können Sie auch mit Magnesiumsulfat oder mit Epsomer-Bittersalz machen – dieses wirkt sehr klärend und reinigend. Auch Hafer-, Mandel- sowie Gerstenschrot oder Kleie können Sie probieren. Alle wirken gleichermaßen reinigend wie zartmachend. Nehmen Sie ein Stück Stoff aus Baumwolle oder Leinen, geben Sie das Mehl dort hinein und verschließen Sie das Ganze mit einem dicken Knoten. Hängen Sie das Säckchen in Ihr Bad, indem Sie es unter der Einfüllbatterie gerade unter dem Wasserstrahl anbringen.

Die milchige Flüssigkeit wird umgehend in Ihr Bad gelangen und Ihre Haut weicher machen. Reiben Sie sich damit überall ein.

Milch selbst wirkt auch zartmachend auf Ihre Haut; sogar eine Tasse ganz gewöhnlicher Milch, oder besser noch etwas Trockenmilch, dem Wasser hinzugegeben, wird schon ihre Wirkung zeigen. Milch ist ein gutes Medium, um ätherische Öle zu verdünnen und zu verteilen. Geben Sie 5–6 Tropfen Ihres Lieblingsöls auf eine Tasse.

Ein Bad ist eine gute Möglichkeit, sich selber mit der Aromatherapie zu behandeln, aber man sollte die folgenden Punkte stets im Sinn behalten. Das Wasser sollte auf keinen Fall zu heiß sein, weil die Öle dann zu schnell verdampfen. Achten Sie auch darauf, daß Sie kein Wasser in Ihre Augen bekommen, weil schon die kleinste Menge an ätherischem Öl zu Irritationen und Problemen führen kann. Vergessen Sie niemals, daß die Öle besonders kraftvolle Konzentrate einer Pflanze sind. Sie sollten darum nie mehr als 5 Tropfen für ein Bad verwenden. Benutzen Sie ein Öl zum ersten Mal, lösen Sie es in Milch auf oder zuerst in einem anderen Öl. Möglicherweise ist das neue Öl eines, auf das Ihre Haut sehr empfindlich reagiert, etwa mit roten Flecken oder Jukken (aus diesem Grund nehme ich keine Zitrone). Verwenden Sie auf keinen Fall **Scharlachsalbe**, wenn Sie vorher Alkohol getrunken haben. Das kann dazu führen, daß Sie Alpträume bekommen oder andere befremdliche Folgen verspüren.

Anmerkung: Einige ätherische Öle sollte man nicht während der Schwangerschaft verwenden, und zwar die aus **Basilikum**, **Nelken**, **Zimt**, **Ysop**, **Wacholder**, **Majoran**, **Myrrhe**, **Salbei** und **Thymian. Fenchel**, **Minze** und **Rosmarin** sollte man nicht während der ersten 4 Monate benutzen.

Grundsätzlich gilt: Während der Schwangerschaft ist es ratsam, immer nur die Hälfte der Menge ätherischer Öle

einzuträufeln, also nicht mehr als 2 Tropfen in das Bad zu geben.
Sollten Sie bei einem professionellem Aromatherapeuten in Behandlung sein, so wird dieser Ihnen in allen Fragen zur Verfügung stehen. Er wird Ihnen bei Ihrer ganz persönlichen Mischung an Ölen behilflich sein, die genau auf Ihre Persönlichkeit zugeschnitten ist, ebenso auf die Gesundheitsprobleme, die Sie haben.
Dazu gehört **Schwarzer Pfeffer** für schmerzende Muskeln, **Scharlachsalbei** als Stimmungsheber, gut auch bei prämenstruellen Verstimmungen, **Eukalyptus**, falls Sie Probleme mit dem Atmungsapparat haben, **Geranie** für sehr trockene und juckende Haut, auch bei Ekzemen oder PMS, **Jasmin**, wenn es Ihnen absolut nur um Luxus geht – dem sehr kostbaren Öl wird nachgesagt, daß es auch als Aphrodisiakum wirkt. **Lavendel** ist geeignet für die trockene Haut, bei Ekzemen, Verstauchungen, Hitzewallungen, Kopfschmerzen und Überarbeitung oder vor dem Zubettgehen bei Schlaflosigkeit. **Neroli** oder **Pomeranzenblüten**-Öl, sollten Sie gestreßt sein und besonders verletzlich und anfällig. **Orangenöl** kann man benutzen, um sich aufzupeppen, **Rosmarin**, um sich morgens in Gang zu bringen – oder durch ein schnelles Erfrischungsbad vor einer abendlichen Veranstaltung – es ist gut bei Schmerzen und auch bei gezerrten Muskeln. Aus der schottischen **Pinie** wird ein stärkendes Öl hergestellt, das sehr gut anzuwenden ist bei Erkältungen und Problemen des Brustbereiches. Dieses ist auch sehr gut, wenn Sie sehr stark schwitzen. **Ylang-Ylang** ist bei Streß und Überbeanspruchung großartig einzusetzen – immer dann, wenn Sie es nötig haben, verhätschelt und aufgepäppelt zu werden.
Borax (borsaures Natron) können Sie billig in jeder Apotheke bekommen, und damit steht Ihnen eine gute

Möglichkeit zur Verfügung, Ihr Wasser weicher zu machen, sollten Sie in einer Gegend wohnen, wo es eher hartes Wasser gibt. »Man kann daraus auch ein Instant-Badesalz machen«, schlägt Jeanne Rose vor, »indem Sie diesem Ihr liebstes ätherisches Öl beigeben.«
Verwenden Sie 2 Tassen Borax und geben Sie sie in ein weit geöffnetes, irdenes Gefäß, fügen Sie 20–30 Tropfen Ihres Öls hinzu und rühren Sie das Ganze mit einem Holzlöffel sehr gut durch. Am nächsten Tag sollten Sie die Prozedur wiederholen und weitere 20–30 Tropfen hinzufügen. Verschließen Sie das Gefäß nach ein paar Stunden ganz fest und nehmen Sie jeweils 2–3 Eßlöffel für ein Vollbad.
Sollte Ihnen durch und durch kalt sein, Ihr Körper schmerzen, sollten Sie das Gefühl haben, daß Sie eine Grippe bekommen oder insgesamt völlig fertig und unten sein, versuchen Sie es mit einem **Ingwer-Bad**
In der ayurvedischen Medizin wird Milch oft zur Extraktion von Kräutern und Heilpflanzen besonders von **Pilzen** und **Kampfer** benutzt. Beide wirken weichmachend und emulsierend, wodurch sie sich sehr gut als Schönheitsmittel gegen trockene und rauhe Haut eignen, bzw. bei Haut, die so ausgetrocknet ist, daß sie sich wie Leder anfühlt, beispielsweise wenn man sich wochenlang im Mittelmeerraum dem Sonnenschein ausgesetzt hat. Sie können auch die fertigen, pulverisierten Wurzeln verwenden, falls Sie sie bekommen können. Geben Sie einen Eßlöffel davon in einen Topf, und zwar zusammen mit 3 Tassen Milch, rühren Sie das Ganze gut durch, erhitzen Sie es langsam und lassen Sie die Flüssigkeit unter sehr leichter Flamme 15 Minuten simmern. Schütten Sie den Inhalt anschließend in Ihr Bad.
Sie können Heilpflanzen und Kräuter stets für Ihr Bad in Form eines Aufgusses verwenden. Wollen Sie wissen,

wie das geht, schlagen Sie Seite 350 auf. **Kamille, Lavendel** oder **Rosen** sind gut bei trockener, empfindlicher oder leicht reizbarer Haut. **Rosmarin, Ringelblume** oder **Thymian** bei fettiger, unreiner Haut. Die **Geranienblätter** und **-blüten** eignen sich für alle Hauttypen. Schütten Sie eine Handvoll dieses Öls über Ihren ganzen Körper, bevor Sie ins Bad steigen.

Sie können Ihren Ölaufguß auch mit einem schon behandelten Biberöl versetzen, das man Turkey Red nennt und das sich nicht wie die meisten Öle an der Oberfläche absetzt, sondern durchaus im Wasser verteilt. Geben Sie einen Teil Ihres Kräuteraufgusses zu 3 Teilen Turkey Red, gießen Sie das Ganze in eine schöne Flasche, kleben Sie ein hübsches Etikett drauf, und schon haben Sie ein wunderbares Luxusbad.

Essig erhält den Säureschutzmantel von Haut und Haar

Apfelessig macht ebenfalls die Haut weich und hilft dabei, den natürlichen Säuremantel zu schützen. Sollten Sie allerdings den Geruch nicht mögen, benutzen Sie statt dessen einfach **Weißweinessig**. Aber es läßt sich auch beides verbinden: der therapeutische Nutzen und der gute Geruch. Zu diesem Zweck sollten Sie ein irdenes Gefäß halb mit aromatischen Kräutern füllen und den Essig daraufgeben. Lassen Sie das Ganze eine Woche lang stehen und durchziehen.

Versuchen Sie es auch mit **Salbei** als erfrischendes und aufpeppendes Mittel, oder mit **Rosmarin**, das gut für schmerzende Muskeln ist und sehr stimulierend wirkt. **Thymian** eignet sich ausgezeichnet bei Atmungsproblemen, Rheumatismus und dem Gefühl von Ausgelaugtsein. **Minze** ist ein anderes Stimulans, **Zitronenmelisse** ein wirkliches Beruhigungsmittel. Auch **Majoran** ist als Sedativum zu bezeichnen, das gerade vor dem Schlafengehen sehr beruhigend wirkt.

Auch Blütenessige sind sehr schön in ihrer Anwendung (vgl. Sie Seite 183, dort erfahren Sie, wie man den Klassiker der Vorratskammer, den Rosenessig, zubereitet). Schütteln Sie Ihr irdenes Gefäß von Zeit zu Zeit und filtern Sie die Kräuter am Schluß heraus, gießen Sie das Ganze in eine schöne, mit hübschem Etikett versehene Flasche.
Schneller geht es, wenn man Essig wie folgt zubereitet: Man nehme eine Tasse Essig und eine Tasse Wasser, gebe beides in einen Topf, bringe es zum Kochen und gebe gut 3 Eßlöffel ausgewählter Kräuter hinzu. Man deckt danach das Ganze ab und läßt es für 12 Stunden ruhig stehen. Dann sollte man es durch ein Sieb geben. Man hat damit genug für 2 Vollbäder.
Sollten Sie meinen, ohne Schaum nicht auskommen zu können, kaufen Sie sich eine Flasche mit Shampoo, das den richtigen pH-Wert hat, oder greifen Sie zu einem milden Baby-Shampoo. Geben Sie diesem Shampoo einige Tropfen Ihres liebsten ätherischen Öls hinzu und benutzen Sie das Shampoo nicht zum Haarewaschen, sondern zum Baden.
Für ein Kräuterbad brauchen Sie einen sehr viel stärkeren Aufguß als zum Trinken, weil das Ganze anschließend ja so sehr verdünnt wird. Nehmen Sie gut 2 Handvoll Ihrer Kräuter, geben Sie diese in einen Topf voll mit kaltem Wasser und bringen Sie ihn langsam zum Kochen. Sie nehmen anschließend die Hitze zurück und stellen auf ganz klein. Lassen Sie dann die Flüssigkeit 20 Minuten kochen. Sieben Sie sie und geben Sie sie dann Ihrem Bad bei. Wenn Sie wollen, können Sie die getrockneten Heilpflanzen und Kräuter auch auf ein viereckiges Stück Stoff aus Leinen oder Baumwolle geben, es gut verknoten und in Ihr Bad hängen.
Eine andere gute Möglichkeit besteht darin, 2 gut volle

Hände an Kräutern oder Blüten in eine Thermosflasche zu stecken (nehmen Sie hierzu lieber eine alte) und diese mit kochendem Wasser zu übergießen. Anschließend sollten Sie sie fest zumachen und einen ganzen Tag oder eine ganze Nacht lang stehenlassen. Filtern Sie das Ganze und geben Sie es Ihrem Bad bei.

Noch ein weiterer Weg, um zu einem guten Badezusatz zu kommen, besteht in folgender Zubereitungsart: Legen Sie die Kräuter über Nacht in kaltes Wasser. Dann bringen Sie sie zum Kochen, lassen Sie eine Minute simmern, und anschließend sollten Sie sie noch 5–10 Minuten darin stehen lassen.

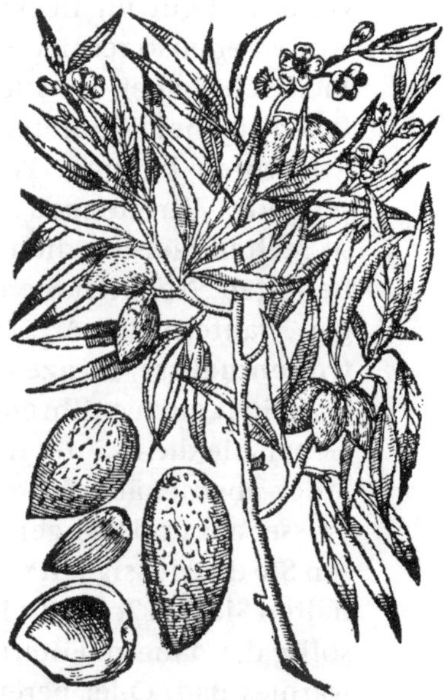

Glücklicherweise wächst die beste Pflanze, die Sie Ihrem Bad beigeben können, in großer Verbreitung im ganzen Land, und zwar im Mai. Es sind die **Holunderblüten**. Nehmen Sie 4–5 der sehr geschmeidigen Dolden, wenn Sie gerade anfangen zu blühen (1 oder 2 Tage später strömen sie einen Geruch nach Katzen aus, der sehr unschön ist und ihr Bad verderben wird). Weichen Sie sie für ungefähr 12 Stunden in einer großen Schale mit kaltem Wasser auf. Sollten Sie Ihr Bad nehmen wollen, so filtern Sie sie einfach heraus und geben die Flüssigkeit in Ihr Bad. Auf diese Art und Weise haben Sie ein wunderbares Mittel zum Weichmachen und Bleichen Ihrer Haut gewonnen.

Kräuterteebeutel kann man auch für das Bad benutzen, aber man wird schon 4–6 davon für ein Vollbad opfern müssen. Lassen Sie sie 20 Minuten lang ziehen. **Kamille** macht Ihre Haut weich und beruhigt sie, **Lindenblüte** verhilft zur Tiefenreinigung Ihrer Haut, **Fenchel** ist weichmachend und wirkt heilend, **Pfefferminze** anregend und gut für fleckige, gereizte Haut. **Brennesseln** wirken ebenso reinigend und nähren zudem die Haut. Vielleicht haben Sie auch das Glück und verfügen über Ihren eigenen Kräutergarten, aus dem Sie Pflanzen aller Art ernten können. Wollen Sie ein kühlendes, erfrischendes Zitronenbad an einem heißen Tag zubereiten, so sollten Sie sich die notwendigen Zutaten eben dort besorgen. Nehmen Sie eine Handvoll von den zitronigen Kräutern aller Art: **Zitronen-** oder **Punschkraut, Zitronenmelisse**, **Minze** oder **Zitronenthymian** gehören vielleicht auch zu Ihrem Gartenrepertoire.

Geben Sie die Kräuter in einen Topf, worin Sie auch ein Stück abgeschälte Zitronenschale legen. Füllen Sie mit Wasser auf und bringen Sie das Ganze zum Kochen. Lassen Sie die Flüssigkeit anschließend leicht simmern und halten Sie den Topf mit Deckel geschlossen. 20 Minuten sollte das dauern. Filtern Sie das Ganze dann in ein lauwarmes Bad. Oder bereiten Sie einen Aufguß mit dem weichmachenden, nährenden **Avocado-** oder **Mandelöl**, und so können Sie eine regelrechte Schönheitskur damit machen. Lassen Sie das irdene Gefäß mit dem Aufguß geschlossen auf einem sonnigen Fenstersims stehen, schütteln Sie das Ganze von Zeit zu Zeit, und nach 7 Tagen sollten Sie die Flüssigkeit filtern.

Im Winter können Sie sich auch ein wärmendes, würziges Bad zubereiten. Legen Sie 10–12 Nelken, ein Stück Zimtstange und etwas Orangenschale in einen Topf. Bedecken Sie das Ganze gut mit Wasser und bringen Sie die

Flüssigkeit zum Kochen. Lassen Sie sie 20 Minuten lang simmern, dann filtern und dem Bad beigeben. Sie können diese Mixtur auch benutzen - geben Sie dann noch ein Lorbeerblatt hinzu —, um sich einen Aufguß mit Öl zuzubereiten.
Sollten Sie einmal durch einen Pinienwald kommen, so sammeln Sie sich eine Tasche voll **Pinienzapfen**, nehmen Sie sie mit nach Hause und trocknen Sie sie. Über Nacht sollten Sie sie dann in einem Topf kalten Wassers einweichen, und zwar dann, wenn Sie tatsächlich baden wollen. Bringen Sie das Wasser mit den Pinienzapfen zum Kochen, lassen Sie es eine weitere Minute simmern und 10–15 Minuten ziehen, bevor Sie filtern. Anschließend geben Sie die Flüssigkeit in Ihr Bad.
Und last but not least: sollten Ihnen alle Knochen weh tun, Sie aber trotzdem nicht schlafen können, etwa am Ende eines langen, aufregenden Tages, so machen Sie sich einen Aufguß aus **Hopfen**, der Ihnen dabei helfen wird, sich zu entspannen und zu beruhigen. Geben Sie 2 Eßlöffel auf 3/4 l Wasser, lassen Sie das Ganze 15 Minuten abgedeckt simmern und geben Sie die Flüssigkeit in Ihr abendliches Bad.

Haare

Die Werbung suggeriert es uns: Sie können nicht wirklich schön, nicht wirklich gut aussehen, wenn Sie keine schönen Haare haben. Und schöne Haare können Sie einfach nicht haben, wenn Ihr Körper in keiner guten Verfassung ist. Das ist eine Tatsache und Wahrheit, die unter Tierzüchtern beispielsweise bekannt ist: Das glänzende Fell ist ein sicheres Zeichen dafür, daß Rennpferde, Hunde und Katzen in einem Tip-top-Zustand sind.

Tieren, die in irgendeiner Form einem Publikum vorgestellt werden, werden manchmal spezielle Vitamine und mineralische Spurenelemente mit dem Futter gegeben, damit sie gerade an ihrem großen Tag besonders strahlend aussehen.
Weil die Proteine in den Haaren zu den am schnellsten wachsenden in unserem Körper gehören, spiegelt das Haar innerhalb von wenigen Tagen den allgemeinen Zustand unserer Gesundheit wider: Wann haben Sie schon einmal einen Schwerkranken gesehen, bei dem Ihnen besonders sein strahlendes, glänzendes Haar aufgefallen ist? Alkoholische und kulinarische Exzesse, eine schlimme Grippe oder eine lange Periode, in der Sie viel Streß hatten oder an Überarbeitung litten, all diese Vorkommnisse werden das Leben und die Spannkraft aus Ihren Haaren ziehen.

Die Haare sind Spiegel Ihrer Gesundheit

Gehen Sie dann zu einer gesünderen Ernährung über, bewegen Sie sich regelmäßig und trinken weniger Alkohol, wird sich das nahezu sofort am Zustand Ihrer Haare ablesen lassen. Sie wirken sofort dicker, glänzender, und es ist einfacher, sie zu formen. Schon innerhalb einer Woche tritt die Veränderung ein.
Bei einer guten Durchblutung der Kopfhaut werden die Haarfollikel ausgezeichnet mit den Nährstoffen, die ihnen über das Blut zugeführt werden, versorgt. Darum stimulieren viele der Heilpflanzen, die traditionell bei der Haarpflege benutzt werden – **Rosmarin** ist das beste Beispiel dafür – die Blutversorgung der Kopfhaut. Eine leichte Massage hilft dabei auch. Biegen und drücken Sie Ihre Finger so, als ob Sie in jeder Hand eine Grapefruit auspressen wollten. Dann legen Sie all Ihre Finger und auch Ihre Handflächen auf die Kopfhaut, und

schieben Sie sie ganz vorsichtig 1 oder 2 Minuten hin und her.
Legen Sie dann Ihre Hände auf einen anderen Kopfbereich, und fangen Sie mit der Prozedur von vorne an. Machen Sie das so lange, bis Sie den ganzen Kopf durchmassiert haben. Einen Kopfstand zu machen ist genauso nützlich, ebenso wie Sie sich mit Hilfe eines »Slant Boards« in eine Position bringen können, bei der Ihr Kopf nach unten hängt. Auch wenn Sie Ihren Kopf nach unten hängen, so wie Sie es tun, wenn Sie Ihre Haare sehr gut bürsten wollen, erreichen Sie denselben Effekt. Auf diese Art und Weise wird Ihre Kopfhaut angeregt, die Durchblutung zu steigern, was sehr gesund ist.
Rosmarin ist ein wunderbares Haartonikum und dazu geeignet, das Nachfetten der Haare einzudämmen. Geben Sie 600 ml kaltes Wasser in einen Topf, bringen Sie es zum Kochen und lassen Sie es 15 Minuten simmern. Filtern Sie anschließend. Gebrauchen Sie diese Flüssigkeit, um Ihre Haarwurzeln zu behandeln, und zwar über die gesamte Kopfhaut hinweg. Wenn möglich, so lassen Sie das Ganze über Nacht einwirken, bis Sie morgens Ihr Haar shamponieren. Geben Sie den Rest des Aufgusses in das letzte Auswaschwasser.
Eine andere Möglichkeit, um Ihr Haar mit Rosmarin in Kontakt zu bringen, ist die Zubereitung eines Aufgusses mit Hilfe des ätherischen Öls. Verwenden Sie auch hier die Technik, die auf Seite 350 beschrieben ist. Genauso können Sie es mit **Jojoba** (siehe unten) machen.
Sie können auch eine gegen fettige Haare wirkende Lotion zubereiten, indem Sie einen Teelöffel ätherisches Rosmarinöl auf 10 ml Wodka oder Gin geben. Schütteln Sie das Ganze gut und verwenden Sie die Flüssigkeit etwa eine Stunde bevor Sie planen, Ihr Haar zu shamponieren.

Die Frauen in Mexiko haben immer schon **Jojobaöl** verwendet, weil sie auf diese Art und Weise ihr Haar dicker und glänzender machen konnten. Das ist die eine, rein kosmetische Seite, weil das Öl die äußerste Schicht der Haare weich macht und schützt. Man sagt ihm auch nach, daß es den Wachstum der Haare fördert, weil es eben sehr nährend wirkt. Sollte Ihr Haar trocken und stumpf aussehen, versuchen Sie es doch einmal mit Jojoba-Öl.
Erhitzen Sie einige Eßlöffel Jojobaöl. Dazu sollten Sie eine Flasche mit Jojobaöl einige Minuten lang in ein sehr heißes Wasserbad stellen. Scheiteln Sie Ihr Haar und teilen Sie Ihren ganzen Kopf in kleine Abteilungen ein. Beginnen Sie dann damit, die Haarwurzeln systematisch mit dem Öl zu behandeln. Kämmen Sie anschließend gut durch, um das ganze Haar mit Jojoba in Verbindung zu bringen. Wickeln Sie ein warmes Handtuch um Ihren Kopf und lassen Sie die Packung 30 Minuten wirken. Anschließend sollten Sie ein mildes Shampoo benutzen und Ihr Haar sehr gut auswaschen.
Jojobaöl ist sehr teuer, und man kann es mit dem Öl der süßen Mandel verdünnen, das auch einen besonders stärkenden Effekt auf Ihre Haare hat.
Wenn man an eine Behandlung mit Öl denkt, so scheint diese nicht besonders gut dafür geeignet zu sein, Schuppen loszuwerden oder fettiges Haar damit zu behandeln. Aber tatsächlich – die Forschung hat bewiesen, daß Jojoba in der Lage ist, die übermäßige Produktion der Talgdrüsen zu stoppen.
Die Frauen im östlichen Teil der Welt benutzen die **Ingwerwurzel** und auch **Sesamöl** als Conditioner, der Schuppen und ausfallendem Haar entgegenwirkt. Schälen Sie ein Stück frische Ingwerwurzel, pressen Sie deren Saft in eine gleiche Menge Sesamöl. Teilen Sie Ihr Haar,

wie schon erwähnt, in kleine Abteilungen ein und behandeln Sie Ihre Kopfhaut Stück für Stück damit. Schlagen Sie ein warmes Handtuch um Ihren Kopf und lassen Sie das Ganze so lange wirken, wie es eben geht, bevor Sie es herausshamponieren. Sesamsamen eignen sich hervorragend als Nährstoffgeber für Ihr Haar. Sie sind reich an Mineralien wie etwa Eisen und Zink und enthalten viel von dem Antioxidationsmittel Vitamin E – essen Sie auch viel Sesam.

Der Lehrer in Sachen Makrobiotik Michio Kushi rät zu einer Sesamkur, und zwar mit Sesamtee, der hilft, die Farbe bei dunklem Haar aufzufrischen. Geben Sie in eine Tasse Wasser 2–3 Teelöffel Sesamsamen und bringen Sie die Flüssigkeit zum Kochen. Lassen Sie sie anschließend 15–20 Minuten simmern.

Trinken Sie 2–3 Tassen täglich davon, und zwar über 2–3 Wochen. Die reichen Nährstoffe in den Sesamsamen werden auch Ihrer Sehkraft nutzen. Sie können Sesamsamen auch direkt auf Ihr Haar geben. Zerstoßen Sie 2 Teelöffel und lassen Sie sie mit einer Tasse voll Wasser 15–20 Minuten simmern. Filtern Sie das Ganze und verwenden Sie es als letzte Spülung nach dem Shamponieren. Lassen Sie es aber so lange wie möglich auf Ihrem Haar.

Schon das kleinste Stückchen Land wird Sie mit dem Rohmaterial versorgen können, das die ältesten und angesehensten Behandlungsarten bei Haarproblemen aller Art bietet: das sind die **Brennesseln**. Zusätzlich zu ihrer reinigenden, erfrischenden und adstringierenden Wirkung sind die Brennesseln reich an Mineralien, die Ihr Haar unbedingt braucht, um in voller Gesundheit zu wachsen. Darin enthalten sind Eisen, Schwefel und Silizium. Zudem noch Beta-Karotine, Vitamin C und Chlorophyll. Die einfachste Art, um Ihr Haar mit diesen

nährstoffreichen Pflanzen in Kontakt zu bringen, läßt sich von innen genausogut wie von außen bewerkstelligen. Sammeln Sie einen großen Topf voll sehr junger Brennesselspitzen, geben Sie einen Eßlöffel Wasser hinzu und kochen Sie das Ganze wie Spinat. Sobald Sie gekocht sind, filtern Sie den Saft heraus, essen Sie die Brennesseln wie Gemüse mit viel Butter und etwas Muskatnuß, lassen Sie den Saft abkühlen und benutzen Sie das als Spülung. Frottieren Sie das Haar sehr gut und massieren Sie das Ganze in Ihre Kopfhaut ein. Wiederholen Sie die Frottieraktion jeden Abend 2–3 Wochen lang, und Ihr Haar wird schon bald gesund, weich und glänzend aussehen.
Ein Haartonikum, das sich sehr viel länger hält, wird aus den eingeweichten, sorgfältig gewaschenen, ganzen Brennesselpflanzen hergestellt – Wurzeln und alles inbegriffen – mit 2 Teilen Wasser und 1 Teil Apfelessig bedeckt. Bringen Sie das Ganze zum Kochen und lassen Sie es anschließend 30 Minuten simmern. Dann durch ein Sieb schütten oder filtern und 1/3 Eau de Cologne hinzugeben. Die Wurzeln kann man auch für sich verwenden. Über Nacht in einem Topf mit kaltem Wasser einweichen. Am Morgen sollte man die Flüssigkeit zum Siedepunkt bringen, 5 Minuten simmern lassen und anschließend filtern. Verwenden Sie dies als Morgenshampoo.
Brauchen Sie ein Haarwasser, das Sie jeden Tag verwenden können, so bereiten Sie sich eine **Brennessel-Tinktur**. Nehmen Sie eine Handvoll der sehr fein gehackten Wurzel und decken Sie sie mit genug Alkohol vollkommen ab. Lassen Sie das Ganze 14 Tage ziehen. Die **Große Klette**, die wunderbare, mineralreiche Reinigungspflanze, ist eine andere sehr schöne Wald- und Wiesenarznei gegen spröde Haare und gegen Haarausfall. Man

sollte die frische Wurzel nehmen: gut eine Handvoll davon sauber und sorgfältig gewaschen auf 1 l Wasser. Lassen Sie die Flüssigkeit 20 Minuten simmern und benutzen Sie sie als Haarwasser oder Spülung. Anschließend sollten Sie ein mildes Shampoo verwenden. Der Rest des Dekokts kann auch zur Beigabe ins letzte Ausspülwasser dienen. Lassen Sie Ihr Haar wenn möglich auf ganz natürliche Weise trocknen.

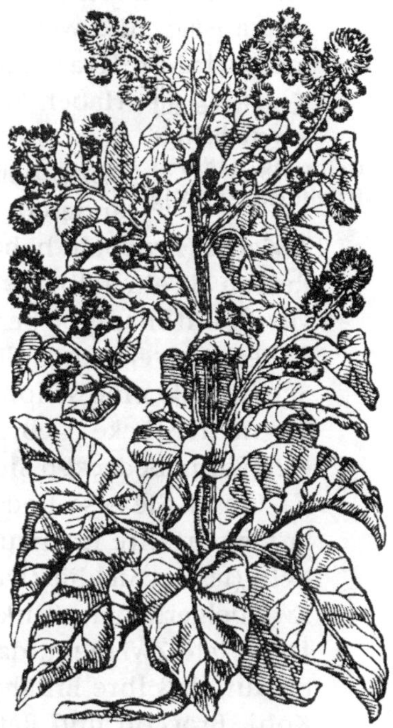

Kombinieren Sie die frischen Wurzeln der Großen Klette mit Brennesseln, und Sie erhalten eine Haararznei, die aus Frankreich kommt und gegen Ausdünnen der Haare nützlich ist: 100 g Große Klettewurzeln, 50 g Brennesselwurzeln, die man sehr klein hackt und in 500 ml Rum 8–10 Tage ziehen läßt und dann sorgfältig filtriert. Massieren Sie Ihre Haare täglich damit. Beide, die Große Klette und die Brennessel, verhelfen Ihrem Haar zu Gesundheit und Glanz, und auch Ihnen selbst tun sie gut. Sie können sie also auch innerlich anwenden. Versuchen Sie es mit einer Wochenkur und genießen Sie 2–3 Tassen täglich von diesem oder einem ähnlichen Aufguß. Geben Sie eine Handvoll Brennesselblätter oder einen Teelöffel Große Klettewurzeln für 10 Minuten in 1 l Wasser und lassen Sie diese 10 Minuten lang mit einer Tasse Wasser

simmern. Dr. Valnet schlägt vor, die Wurzeln der Großen Klette mit wildem Thymian zu kombinieren. Das ist ein anderes, großartiges Haartonikum. Lassen Sie je eine Handvoll der beiden Wildpflanzen in 1 l Wasser 15 Minuten lang kochen und benutzen Sie diese Flüssigkeit, um sie 2mal in der Woche in Ihr Haar einzumassieren.
Damit Sie dicke, gesunde Haare bekommen, sollten Sie darauf achten, daß Ihre Ernährung immer sehr viel Schwefel enthält. Schwefel bindet die Aminosäuren im Haaransatz, und wenn Sie nicht genug davon bekommen, wird Ihr Haar schnell tot und spröde aussehen.

Achten Sie auf schwefelhaltige Ernährung, dadurch wird Ihr Haar kräftig

Haben Sie trotzdem das Gefühl, daß Ihr Haar noch sehr glanzlos und spröde aussieht, dann versuchen Sie es mit einem anderen Volksheilmittel, mit der rohen **Zwiebel** (Zwiebeln haben sehr viel Schwefel).
Reiben Sie ein halbe Zwiebel über Ihre Haarwurzeln, bevor Sie ein Shampoo benutzen. Wollen Sie es raffinierter haben, so versuchen Sie es mit folgender Zwiebelkur: Schälen Sie eine schöne dicke Zwiebel und schneiden Sie sie in Stücke. Geben Sie die Zwiebel in ein irdenes Gefäß und bedecken Sie das Gemüse mit Gin oder Wodka. Lassen Sie es so 1 oder 2 Tage ruhen, dann sollten Sie anfangen, Ihre Haarwurzeln mit der Mixtur zu behandeln (lassen Sie die Zwiebel ruhig darin). Sollte Sie der Zwiebelgeruch der Tinktur sehr stören, so essen Sie einfach viele Zwiebeln, das hilft auch. Achten Sie zudem darauf, daß Ihre Ernährung genügend Brunnenkresse, Kohl, Broccoli und Rettich enthält. Sie alle sind gute Schwefellieferanten.
Eine andere Pflanze, die sehr reich an Schwefel ist und in der Haarpflege schon sehr lange ein hohes Ansehen hat, ist die hellgrüne **Kapuzinerkresse:** 100 g dieser Pflanze enthalten 170 mg Schwefel. Gerade von den

französischen Pflanzenkennern wird diese Pflanze sehr geschätzt. Sie empfehlen sie bei jeder Art von Haarproblemen: angefangen bei sehr starkem Nachfetten bis zum Haarausfall und allgemeiner Schwäche des Haares bzw. bei drohender Vollglatze, die Folge von ernster Krankheit oder auch von bestimmten medikamentösen Behandlungsarten sein kann.
Aus den Blüten, Blättern und Stengeln können Sie ein einfaches Dekokt herstellen – eine Handvoll davon sollten Sie 15 Minuten lang simmern lassen, dann filtern und als Haarwasser bzw. Spülung benutzen. Sie können sich daraus auch eine Lotion zubereiten, die monatelang hält. Diese sollten Sie regelmäßig verwenden. Nehmen Sie 100 g von jeder Pflanze und 100 g Kapuzinerkresse-Samen, zudem frische Brennesseln. Hacken Sie alles fein und lassen Sie das Grünzeug in 500 ml Wodka 14 Tage lang ziehen. Pressen Sie die festen Stoffe aus, filtern Sie das Ganze und geben Sie die Lotion in eine Flasche. Wenn Sie möchten, können Sie noch einige Tropfen Ihres bevorzugten ätherischen Öls hinzufügen, vielleicht Rosmarin oder Geranie. Das verleiht dem Ganzen einen besonders angenehmen Duft. Brunnenkresse ist eine nahe Verwandte der Kapuzinerkresse und auch reich mit Schwefel und anderen lebenswichtigen Mineralstoffen gesegnet. Von der »School of Salerno« wird die Brunnenkresse ganz besonders als »Hairconditioner« empfohlen.
Diese »School of Salerno« empfiehlt auch Eigelb. Dies ist nämlich ein weiterer hervorragender Schwefellieferant, und das ist auch der Grund, warum es so oft in der Haarbehandlung Verwendung findet. Seit ich einmal mit Rühreiern auf dem Kopf aus der Dusche hervorkam, weil ich zu heißes Wasser verwendet habe, war ich persönlich nicht mehr so besonders scharf auf diese Metho-

de. Aber falls Sie damit besser zurechtkommen sollten, gebe ich Ihnen hier ein Rezept in die Hand, mit dem Sie sich ausgezeichnet die Vorteile der Eierkur zunutze machen können.

Die Ganze-Eier-Kur für stumpfes und brüchiges Haar
Schlagen Sie 2 Eier, bis sie schaumig werden. Arbeiten Sie sie sorgfältig in Ihr sauberes Haar ein. Lassen Sie alles 1/2 Stunde oder länger wirken. Waschen Sie die Eier mit warmem Wasser aus, verwenden Sie anschließend ein Shampoo. Zum Schluß kommt dann eine Essigspülung dran. Waschen Sie Ihr Haar sehr gut mit viel warmem Wasser aus, und Ihr Haar wird gesund und glänzend aussehen.
»Mother Nature's Beauty Cupboard« (Donna Lawson, 1973)

Silizium ist für das Haar genauso wichtig wie für die Haut, und viel von dem Silizium, das der Körper sowieso in sich hat, ist im Haar gespeichert. Achten Sie stets darauf, daß Sie siliziumreiche Nahrung zu sich nehmen. Die meisten Shampoos, die es so zu kaufen gibt, sind sehr alkalisch, und so sehr sie auch Ihre Haare porentief säubern, so sehr entreißen sie ihnen auch den Säuremantel, jenen Schutzfilm, der mit Hilfe von Kalk die Haarhülle schützt. Aus diesem Grund wird die Kopfhaut sehr schnell trocken, und Ihr Haar sieht wenig lebendig aus. Um diese Balance wieder herzustellen, können Sie einen Eßlöffel **Apfelessig** verwenden und dem letzten Spülwasser hinzugeben, wodurch Ihr Haar weich und glänzend wird, aber eben auch sauber. Apfelessig kann auch die Basis für ein effizient wirkendes Haarwasser sein. Verwenden Sie Rosmarin; wenn Sie gefärbtes Haar haben, geben Sie noch Salbei hinzu, sollte es dunkles Haar sein.
Kamille läßt sich bei hellem Haar anwenden. Nehmen

Sie immer eine Handvoll der frischen Kräuter oder 25 g, falls Sie nur getrocknete haben. Geben Sie diese in einen Topf mit 500 ml Wasser und bringen Sie die Flüssigkeit zum Kochen. Lassen Sie sie 10 Minuten simmern, filtern Sie sie und vermischen Sie diese Flüssigkeit mit einem gleichen Anteil an Apfelessig; bevor Sie das Ganze in Flaschen, die Sie schön beschriften können, abfüllen, sollten Sie die Flüssigkeit abkühlen lassen.

Ich kann mich gut daran erinnern, daß ich sehr eifersüchtig auf meine blonde Schwester Hilda war, wenn wir kleinen Mädchen einmal die Woche in die Badewanne gesteckt wurden, damit unsere Haare gewaschen werden konnten. Ihr Haar wurde hinterher immer mit einem Becher mit duftender, goldfarbener Flüssigkeit behandelt, die, wie ich beobachtet hatte, aus den papiernen Köpfen der Kamille hergestellt wurde – ein wahrlich sehr altes europäisches Schönheitsgeheimnis. Auf mein gerades, braunes Haar träufelte man einfach ganz gewöhnliches Shampoo. Aber nur ein einziger Teebeutel mit getrockneter Kamille wird bei Blonden kaum etwas ausrichten: Sie brauchen schon 2 gehäufte Eßlöffel der getrockneten Kräuter und sollten diese zusammen mit 60 ml Wasser 20 Minuten lang kochen, bevor Sie sie filtern. Anschließend können Sie die Flüssigkeit benutzen. Verteilen Sie sie auf Ihrem ganzen Haar, bevor Sie ein Shampoo verwenden, und kämmen Sie gut durch. Den Rest können Sie für eine abschließende Spülung benutzen, nachdem Sie Ihr Haar gut shamponiert haben und auswaschen wollen. Schütten Sie den Aufguß wieder und wieder über Ihre Haare. Fangen Sie die Flüssigkeit also im Becken auf, und geben Sie sie mit Hilfe eines Bechers erneut über Ihren Kopf. Frottieren Sie Ihr Haar trocken, und setzen Sie es anschließend der Luft aus.

Ringelblumen-Blüten, **Schlüsselblumen** und die schönen, hellgelben Blüten der **Großen Königskerze** wurden traditionell benutzt, um blondes Haar aufzuhellen. Manchmal gab man auch Kamille hinzu. Aber Schönheitsgeheimnisse gibt es auch für Brünette.

In einem Artikel in der Zeitschrift »The Herbalist« empfiehlt Dorothy Crisp, 2 Eßlöffel roten Salbei und Rosmarin in 600 ml Wasser einzuweichen. »Wenn Sie das regelmäßig verwenden«, meint sie, »wird diese Mischung Ihr Haar allmählich dunkler machen und ihm auch einen besonders attraktiven Duft verleihen.«

Sollte in Ihrem Garten ein **Walnuß-Baum** stehen, so können Sie dieses Rezept aus Italien zur Anwendung bringen und werden gesundes, glänzendes, dunkles Haar bekommen. Nehmen Sie eine Handvoll Blätter und 3–4 grüne Schalen. Geben Sie das in einen Topf mit 1 1/2 l Wasser. Bringen Sie die Flüssigkeit zum Kochen und lassen Sie sie 20 Minuten lang simmern. Filtern Sie das Ganze und nehmen Sie es als Spülung nach dem Shamponieren. Stets sollten Sie Ihr Haar auf natürliche Weise trocknen lassen. Auf diese Weise hält die Spülung so lange wie möglich Kontakt mit Ihren Haaren. Den Blättern wird ebenfalls nachgesagt, daß sie Jod enthalten, was auch erklären kann, warum das Haar nach der Behandlung so gut aussieht. Ohne Jod weist die Schilddrüse – die die Durchblutung der Kopfhaut sichert – Unterfunktionen auf. Auch wenn man ganz zum Schluß sein Haar mit einem starken Salbei-Aufguß behandelt, hilft dies – jedenfalls ist das die verbreitete Meinung —, die Haare dunkler zu machen. Zudem hat es auch noch einen allgemeinen stärkenden Effekt. Und dann gibt es noch eine französische Heilkombination, die man zu diesem Zweck anwenden kann. Man nennt sie »**Alopecia**«. Diese kann man regelmäßig in das Haar einarbeiten und zudem eine Lotion herstellen, die aus gleichen Teilen aus Rum und einer Tinktur aus Salbei besteht (bei einem Heilpflanzenhändler werden Sie diese kaufen können, oder Sie können sie auch selbst machen, vgl. Seite 386 f.).

Die Japaner glauben fest daran, daß, wenn sie jede Menge Algen essen, ihre Haare stark, dunkel, dick und strahlend glänzend bleiben. Algen enthalten sehr viel Jod, Eisen und Schwefel. All die Mineralien, die gesundes Haar braucht.

Glücklich sind diejenigen, die rote Haare haben und ihren Haarschopf, während sie ihn pflegen, auch färben können, und zwar vom blassen Rot bester Orangenmarmelade bis zum tiefen Amber-Rot, und das alles mit der Hilfe von **Henna**. Die arabischen Frauen benutzen Henna schon seit Jahrhunderten, und zwar nicht nur, um ihre Haare zu pflegen und zu färben, sondern auch, weil sie deren medizinischen Nutzen kennen – um diese Tatsache weiß ich von Juliette de Baïracli Levy. Aus den gründlich getrockneten Wurzeln der Rinde, den Beeren und den kleinen gräulich-grünen Blättern dieses orientalischen Busches wird ein kühlendes Pulver hergestellt, das man bei Fieber verwenden kann oder allgemein, um den Körper von Verunreinigungen zu befreien.

Die Autorin erinnert uns daran, daß Henna eine ziemlich gut adstringierende Wirkung hat, man sollte darum das milde Öl in das Haar einfrottieren, falls man nach dem Waschen das Gefühl hat, daß es zu trocken sei. Sollte Ihr Haar andererseits leicht dazu neigen, fettig zu werden, ist Henna ebenso geeignet. Man kann Henna mittlerweile überall kaufen: im Reformhaus und in der Drogerie und natürlich auch im »Body Shop«.

Nehmen Sie eine Zitrone, waschen Sie sie sorgfältig und

schneiden Sie sie in Scheiben. Entfernen Sie die Kerne und reduzieren Sie das Ganze zu einem weichen Brei. Nehmen Sie dazu einen Pürierstab oder die Küchenmaschine.

Filtern Sie den Brei durch ein Stück Baumwollstoff und mischen Sie die Flüssigkeit zu gleichen Teilen mit Apfelessig. Nach Waschen und Spülen reiben Sie das Haar mit dem Handtuch trocken und verteilen dann die Zitrone-Essig-Mixtur über den gesamten Kopf. Lassen Sie das Ganze 5–10 Minuten wirken, bis Sie es wieder ausspülen. Auf diese Art und Weise wird Ihr Haar wunderbar sauber, fettfrei und sehr glänzend werden. Ihre Kopfhaut wird Ihnen besonders sauber und frisch vorkommen.

Haben Sie sich schon jemals gefragt, warum der bezaubernde **Frauenhaarfarn** – auch unter dem Namen Venushaar bekannt – so heißt? Dieser Name mag daher kommen, weil man auf dem Lande schon seit sehr langer Zeit dieses Kraut gegen Schuppen und ausfallendes Haar verwendet hat. In Italien macht man einen Dekokt aus 15 g frischen Krautes auf 150 ml Wasser. Man koche die Flüssigkeit 10 Minuten lang und benutze sie danach als Spülung – 3mal die Woche sollte man das schon tun.

Aroma-Essige

Tauchen Sie 30 g frisches Rosmarin und 30 g frische Minze, vorzugsweise die Bergamotte-Minze, in ausreichend Weißwein-Essig und decken Sie ihn 2–3 Wochen ab. Filtern Sie die Flüssigkeit. Und schon haben Sie einen ausgezeichneten Essig, den Sie nach dem Shamponieren verwenden können, besonders wenn Sie Probleme mit Schuppen haben.

»Herbs and Things« (Jeanne Rose, 1972)

Das Öl des **Teebaums** hat bemerkenswerte heilende Eigenschaften, die Ihnen besonders zugute kommen, falls Sie eine wund-schuppige, juckende Kopfhaut haben. Dies ist sehr oft der Fall, wenn die alten Zellen abgestoßen werden und dann die Haarfollikel verstopfen. Geben Sie das Öl der Teepflanze Ihrem Shampoo hinzu, so werden auf diese Weise der Talg und die Gewebeteilchen weggewaschen, wenn Sie Ihre Haare ausspülen. Es ist ein ausgezeichnetes Schuppenmittel, und zwar aus dem oben genannten Grund. Es gibt heutzutage schon Shampoos auf dem Markt, die auf der Basis der Teepflanze hergestellt werden. Man kann aber auch genausogut gewöhnliches Shampoo mit ein paar Tropfen des Teepflanzenöls anreichern. Es ist rein, wirkt antiseptisch und wird Ihnen in jedem Fall helfen, örtliche Infektionen frei von Bakterien zu halten.

Auch gegen Läuse, Flöhe und Nissen helfen Kräuter

Früher bekamen die Mütter in regelmäßigen Abständen von der Schule einen dieser schrecklichen Briefe, in denen vor der permanenten Läuseplage gewarnt wurde. Läuse, das sind die kleinen lästigen Kreaturen, die ganz schnell von einem Kinderkopf zum anderen springen, und zwar unabhängig davon, wie sauber und glänzend das Haar ist. Ich wollte meinen Töchtern in solchen Fällen niemals diese starken chemischen und scheußlich riechenden Anti-Nissen-Shampoos zumuten, die man in solchen Fällen empfahl. Ich war darum sehr froh, als ich in Maggie Tisserands Buch »Aroma-Therapy for Women« einen guten Ratschlag fand, der nicht nur ausgezeichnete Hilfe versprach, sondern auch das Haar besonders glänzend und gesund aussehen ließ. Und das war es, was sie vorschlug: Man nehme 75 ml eines Öls (benutzen Sie am besten das milde Mandel- oder Sonnenblumenöl), fügen dem folgende ätherische Öle zu: jeweils 25 Tropfen **Rosmarin-** und **Lavendelöl**, 12 Tropfen **Eukalyptus-**

öl, 13 Tropfen **Geranienöl**. Teilen Sie das Haar sorgfältig in kleine Abschnitte ein und verteilen Sie die Ölmixtur gleichmäßig an den Haarwurzeln, und zwar über den ganzen Kopf. Danach sollten Sie Ihr Haar kämmen, weil Sie auf diese Weise das Öl besonders gut verteilen können. Binden Sie langes Haar oben am Kopf zusammen und schlagen Sie ein Handtuch drumherum. Das Ganze soll dann einige Stunden einwirken. Danach shampoonieren und einen feinen Kamm benutzen, um die nun toten Nissen herauszukämmen. Wiederholen Sie die Behandlung noch einmal nach 2 Wochen.

Auch mit Teebaumöl kann man Nissen behandeln. Verwenden Sie ein Shampoo, das mit Teebaumöl versetzt ist, und geben Sie zudem 10–12 Tropfen reinen Teebaumöls hinzu – Sie können auch 15–20 Tropfen bei einem gewöhnlichen Shampoo verwenden. Lassen Sie das Shampoo 10 Minuten einwirken, waschen Sie die Haare aus und wiederholen Sie das Ganze eine Woche später nochmals.

Die Aromatherapie stellt nicht nur eine besonders angenehme Art dar, die Gesundheit zu fördern und auch das Haar strahlend aussehen zu lassen, sie ist vor allem eine sehr simple Methode. Wollen Sie sich ein wirkungsvolles und nützliches Haarwasser selbst zubereiten, so geben Sie 10 Tropfen eines ätherischen Öls auf eine kleine Flasche Wodka – etikettieren Sie die Flasche unbedingt, damit keine Verwechslungen entstehen – und verwenden Sie dieses regelmäßig zur Kopfhautmassage. »West Indian Bay« ist bei allen Haarproblemen von großem Nutzen. Die **Bergamotte** oder auch die **Geranie** eignen sich gut für fettiges Haar, **Rosmarin** oder **Lavendel** dagegen für trockenes Haar.

Augen

Das Auge ist einerseits ein sehr robustes, andererseits aber auch ein höchst empfindliches Organ. Es ist so konstruiert, daß es eine ganze Menge aushalten kann. Aus diesem Grund hat die Natur eine Reihe von Schutzmaßnahmen vorgesehen, um es vor äußeren Einwirkungen zu bewahren. Die Augen sind in eine Höhle eingelassen, die von Knochen umgeben ist, damit sie vor Stößen und Schlägen oder anderen Unfällen geschützt werden können. Die Augenbrauen sind dazu da, um jeglichen Schweiß fernzuhalten. Gäbe es sie nicht, so würde er immerzu ins Auge tropfen. Die Augenlider öffnen und schließen sich unentwegt, um Staub, Schmutz und andere feindliche Flugobjekte vom Auge fernzuhalten. Passiert es dennoch, daß etwas bis zum Augapfel gelangt, blinzeln sie schneller, bis der Fremdkörper entfernt werden konnte. Dies geschieht so schnell, daß Sie meist gar nicht bemerken, daß irgendetwas nicht seine Ordnung hatte. Die Augenwimpern stellen einen zusätzlichen Schutz dar. Sie fangen Staubpartikel oder auch Flüssigkeitsteilchen auf – sicherlich haben Sie schon einmal beobachtet, daß sie in einem Schneesturm schnell ganz weiß werden.

Der Augapfel selbst ist von einer starken Membrane umgeben, die man Hornhaut nennt. Sie ist in der Lage, sich sehr schnell von Verletzungen zu erholen – sogar von sehr schweren. Und schließlich werden die Augen konstant in einer Flüssigkeit gehalten, die durch die Tränendrüse gebildet wird. Diese enthällt eine keimtötende Verbindung.

Also: von der Natur her ist das Auge bestens ausgestattet. Doch was können wir selbst tun, um die Augen glänzend und funkelnd zu machen? Das ist zugegebenermaßen nicht ganz einfach. In jedem Fall ist es gut, wenn wir viel Gesundes zu uns nehmen, besonders die Eßwaren, die unserem allgemeinen Wohlbefinden dienen

Achten Sie auf eine ausreichende Vitamin-A-Zufuhr, schwerer Mangel kann zu Blindheit führen

Vitamin A ist besonders wichtig. Schwerer Mangel an diesem Vitamin kann möglicherweise zur Blindheit führen, und falls Sie nachts nicht besonders gut sehen können, haben Sie vielleicht schon zu wenig davon. Ihre Ernährung sollte sich im höchsten Maße an den Antioxidanzien, den ungesättigten Fettsäuren, an Zink und Proteinen orientieren.

> *Jeder, der an Problemen mit seinem Magen oder seinem Gedärm leidet, weil seine Verdauung schwach ausgeprägt ist, wird auch schon bald feststellen, daß seine Augen schwächer werden.*
> *Aus dem »Medizinischen Handbuch« der Heiligen Hildegard (Herausgegeben von Hertzka, Ausgabe 1988)*

Auch der Streß spiegelt sich stets in Ihren Augen wider. Die Augen stehen in direkter Verbindung mit dem Gehirn (vgl. auch das Kapitel zum Thema »Nervensystem«, in dem Ihnen Ratschläge gegeben werden, wie Sie am besten mit Streß umzugehen lernen, S. 266).

Alkohol, Rauchen und alle Formen von Verschmutzung sowie eine ganze Anzahl gewöhnlich verschriebener Medikamente können in vielerlei Hinsicht schlechte Auswirkungen auf Ihre Augen haben. Sie entziehen dem Körper wertvolle vitale Nährstoffe und bringen freie Radikale hervor, die mittlerweile als die Hauptverursacher von Katarakten und anderen Schäden am Auge ausgemacht werden konnten.

Hat man eine gute Zirkulation, so können auch die Augen ausreichend mit den Nährstoffen versorgt werden, die sie unbedingt brauchen. Zudem werden auf diese Weise störende oder schädliche Stoffe wieder heraustransportiert. Also, körperliche Bewegung tut letztlich auch den Augen gut. Sollten Sie Yoga machen und sich im Hand- oder Kopfstand üben, so wird dies auch Ihren Augen zugute kommen.

Es gibt eine Reihe von Heilpflanzen, die Ihnen dabei helfen, die Sehkraft Ihrer Augen wieder aufzufrischen. Sie können sie dabei unterstützen, sofern die Augen gerötet, verletzt oder auch durch Reizungen geplagt werden. Sie stärken die wichtigen Muskeln, die das Auge in Funktion halten. Sie helfen Infektionen zu überwinden und stimulieren die örtliche Mikrozirkulation, um das typische Funkeln hervorzubringen.

Anmerkung: Bei allen eingebauten Schutzmaßnahmen: Die Augen sind sehr empfindlich gegenüber Infektionen, besonders wenn Sie unter Streß stehen. All das, was mit den Augen in Verbindung kommt, sollte absolut sauber sein – die Hände, das Augenbad, das Leinen oder der Baumwollstoff für die Kompressen. Die Kräuteraufgüsse, die man im oder um das Auge herum verwendet, sollten immer aus geprüftem Quell- oder destillierten Wasser gemacht werden, sie sollten besonders gut durch Kaffeefilterpapier passiert werden und so schnell wie möglich zur Anwendung kommen. Kompressen, die man auf die Augen legt, kann man zu jeder Zeit machen, aber Spülungen und Tropfen, die man in

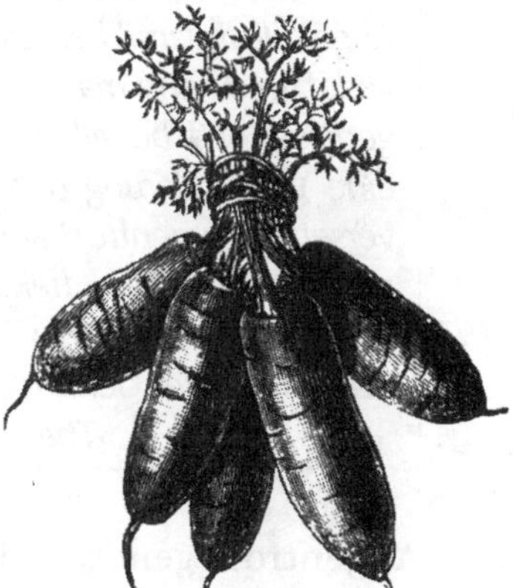

die Augen gibt, sollte man nur bei schweren Reizungen, Verletzungen, Rötungen und Infektionen in Erwägung ziehen.

Karotten sind das Beste, was es für Augen überhaupt gibt. Während des Zweiten Weltkrieges wurden die Piloten von offizieller Stelle stets dazu angehalten, viele Karotten zu essen, und in der Schweiz trinken die Jäger 2mal täglich ein Glas Karottensaft, um ihre Sehkraft während der Jagdsaison besonders zu schärfen. Essen Sie auch genügend Heidelbeeren (vgl. S. 108). Sesamsamen wurden traditionell von den Frauen im Orient verwendet, um Augenprobleme aus der Welt zu schaffen. Sie sind reich an Proteinen, Zink und Vitamin E. Alles Bestandteile, die sehr wichtig für die Gesundheit des Auges sind.

Augentrost wird, sofern man es innerlich einnehmen möchte, in Weißwein oder Brühe aufgelöst. Oder man kann auch das Auge selbst damit behandeln. Hat man sich durch einen Sturz verletzt, so kann man auch beides zusammen versuchen. Augentrost hilft bei allen Arten von Schwächen am Auge, die eine Verminderung der Sehkraft zur Folge haben. Manche versetzen Augentrost auch mit anderen Heilpflanzen und erreichen denselben Effekt.
Welche Art man auch wählt, Augentrost hilft auf jeden Fall bei Schwächen des Gehirns und stützt das Erinnerungsvermögen.
»The Complete Herbal« (Nicolas Culpeper)

Augentrost genoß viele Jahrhunderte lang ein enorm großes Ansehen bei der Behandlung von Augenproblemen. Seine populären Namen in den verschiedenen Ländern drücken das schon aus: »Brise-lunettes« in Frankreich oder auch »Eyebright« in England. Er enthält eine bestimmte Art Tannin, das in ganz besonderer Wei-

se eine Entzündung lindern und ihr entgegenwirken kann. Dieses hat auch Wirkung auf die örtliche Durchblutung, und darum empfahl man es früher oft zur Stärkung des Erinnerungsvermögens. Die Heilpflanzen-Fachleute verschreiben es gegen Konjunktivitis (Bindehautentzündung), tränende oder entzündete Augen sowie bei allgemeiner Sehschwäche.
Augentrost kann man sowohl innerlich als auch äußerlich auf den Augen selbst anwenden: Nehmen Sie einen Teelöffel der blühenden Stengel und geben Sie eine Tasse Wasser darauf. Kochen Sie das Ganze eine Minute lang und lassen Sie es 5 Minuten ziehen. Trinken Sie eine Tasse davon dreimal täglich zwischen den Mahlzeiten, und zwar eine Woche lang. Für die äußere Anwendung sollten Sie einen Teelöffel der getrockneten Kräuter auf 500 ml Wasser geben, eine Minute lang kochen, dann 30 Minuten ziehen lassen. Tauchen Sie eine Leinen- oder Baumwoll-Kompresse in den sorgfältig gefilterten Aufguß, sobald er etwas abgekühlt ist. Bedecken Sie die Augen damit und auch die Stirn. Legen Sie sich hin und entspannen Sie sich 15 Minuten lang. Wiederholen Sie die ganze Prozedur 2- bis 3mal am Tag. Alternativ sollten Sie 30 Tropfen der Tinktur auf eine halbe Tasse kaltes, destilliertes Wasser geben und es dann für eine Kompresse benutzen.
Die Blütenblätter der roten **Rose** sind für ein anderes Volksheilmittel bei der Augenbehandlung von Bedeutung. Besonders bei entzündeten oder von Reizungen geplagten Augenlidern schaffen sie Linderung. Machen Sie sich eine kühlende und beruhigende Kompresse aus den Blütenblättern, um Ihre müden Augen wieder etwas aufzufrischen. Oder bereiten Sie sich eine Lotion, indem Sie 2–3 Quentchen der Blütenblätter auf ein Glas voll kochendes Wasser geben und 10 Minuten lang zie-

hen lassen. Abgekühlt und gefiltert können Sie das für eine kalte Kompresse benutzen. Zusammen mit destilliertem Wasser werden die Rosen oft mit Augentrost verwendet. Man macht auch gern eine Lotion daraus. Geben Sie 30 Tropfen der Tinktur auf ein Weinglas voll Rosenwasser. Benutzen Sie es zum Baden bzw. Spülen der Augen oder auch als kalte Kompresse (etikettieren Sie die Flasche sehr sorgfältig und bewahren Sie sie im Kühlschrank auf). Die wunderbare blaue **Kornblume** und der heilende **Wegerich** sind zwei weitere Heilpflanzen, die von den Pflanzenfachleuten verschrieben werden, um Konjunktivitis oder andere Augenprobleme zu behandeln. Auch in der Kombination mit Augentrost, wie es in Frankreich üblich ist, finden sie Verwendung. Nehmen Sie 125 g Augentrost und jeweils 25 g Kornblumen- und Wegerichblätter. Gießen Sie 100 ml kochendes Wasser über einen Suppenlöffel mit dieser Mixtur. Lassen Sie das Ganze 30 Minuten ziehen, dann filtern Sie die Flüssigkeit und lassen sie abkühlen. Verwenden Sie sie als Augenbad oder kalte Kompresse.

Aufgüsse von **Kamille** oder **Frauenhaar** kann man ebenfalls als kalte Kompressen verwenden, sie wirken beruhigend und lindernd, wenn Sie Probleme mit Ihren Augen haben. **Hamamelis** – es sollte stets eiskalt direkt aus dem Kühlschrank verwendet werden – stellt ein anderes wunderbares Mittel zur Erfrischung von müden, trüben Augen dar. Weichen Sie kleine Baumwollpads darin ein und legen Sie sie auf die geschlossenen Augen, während Sie Ihre Füße 10 Minuten lang hochlegen. Hamamelis wird oft auch mit Rosenwasser zusammen angewendet, und zwar für Augenbäder genauso wie für Kompressen. Auch dem **Fenchel** wird schon seit altersher eine große Wirkkraft, was die Gesundheit der Augen angeht, zugesprochen. Egal, ob Sie die Knolle essen, seine fedrigen

Sprossen als Gemüse verarbeiten oder sich morgens aus den Samen einen Tee zubereiten: In jedem Fall wird der Fenchel Ihnen helfen. Versuchen Sie es mit einem Aufguß der Samen: einen Eßlöffel zerstoßener Samen 5 Minuten in 600 ml Wasser kochen. Das Ganze filtern und abkühlen lassen. Man kann dies mehrmals am Tag als Kompresse benutzen, besonders wenn man mit Bindehautentzündung oder entzündeten roten Augen zu tun hat.

Wer auch immer täglich Fenchel oder seine Samen ißt, wird schnell bemerken, daß diese die Bildung ungesunden Schleims verhindern oder auch das Verfaulen von innen heraus. Er verhindert Mundgeruch und hilft den Augen, daß sie wieder gut sehen können. Ihre Wärme und Stärke kehrt wieder zurück.

(Die Heilige Hildegard von Bingen)

Der amerikanische Fachautor in Sachen Gesundheit, Lelord Kordel, listet in seinem wunderschönen Buch mit dem Titel »Natural Folk Remedies« eine ganze Anzahl von Arzneien auf, die er überall auf der Welt bei Augenproblemen finden konnte. Bei einem englischen Rezept löst man 3 Eßlöffel **Honig** in 2 Tassen kochendem Wasser auf, rührt solange, bis sich der Honig völlig aufgelöst hat, läßt das Ganze anschließend abkühlen, und nun hat man ein Augenbad. Manche Stars in Hollywood haben, wie andere Menschen auch, mittlerweile die Gaben des **Kohls** entdeckt. Man kann die Augen, die einen ganzen Tag lang das grelle Scheinwerferlicht ertragen mußten, mit einer Packung aus Kohlblättern behandeln. Diese wurden zuvor mit Hilfe von kochendem Wasser etwas weicher gemacht, aber man darf sie niemals kochen. Zum Schluß noch zwei Arzneien aus der

Küche gegen müde Augen: Man kann sich eine Kompresse aus sehr fein geriebenen **Kartoffeln** machen, die man in ein Stück sterilen Mull einpackt und dann leicht über die Augen ausbreitet – die gleiche Wirkung kann man sogar schon mit Kartoffelscheiben erreichen. Um entzündete und brennende Augen zu behandeln, können Sie zudem eine Kompresse aus sehr fein geriebenen **Gurken** herstellen.

Mund, Zähne und Zahnfleisch

Es ist schon erstaunlich, wenn man erfährt, daß die Hälfte aller großen Schönheiten unserer Geschichte ziemlich schlechte Zähne hatte.
Die Zahnpflege und Zahnbehandlung ist in unserer Zeit immer wichtiger geworden, und wir können froh sein, daß die Forschung und Technik mittlerweile einen so hohen Standard erreicht hat. Bei der modernen Ernährung ist das auch wirklich nötig: Zurückgehendes, entzündetes Zahnfleisch, Karies und »lose« Zähne – wie man es in den alten Pflanzenheilbüchern nennt – sind sehr verbreitet, sogar unter den Leuten, die regelmäßig ihren Zahnarzt aufsuchen.
Das Zahnfleisch, das Innere unseres Mundes und die Zunge sind das obere und sichtbare Ende unseres langen Verdauungstraktes. Alle Probleme, die sich im Verdauungssystem zusammenbrauen, sind ziemlich schnell auch an dem Zustand in unserem Mund abzulesen. Und so ist es noch gar nicht so lange her, daß jeder Arzt seinen Patienten zuerst einmal bat, seine Zunge herauszustrecken – die traditionell arbeitenden chinesischen Ärzte machen das noch heute –, weil die Zunge ein solch guter Indikator für den gesamten Gesund-

heitszustand des Verdauungstraktes ist. Vitamin-B-Mangelerscheinungen zeigen sich hier ziemlich bald. Sollten Sie nicht genug Vitamin C bekommen, so wird Ihr Zahnfleisch sehr rasch zu bluten beginnen – die Seeleute früherer Zeiten, die Skorbut hatten, verloren oft ihre gesamten Zähne. Essen Sie wegen des B-Komplexes und der Mineralien sehr viel Vollkorn-Nahrungsmittel. Wenn möglich, sollten Sie stets zu organisch gewachsenen Früchten und Gemüsen greifen. Diese allein sind relativ frei von Pestiziden. Andernfalls waschen Sie alles sehr gut ab und essen Sie die Schalen mit, denn diese sind unerläßlich für gesunde und starke Zähne, weil sie sehr viel Silizium enthalten (vgl. das Kapitel zum Thema »Haut«, Seite 184 ff.).

Manche Menschen kommen mit starken, weißen und gesunden Zähnen auf die Welt und haben niemals Probleme damit, egal, was sie auch essen. Andere haben dunkle, glanzlose Zähne und Löcher ohne Ende. Es ist zum Teil auch Glückssache, aber wenn Sie nicht mit so wundervollen Zähnen geboren wurden, gibt es doch eine Menge, das Sie tun können, um sie zu stärken und dafür zu sorgen, daß ein kräftiges, gesundes Zahnfleisch sie schön festhält, und zwar ein ganzes Leben lang.

Mittlerweile ist allgemein bekannt, daß man regelmäßig zur Untersuchung zum Zahnarzt gehen sollte und zudem für eine richtige Ernährung sorgen muß, um die Zähne und das Zahnfleisch auch von innen gut zu versorgen.

Es gibt Kräuter und Heilpflanzen, die Sie dabei unterstützen, Ihre Zähne stark, Ihr Zahnfleisch kräftig und gut durchblutet, Ihre Zunge kribbelnd-sauber zu halten und Ihren Atem so frisch wie den Duft einer Rose werden zu lassen. Da die Schleimhaut des Mundes und des Zahnfleisches sehr absorptionsfähig ist, werden sowohl

Nährstoffe als auch Verbindungen mit einer bestimmten pharmakologischen Wirkung sehr rasch aufgenommen und in den Blutkreislauf weitergeleitet. Das gilt für die Kräuter, die man im Mund hält, genauso wie für jede Art von Mundspülung oder alles, was direkt auf das Zahnfleisch gegeben wird.

Aloe Vera ist bei der Gesundheitspflege und Hygiene der Zähne sehr gut einzusetzen. Es fördert die Heilung von geschädigtem Gewebe, wirkt Reizungen und Entzündungen entgegen und hat einen leichten örtlich betäubenden Effekt, den man sehr gut nach Zahnoperationen oder bei Mund- bzw. Zahnfleischgeschwüren nutzen kann. Geben Sie etwas davon direkt auf Ihr Zahnfleisch. Auch gegen Infektionen wirkt es sehr gut. In Diane Gages Buch »Aloe Vera« wird gezeigt, daß dieser Stoff besonders gut gegen fünf verschiedene Arten eines Mikroorganismus wirkt, der Karies verursacht.

In den 30er Jahren dieses Jahrhunderts setzten die Zahnärzte auf der ganzen Welt begeistert das **Teebaumöl** ein, das sie aus Australien importierten. Es wurde lange Zeit in der wissenschaftlichen Fachpresse als »nicht toxisch, keine Reizungen hervorrufend und elf- bis dreizehnmal stärker als das keimtötende Mittel Karbol« angesehen. Der Teebaum geriet danach unglücklicherweise als ein orales antiseptisches Mittel und als Helfer bei der Mundhygiene größtenteils in Vergessenheit. Aber mehr und mehr entdecken mittlerweile Millionen von Menschen, wie sauber, frisch und gesund gerade der Teebaum Mund und Zahnfleisch halten kann.

Teebaumöl verhindert Karies und hilft besonders bei Infektion im Mundraum

Der Teebaum wirkt gegen eine außergewöhnlich große Anzahl von infektiösen Mikroorganismen, einschließlich derer, die größtenteils für Karies und viele Zahn-

fleischerkrankungen verantwortlich sind. Sollte Ihr Zahnfleisch zurückgehen und an den Zähnen große Taschen bilden, die leicht von Infektionen heimgesucht werden können, spülen Sie täglich mit Teebaumaufgüssen.
Natürlich sollten Sie auch nicht vergessen, regelmäßig zum Zahnarzt zu gehen, der Sie zusätzlich bei der Lösung Ihrer Probleme unterstützen wird. Das Teebaumöl kann man direkt auf das Problemzahnfleisch geben, und zwar indem man ein Baumwollpad damit tränkt. Außerdem läßt sich eine Mundspülung zubereiten: Geben Sie 3–4 Tropfen des Teebaumöls auf eine Kaffeetasse Wasser und verteilen Sie die Flüssigkeit im Mund vorsichtig hin und her. **Propolis** (der Wabenbaustoff der Bienen) ist eine klebrige, harzige Substanz, die von den fleißigen Bienen aus den Blattknospen und Rinden bestimmter Bäume hergestellt wird und im Bienenstock wie der Zement eines Maurers verwandt wird. Die erstaunlichen antibiotischen Wirkkräfte dieser Substanz konnten in klinischen Studien nachgewiesen werden, und gerade bei Infektionen des Halsbereiches und des Mundes ist sie besonders gut einsetzbar. Unter den Inhaltsstoffen des Propolis gibt es eine Anzahl von aromatischen Extrakten, die für ihre entzündungshemmende Wirkkraft verantwortlich sind sowie für den stimulierenden Effekt auf die örtliche Blutzirkulation. Es enthält ebenso Spuren einer ganzen Anzahl von Mineralstoffen, die sehr wichtig für die Gesundheit der Zähne, der Knochen und des Bindegewebes sind. Dazu gehören Silizium und auch Eisen. Propolis ist nicht nur ein wirkungsvolles Lokalantiseptikum, das lindert, einen leichten anästhetischen Effekt aufweist und die Heilung fördert, sondern es ist zudem ein wichtiger Nährstofflieferant

für den gesamten Mundbereich. Als solches läßt es sich in sehr vielen verschiedenen Produkten wiederfinden. Sie können Propolis als Tinktur verwenden und es direkt auf die entzündeten Stellen im Mund geben – das ist auch die effizienteste Methode, die ich kenne, um die Schmerzen und Unannehmlichkeiten zu behandeln. Oder Sie nehmen ein Stückchen Baumwollstoff, weil sie damit die Stellen des Zahnfleisches erreichen können, an die man sonst nicht gut herankommt.

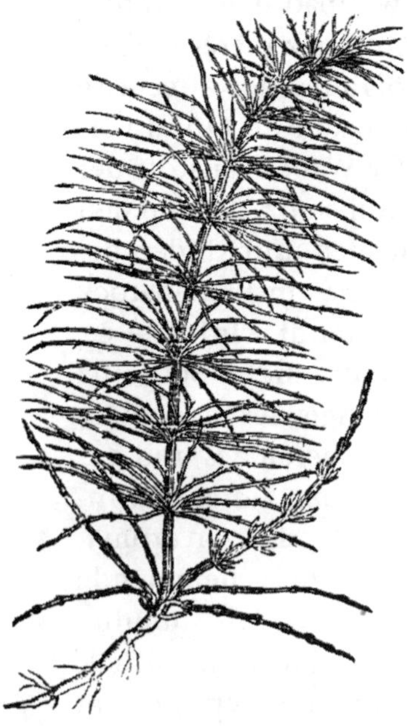

Eine andere Möglichkeit ist, einige Tropfen auf die Zahnbürste zu sprenkeln, um anschließend die gesamten Zähne und das Zahnfleisch rundherum damit zu bearbeiten. Geben Sie einen Teelöffel auf ein halbes Glas Wasser und nehmen Sie diese Flüssigkeit zur Mundspülung bzw. zum Gurgeln. Sie haben auch die Möglichkeit, Propolis-Pastillen zu kauen, zudem gibt es Zahnpasten auf dem Markt, die Propolis enthalten.

Sesam und **Sonnenblumenkerne** sind reich an Mineralien, die man unbedingt braucht, um starke Zähne und gesundes Zahnfleisch zu bekommen. Kauen Sie sie ganz langsam.

Moderne Herbalisten verwenden **Echinacea**, um gegen Infektionen vorzugehen und die Selbstheilungskraft des Körpers zu stärken und zu fördern. Nehmen Sie einen halben Teelöffel der Tinktur auf ein halbes Glas Wasser. Das kann Ihnen als Mundspülung dienen und wird Ihnen ein nachhaltiges Frischegefühl im Mund liefern, zudem der Stärkung und Belebung Ihres Zahnfleisches dienlich sein. Kein anderes Kraut ist reicher an Silizium als der **Schachtelhalm**. Gurgeln Sie mit einem Schachtelhalm-Aufguß, so verhelfen Sie Ihren Zähnen, Ihren Knochen und Ihrem Zahnfleisch zu einer äußerst nützlichen Dosis davon. Wegen der wichtigen Rolle des Siliziums für das Bindegewebe eignet sich der Schachtelhalm auch zur Heilung von wunden Stellen und Hautabschürfungen. Lesley Tiera hat ein wunderbares Rezept ausgearbeitet, um selbstgemachtes Zahnpuder mit dem Hauptwirkstoff Schachtelhalm herzustellen. Kombinieren Sie zu gleichen Teilen pulverisierte Myrrhe, Zimt, Wacholderbeerenrinde, Schachtelhalm und Echinacea. Dann geben Sie halb so viel pulverisierten Feigenkaktus, Cayennepfeffer und Back-Soda hinzu. **Myrrhe** dient uns auch schon seit Menschengedenken als Arznei bei Wunden. Gerade bei den alten Griechen wurde sie wegen ihrer antiseptischen und heilenden Kräfte sehr geschätzt. Die adstringierende **Wacholderbeere** wird Ihr Zahnfleisch stärken und anregen. Die Siedler in Nordamerika nannten den **Feigenkaktus** damals auch »Zahnschmerzbaum«, sobald sie von den eingeborenen Indianern gelernt hatten, welche antiseptischen und heilenden Kräfte von dieser Pflanze ausgingen. Der **Cayennepfeffer** wird die örtliche Zirkulation in Schwung bringen. »Ich habe einen Freund«, berichtet Lesley, »der bislang um jede Zahnoperation herumgekommen ist, weil er seine Zähne täglich mit Cayennepuder bearbeitet.«

Die Myrrhe-Tinktur ist ein großartiger Nothelfer bei jeder Art von Infektionen im Mund oder speziell am Zahnfleisch. Sie vermag sie in bemerkenswerter Schnelligkeit zu lindern und auch zu heilen. Sie wirkt stärkend und stimulierend auf das Zahnfleisch, obwohl sie sehr bitter schmeckt. Geben sie 3–4 Tropfen auf ein halbes Glas Wasser und spülen Sie damit Ihren Mund gründlich aus.

Schlagen Sie auch das Kapitel »Erste Hilfe« auf (vgl. Seite 356 f.), dort steht etwas über die Verwendung von **Nelken** bei Zahnschmerzen und wie man damit Zahnfleischinfektionen hilfreich begegnen kann.
Niemand wird eine Entschuldigung dafür brauchen, wenn er im Sommer **Erdbeeren** in großen Mengen genießt. Sagen Sie sich außerdem immer dabei, wie gut sie Ihnen auch tun. Erdbeeren helfen Ihnen, Ihre Zähne von Belägen zu befreien – natürlich nur solange, wie Sie genug davon essen.
Die **Heidelbeere** ist eine andere Frucht, die in der Zahnhygiene Wunder bewirken kann. Sie wirkt adstringierend und antiseptisch und ist daher bei Mundgeschwüren, wunden Stellen und Infektionen des Zahnfleisches gut zu verwenden. Nehmen Sie einen Mundvoll davon und kauen Sie sie sehr, sehr langsam. Anschließend können Sie sie ja auch ausspucken, wenn Sie sie nicht essen wollen.
Alle Beeren sind sehr gute Quellen für Mineralien, Vitamin C und Beta-Karotine. Ebenso enthalten sie Flavonoide und andere Verbindungen, die ihre herausragende antiseptische Wirkung noch verstärken. Essen Sie sie immer ganz langsam, so daß alle Nährstoffe von der Schleimhaut gut absorbiert werden können, auf diese Weise werden Ihre Zähne und Ihr Zahnfleisch besonders gestärkt. **Schwarze Johannisbeeren** und **Kirschen** sind ebenso für den gesamten Mundbereich gut. In einer Studie konnte nachgewiesen werden, daß eine in

schwarzen Kirschen enthaltene Verbindung effizient dabei half, die Plaquebildung zu verhindern.

Brombeerblätter sind seit altersher auf dem Land ein wichtiger Bestandteil für Tee, und zwar verwandte man sie in der Zeit, als Tee noch sehr, sehr teuer und ein Luxusgut war.

Die, die ihn regelmäßig tranken, stellten schnell fest, daß ihre Zähne und ihr Zahnfleisch sehr viel gesünder aussahen. Brombeerblätter sind berühmt für ihre belebende Wirkung, ihre antiseptische und regenerative Kraft, die sich besonders auf die Schleimhäute im Mund auswirkt. Kauen Sie sie, solange sie grün und frisch sind (Sie können sie ebenso wie die Heidelbeeren hinterher ausspucken).

Einmal die Woche – aber nicht öfter – sollten Sie sich Ihre Zähne mit frisch gepreßtem Zitronensaft putzen.

Putzen Sie Ihre Zähne einmal in der Woche mit Zitronensaft

Es wirkt ziemlich demoralisierend, wenn einem jemand sagt, daß man einen schlechten Atem habe. Vielleicht ist aber ein Zahnproblem der Grund? Oder vielleicht hat es auch mit Ihrem Verdauungssystem zu tun? Versuchen Sie es einmal mit dem folgenden Rezept: Putzen Sie Ihre Zähne immer sehr gründlich. Geben Sie anschließend einige Tropfen Teebaumöl oder Propolis-Tinktur auf Ihre Zahnbürste, um damit ein letztes Mal zu spülen. Kauen Sie öfter **Minzeblätter**, frische **Petersilie**, frisches **Estragon**, **Fenchelsamen**, **Kaffeebohnen**, **Kardamomschalen** oder **Kuminsamen**. Eine andere Möglichkeit: Nehmen Sie einen Tropfen des ätherischen Pfefferminzöls auf einem Eßlöffel Wodka oder Milch und verteilen Sie es einige Minuten lang gründlich in Ihrem Mund. Zerstoßen Sie einige Nelken und lassen Sie sie in einer Tasse kochenden Wassers 5 Minuten lang ziehen, abkühlen, und schon haben Sie eine

Mundspülung. Sie können auch aus Lavendel, Rosmarin oder Salbei einen starken Aufguß machen und ebenso als Mundspülung verwenden. Das Schöne an all diesen Rezepten ist, daß dadurch Ihr Atem nicht irgendwie süßlicher wird. All diese Wirkstoffe sind ebenso ein gutes Tonikum für Ihre Zähne und Zahnfleisch. Sollte ein Zahnproblem der Grund für Ihren weniger frischen Atem sein, werden sie Ihnen auch sicherlich hier bei der Lösung des Problems helfen.

Salbei wirkt besonders belebend und stimulierend auf das Zahnfleisch und die Schleimhäute. Früher rieben die Frauen ihre Zähne mit Salbeiblättern ab, um sie weißer zu machen und ihr Zahnfleisch zu stärken. Haben Sie eine gesunde, schöne Salbeipflanze in Ihrem Garten oder auf Ihrem Fensterbrett, so folgen Sie doch einfach diesem Beispiel. Sie können auch Ihren eigenen Salbei-Zahnpuder herstellen, und zwar folgendermaßen: Zupfen Sie eine Handvoll Salbeiblätter ab, waschen Sie sie, zerkleinern Sie sie in einer Presse und einem Mörser und legen Sie die Masse in ein ofenfestes Gefäß zusammen mit einem Eßlöffel Meersalz. Vermischen Sie das Ganze und backen Sie es bei milder Hitze, bis die Blätter knistern und ganz trocken sind. Dann mahlen Sie sie in einer Kaffeemühle. Verwenden Sie den Puder ruhig täglich.

In derselben Art und Weise können Sie auch **Schachtelhalm-Zahnpuder** herstellen, und Sie können beides auch miteinander vermischen. Aus einem Aufguß aus Salbei – 4–5 Minuten sollten die Blätter in einer Tasse voll kochendem Wasser verbleiben, anschließend 5 Minuten abgedeckt ziehen lassen – kann man eine ausgezeichnete antiseptisch wirkende Mundspülung zubereiten, die zudem einen kühlenden, frischen Geschmack

aufweist. Geben Sie immer eine Prise Cayennepfeffer hinzu, um die Wirkung noch zu verstärken.
Auch aus **Rosen** kann man eine wirkungsvolle Medizin herstellen. Unter Herbalisten ist allgemein bekannt, daß die dunklen, roten Rosen mehr Wirkkraft aufweisen als die blasseren Farben oder gar die weißen. Sollten Sie rote Rosen in Ihrem Garten haben, so sammeln Sie die Blätter, wenn sie vollkommen verblüht sind, legen Sie sie in eine Schale und gießen Sie kochendes Wasser darüber. Das Wasser wird sofort eine schöne dunkelrote Farbe bekommen, und Sie können es als eine besonders wirkungsvolle Mundspülung verwenden. Das Rosenwasser wirkt reinigend und stärkend auf das Zahnfleisch und die Schleimhäute. Noch besser ist, wenn Sie einen Essigextrakt bereiten. Geben Sie 60 g Blütenblätter in 750 ml guten Rotweinessig, so daß die Blätter vollkommen bedeckt sind. Verschließen Sie das Gefäß gut und lassen Sie das Ganze eine Woche lang ziehen. Schütteln Sie von Zeit zu Zeit. Filtern Sie und gießen Sie die Flüssigkeit in eine schöne Flasche. Vergessen Sie nicht, ein Etikett mit dem genauen Inhalt darauf zu kleben, und heben Sie sie in Ihrem Badezimmer auf. Von Zeit zu Zeit sollten Sie etwa einen Eßlöffel in ein kleines Glas mit warmem Wasser geben und damit gurgeln.
Belebend und klärend wirkt auch die **Große Klette**. Sie tötet eine ganze Reihe von Mikroorganismen ab, die für Mund- und Zahnfleischinfektionen verantwortlich sind. Machen Sie also ein Dekokt aus einem Teelöffel der Wurzel, lassen Sie es in einer Tasse Wasser 15 Minuten lang simmern. Verwenden Sie dies als Mundspülung, halten Sie die Flüssigkeit so lange wie möglich im Mund. Das läßt sich beispielsweise gut machen, während man ein schönes Buch liest. Spucken Sie danach alles aus oder trinken Sie den Rest als Tee.

Der **Acker**- bzw. **Odermennig** enthält Siliziumspuren, aber auch Eisen und einige B-Vitamine. Er wirkt belebend, heilend und unterstützt das Zahnfleisch. Machen Sie einen Aufguß aus einer Tasse kochenden Wassers und 1 1/2 Eßlöffeln getrockneter Kräuter. Lassen Sie das Ganze 10–15 Minuten ziehen. Sollten Sie sehr tapfer sein, so versuchen Sie, ein Stück **Meerrettichwurzel** zu kauen. Sie ist reich an Mineralien, enthält den reinigenden Schwefel und hat auch viel lebenswichtiges Vitamin C. Allgemein wird Meerrettich als großartiges Stimulans erachtet – aber er ist nur für die Hartgesottenen geeignet...

Eine andere Arznei kommt aus dem Mittelmeerraum und ist gegen blutendes, entzündetes Zahnfleisch wie folgt zu verwenden: Lassen Sie einige **Olivenbaumblätter** abgedeckt mit 200 ml Wasser ungefähr 20 Minuten lang simmern. Danach abkühlen lassen, filtern und als Mundspülung verwenden. **Hauswurz-(Dachwurz-)Blätter** wirken auch adstringierend und heilend. Kauen Sie ein Stückchen Blatt und halten Sie es für einen Moment oder länger in Ihrem Mund.

Die Haut

Die beste Ernährung für eine gesunde Haut ist ganz einfach eine gute Ernährung. Wenn Sie gut essen, sehen Sie auch gut aus.

Es gibt jedoch Wundernahrung, mit der Sie Ihre Haut besonders gut von innen ernähren können. Essen Sie reichlich von den leuchtendroten, gelben, orangefarbenen oder grünen Früchten und Gemüsesorten: **Aprikosen**, **Apfelsinen**, **Paprika**, **Möhren**, **Erdbeeren** und **Broccoli**. Sie sind reich an Karotinpigmenten, die unser

Körper in Vitamin A – extrem wichtig für gesunde Haut – und viele andere Nährstoffe umwandelt (von denen manche bisher noch nicht identifiziert worden sind). Integrieren Sie in Ihre Diät blutreinigende, blutbildende und mineralienreiche Grünpflanzen wie **Löwenzahn**, **Brennesseln**, **bitteren Chicoree**, **Brunnenkresse** und **Vogelmiere**. Diese Pflanzen haben ferner einen hohen Gehalt an blutanreicherndem Chlorophyll.

Sonnenblumen-, **Kürbis-** und **Sesamkerne** sind reich an Zink und anderen Mineralien, die wichtig für die Gesundheit, die Reparatur und die Pflege einer schönen Haut sind. Darüber hinaus sollten Sie dafür sorgen, daß in Ihrer Diät die essentiellen Fettsäuren enthalten sind, die Ihrem Körper durch öligen Fisch wie **Makrelen**, **Sardinen** und **Lachs** sowie durch besonders reines **Olivenöl** zugeführt werden.

> *Brunnenkresse. ... Die zerstoßenen Blätter oder der Saft können nachts auf das Gesicht oder andere Bereiche, die durch Sommersprossen, Pickel oder Flecken beeinträchtigt sind, aufgetragen und am Morgen wieder abgewaschen werden. ... Brunnenkressesuppe ist ein gutes Mittel zur Blutreinigung im Frühling... und zur Beseitigung der fettigen Launen, die der Winter zurückgelassen hat: Wer gesund leben will, sollte bitteschön seinen Nutzen daraus ziehen, wer nicht, dem kann ich nicht helfen. Falls jemand sich nichts aus Suppen macht, kann er das Kraut auch als Salat essen.*
>
> *»The Complete Herbal« (Nicholas Culpeper)*

Silizium ist ein Mineral, das für die Haut von besonderer Bedeutung ist. Bislang hat man dieses wichtige Mineral nur wenig erforscht, seine Bedeutung zeigt sich jedoch an der großen Menge, in der es in unserem Körper vorkommt – fast die Hälfte der Zinkmenge. Ein großer Teil

des Siliziums findet sich in gesundem Bindegewebe, das für die zarte Elastizität der Haut sorgt.
Mehr über Silizium und über die Lebensmittel und Kräuter, in denen es enthalten ist, erfahren Sie im Kapitel über den Blutkreislauf, S. 227. Ernährungstips oder Hilfe bei speziellen Hautproblemen wie Akne finden Sie im Kapitel über die Haut, in Teil 3 »Arzneien«, S. 211.

Manche Menschen betrachten Molke als gesundes kaltes Getränk für Fieberpatienten, und in ländlichen Gegenden waschen die jungen Mädchen ihre Gesichter mit einfacher kalter Molke, um ihren Teint zu verschönern. Für beide Zwecke sollte die Molke ohne Wein zubereitet werden. Man fügte der kochenden Milch Essig oder frischen Zitronensaft hinzu und verdünnt die rahmfreie Milch mit ausreichend heißem oder kaltem Wasser.

»Herbal Simples« (W.T. Fernie, 1914)

Zitronen- und Orangensaft wirken positiv auf den Säuremantel der Haut

Einige der besten Hautnahrungen haben äußerlich angewandt eine gute Wirkung, da sie schnell von der Haut aufgenommen werden und die Nährstoffe auf direktem Wege an ihr Ziel gelangen. Daher beeilen sich die großen Firmen für Schönheitsprodukte mit der Herstellung von Hautpflegemitteln, die Antioxidantien enthalten, welche der Aktivität der freien Radikalen entgegenwirken, die für Hautalterung und Falten verantwortlich sind. Auf die Haut appliziertes Obst und Gemüse hat örtlich außerdem eine stärkende, stimulierende, beruhigende und belebende Wirkung.
Das neue Schlagwort bei der Hautpflege sind die AHAs oder Alpha-Hydroxysäuren. Diese Säuren wurden in den 70er Jahren erstmals von Kosmetikchemikern in Rezepturen verarbeitet und basieren auf Säuren, die unter

anderem in Zitrusfrüchten, Weintrauben und in der Passionsfrucht vorkommen, sowie auf Milchsäure, die in Molke enthalten ist.

Die Wundertätigkeit der AHAs besteht darin, daß sie den pH-Wert der Haut auf sein optimales Niveau korrigieren. Dadurch kann die oberste Schicht toter Hautzellen abgestoßen werden. Bei junger Haut werden diese toten Zellen regelmäßig abgestoßen, bei alter Haut kann es jedoch zu Ablagerungen kommen, die ihr ein stumpfes, lebloses Aussehen verleihen und kleine Falten akzentuieren. Diese Entdeckung liefert die Begründung dafür, warum Zitronen- und Orangensaft schon vor Jahrhunderten direkt auf der Haut angewandt wurde. Das gilt zweifellos auch für andere Früchte, die schon seit langem beliebte Schönheitsmittel sind. Die Wirksamkeit der jetzt auf dem Markt befindlichen Cremes auf AHA-Basis betont einmal mehr die große Bedeutung des Säuremantels der Haut.

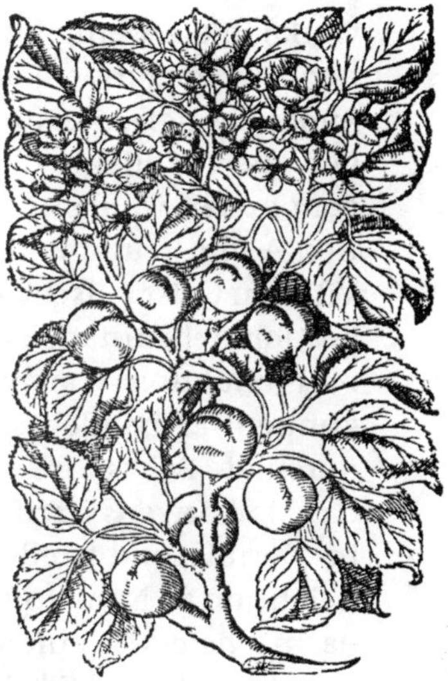

Möhrensaft trägt zur Frische und Geschmeidigkeit der Haut bei, beseitigt Makel und liefert reichlich Beta-Karotin und Vitamin C.

Tomaten festigen, tönen und erfrischen die Haut. Ferner helfen sie bei der Beseitigung von Mitessern. Ein weiteres hervorragendes Mittel gegen Mitesser ist **Kopfsalatsaft** mit geschlagenem Eiweiß.

Gurkensaft beruhigt die Haut und macht sie weich. Benutzen Sie ihn, nachdem Ihre Haut beißendem Wind oder starker Sonneneinwirkung ausgesetzt war. Er trägt außerdem zur Reinigung der Haut bei. Raspeln Sie die Gurke in ein wenig Joghurt oder Sahne. Dies kühlt und beruhigt entzündete oder fleckige Haut.

Avocados liefern nährende und leicht zu absorbierende Öle, die vor allem von trockener Haut bereitwillig aufgenommen werden. Sie sind reich an den Antioxidantien A und E und enthalten zudem eine kleine Menge Vitamin C. Israelische Forschungen haben ergeben, daß bestimmte Substanzen des Avocadofleisches eine höhere Produktion von embryonalem Collagen auslösen können. Es handelt sich dabei um die lösliche Sorte, durch die Babys ihre weiche Haut bekommen. Das Öl – das Sie übrigens auch allein benutzen können – dringt in Dermis und Epidermis ein und bringt so seinen Reichtum an Nährstoffen zu ihrem Einsatzort. Wenn Sie das nächste Mal eine Avocado essen, sollten Sie etwas von ihrem Fleisch übriglassen. Streichen Sie Ihr Gesicht damit ein und warten Sie 10–15 Minuten. Dann mit warmem Wasser abspülen. Sie können Ihr Gesicht auch einfach mit der cremigen Innenseite der Avocadohaut einreiben.

Während Ihres nächsten Urlaubs am Mittelmeer, wenn der örtliche Markt voller weicher, reifer **Aprikosen** ist, sollten Sie sich eine davon aufsparen und das weiche, saftige Fleisch über Ihr Gesicht reiben. Dies ist ein wundervolles Tonikum für Ihre Haut. Aprikosen sind ferner reich an dem Antioxidans Beta-Karotin, das Ihre Haut als Sonnenschutz benötigt.

Apfelsaft ist ein Ganzjahrestonikum, das zur Festigung der Haut im Gesichts- und Nackenbereich beiträgt. Tupfen Sie ihn großzügig mit Baumwollpads auf, belassen

Sie ihn ein paar Minuten auf der Haut und spülen Sie ihn dann ab.
Zitronensaft ist ein weiteres Kosmetikum mit einer uralten Reputation bei der Hautpflege. Er ist besonders gut gegen fettige Haut. Tupfen Sie ihn vor dem Schlafengehen auf, nachdem Sie Ihre Haut gereinigt haben, und lassen Sie ihn über Nacht auf der Haut trocknen. Zitronensaft fördert die Mikrozirkulation der Haut, hellt den Teint auf und hilft bei der Beseitigung von Mitessern und anderen Unreinheiten. Sein hoher Gehalt an Antioxidantien macht Zitronensaft zu einem hervorragenden Mittel gegen Falten. Daniele Ryman empfiehlt, ihn mit destilliertem Wasser oder Mineralwasser zu verdünnen und sanft in die Falten zu massieren, vor allem im Bereich um den Mund und die Augen.
Seit Jahrtausenden gilt die **Rose** als Sinnbild für weibliche Schönheit. Ihr Duft wird ebenso gepriesen wie ihre glühenden Farben. Noch in diesem Jahrhundert gab es in Apotheken Rosenhonig, Rosensirup, Rosenkonfekt, Rosenwassersalbe und eine unter anderem mit Mandeln, Bienenwachs und Spermazeti sowie dem Öl der Bergamotte und Lavendel hergestellte Rosenlotion zu kaufen. Auch heute noch erhalten Sie in Apotheken destilliertes Rosenwasser, eines der billigsten milden und beruhigenden Adstringentien, das in vielen selbstgemachten Kräuterkosmetika vorkommt.
Generationen von Frauen haben ihr eigenes **Holunderwasser** destilliert, ein Stimulans und ein mildes Adstringens, von dem sie glaubten, daß es die Haut weißer macht.
In heutigen Sortimenten zur natürlichen Hautpflege tauchen drei Kräuter immer wieder auf: **Beinwurz**, **Calendula (Ringelblume)** und **Kamille**. Dieses außergewöhnliche Trio, das man in jedem Garten problemlos

anpflanzen kann, besitzt einzigartige Kräfte, die die Haut weichmachen, beruhigen, schützen und heilen. Beinwurz fördert das Wachstum bzw. die Regeneration von Hautgewebe im gesamten Körper, einschließlich des Bindegewebes, das so wichtig für feste, jugendliche Haut ist.

Die Ringelblume oder Calendula beseitigt jede Hautinfektion auf schnellstem Wege und ist gegen Pilz-, Viren- und Bakterieninfektionen wirksam. Durch ihre entzündungshemmende und sanft adstringierende Wirkung ist sie ferner ein großer Wunderheiler und hilft gegen spröde Haut und Krampfadern.

Kamille lindert, heilt, bekämpft Entzündungen und stimuliert die Zellregeneration. Echte Kamille – Matricaria chamomilla – ist die bei der Hautbehandlung am häufigsten verwendete Sorte. Sie enthält hohe Mengen einer fettigen Substanz namens Azulen, die außergewöhnlich heilende, antibakterielle und entzündungshemmende Eigenschaften besitzt.

Alle drei können zu einem starken Aufguß verarbeitet werden. Man läßt diesen dann abgedeckt ziehen, seiht ihn durch, läßt ihn abkühlen und verwendet ihn morgens und abends als Gesichtsspülung. Bewahren Sie ihn im Kühlschrank auf, aber nicht länger als 24 Stunden, und verwenden Sie den Rest als Badezusatz. Sie können diese Kräuter auch für ein Gesichtsdampfbad verwenden (siehe S. 352 f.) oder eine Handvoll der frischen Blätter oder Blüten zu Ihrem eigenen Öl verarbeiten. Befolgen Sie die Anweisungen zur Herstellung eines Ölaufgusses auf S. 350.

So macht man Kamillenöl
Nehmen Sie 800 ml Öl und 60 g Kamillenblüten und lassen Sie sie nach dem Pflücken einen Tag trocknen. Geben Sie dann das Öl und die Blüten in ein Glas. Schließen Sie die Öffnung dicht ab und lassen Sie es 40 Tage lang in der Sonne stehen.

The Good Housewife's Handbook, 1588
zitiert aus »A Garden of Herbs« (Eleanor Sinclair Rohde)

Apfelsinen sind großartig für Ihre Haut. Nehmen Sie das Fruchtfleisch einer ganzen Apfelsine und verarbeiten Sie es zu einem weichen Püree, das Sie dann auf Ihr Gesicht, Ihren Hals und Ihre (frisch gewaschenen) Hände auftragen. Etwa 20 Minuten einwirken lassen und mit lauwarmen Wasser abwaschen. Dies verschafft Ihrer Haut nicht nur ein angenehm frisches Prickeln, sondern führt ihr auch etwas Vitamin C und Beta-Karotin sowie den mit Vitamin P bezeichneten Bioflavonoid-Komplex zu, der die winzigen Kapillaren stärkt und Sie so vor unansehnlichen kaputten Venen schützt.
Zur Verbesserung fettiger Haut nimmt man einen Teil frisch gepreßten Apfelsinensaft auf vier Teile **Rosenwasser** oder destillierten **Hamamelis**, beides Mittel, die Sie billig in Ihrer Apotheke bekommen. Benutzen Sie es als Tonikum.
Eine feuchtigkeitsspendende, belebende Maske aus geraspelter Apfelsinenschale und Joghurt gibt Ihrem Gesicht das alte Strahlen zurück.
Blütenessige waren vor allem bei den Frauen des viktorianischen Zeitalters ein beliebtes Hauptpflegemittel. Sie bespritzten nach dem Baden ihren Körper damit oder benutzten sie – gut verdünnt – als Tonikum für ihren Teint. Sie würden vermutlich nicht auf die Idee kommen, daß Essig Ihre Haut weich und zart macht,

aber genau dies tut er, wenn man ihn behutsam anwendet. Er baut den natürlichen Säuremantel der Haut wieder ab, der durch Seife und alkoholhaltige Lotionen beschädigt werden kann. Nehmen Sie **Rosenblütenblätter** für einen wunderschön gefärbten Rosenessig. Pflücken Sie die Blütenblätter am frühen Morgen, schneiden Sie die weißen Blattansätze ab und geben Sie ein paar Handvoll davon in einen Krug oder ein Glas mit großer Öffnung. Mit einem guten Weißwein oder Apfelessig abdecken, 3 Wochen einweichen lassen, dann den Essig abseihen und in eine Flasche füllen. Sie können ihn mit der gleichen Menge Rosenwasser verdünnen. Wie alle Essige verdünnt man das Produkt zum Gebrauch im Verhältnis 1 zu 4 mit Wasser.

Orangenblütenwasser wirkt angenehm erfrischend und ist gut für junge und problematische Haut

Lavendelessig war früher einmal sehr beliebt. Man läßt die frisch gepflückten Blütenspitzen eine Woche lang in Weißweinessig einweichen, wobei die Flasche von Zeit zu Zeit geschüttelt werden sollte. Lavendel wirkt lindernd und antiseptisch bei Hautproblemen, hilft bei der Regulierung überaktiver Talgdrüsen und stimuliert das Wachstum gesunder, neuer Hautzellen.

Aromatischer Toilettenessig

Trocknen Sie eine reichliche Menge Rosenblätter, Lavendelblüten und Jasminblüten. Wiegen Sie sie ab und geben Sie auf je 120 g Rosenblätter (Rosenblüten) je 30 g Lavendel und Jasmin. Das Ganze tüchtig vermischen, 1 l weißen Essig darübergießen und gut schütteln. Dann einen halben Liter Rosenwasser hinzugeben und erneut schütteln. Zehn Tage lang stehenlassen, danach durchseihen und in eine Flasche füllen.

»A Modern Herbal« (Mrs. M. Grieve, 1931)

Apfelessig ist eines der billigsten Kosmetika, die es gibt. Sie können ihn im Verhältnis 1 zu 6 mit Mineralwasser oder Leitungswasser verdünnen.

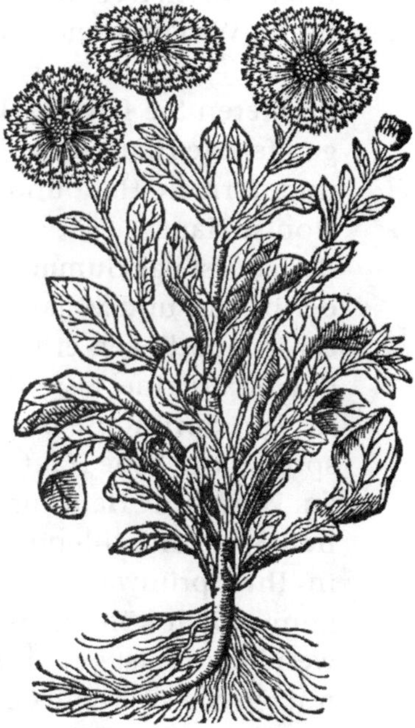

Kohlensäurehaltiges Mineralwasser wirkt unwahrscheinlich belebend auf die Haut. Auf einem langen Flug wollte ich mich zwischendurch einmal frischmachen, mußte aber feststellen, daß kein Wasser aus der Leitung kam. Ich sagte es einem Steward, der mir eine Flasche Sprudelwasser brachte. Ich wusch freudig meine Hände damit und spritzte es über das ganze Gesicht – ein wundervolles Tonikum für die durch einen langen Flug ausgetrocknete Haut.

Das Besprühen des Gesichts ist eine weitere angenehme Art, sich frisch zu machen. Dazu gibt es Evian-Wasser in (umweltfreundlichen) Spraydosen zu kaufen. Nach dem Einsprühen läßt man die Haut ein paar Minuten lang trocknen, dann tupft man die restliche Feuchtigkeit ab und benutzt hinterher eine Feuchtigkeitscreme. So bleibt das Wasser in der Haut und hält sie feucht.

Als Do-It-Yourself-Sprühdose kann man auch einen Pflanzenbefeuchter benutzen und mit einem beliebigen Quellwasser aus der Flasche auffüllen. Die Aromatherapeutin Julia Lawless empfiehlt dazu eine wohlriechende Alternative. Geben Sie 30 Tropfen eines ätherischen Öls auf je 100 ml irgendeines Quellwassers oder entionisierten Wassers. Dann ein paar Tage verschlossen im Dunkeln aufbewahren und durch einen Kaffeefilter seihen. Der Filter fängt das Öl auf, seine therapeutische Wirkung und sein Aroma bleiben jedoch erhalten.

Probieren Sie **Lavendel**, **Bergamotte** oder **Geranie** gegen fettige Haut, **Rose**, **Neroli** oder **Jasmin** für trockene und normale Haut und **Grapefruit** gegen stumpfe, verstopfte Haut.

Benzoe ist das Gummiharz des Styrax-benzoin-Baumes, der in Java und Malaysia wächst und als einfache Tinktur in Apotheken erhältlich ist. Geben Sie 6–8 Tropfen davon auf eine Tasse des destillierten Wassers, das Sie für Ihre Sprühdose benutzen, und wenden Sie es gegen spröde, trockene Haut und zum Verschließen der Poren an. Wenn Ihre Haut zur Überfettung neigt, sollten Sie einen Spritzer kühlenden, adstringierenden **Hamamelis** in Ihr Sprühwasser geben. Als morgendliche Reinigungsmilch können Sie in der Tat normale Milch verwenden – sie ist gut für normale und trockene Haut. Benutzen Sie sie wie jede gewöhnliche Reinigungslotion mit Hilfe eines Baumwollpads und nehmen Sie hinterher ein Tonikum. Auch fettige Haut kann man mit Milch reinigen, da sie von den tonischen und nährenden Eigenschaften der Milch profitiert. Sie sollten sie jedoch vorher mit einem Spritzer Eau de Cologne, Hamamelis oder Benzoe-Tinktur »verschneiden«.

Lassen Sie keine Seife an Ihr Gesicht, es sei denn, es handelt sich um eine spezielle Teintseife mit dem richtigen pH-Wert. Die meisten Seifen haben einen pH-Wert von mindestens 7, oft sogar bis zu 10. Damit zerstören Sie den Säuremantel Ihrer Haut, die daraufhin zu spannen beginnt und austrocknet.

Lassen Sie auch die Hände von alkoholhaltigen Lotionen. Sie wirken stark austrocknend, was selbst für fettige Haut nicht von Vorteil ist.
Generationen von Frauen haben das Öl der **süßen Mandel** benutzt, um ihre Haut weicher zu machen und Makel zu entfernen. Streichen Sie Ihr Gesicht und Ihren Hals zwei- bis dreimal pro Woche mit einer Schicht Mandelöl ein, wischen Sie es nach 25 Minuten wieder ab und erfrischen Sie Ihr Gesicht hinterher mit einem Toilettenessig. Dies ist auch ein gutes Linderungsmittel, wenn die Haut starker Sonnenstrahlung, Wind oder eisiger Kälte ausgesetzt war.
Geben Sie zur Verbesserung von Aroma und Wirkung 2 oder 3 Tropfen Ihres bevorzugten ätherischen Öls in die Flasche. Probieren Sie **Kamille**, **Lavendel** oder **Rose** für trockene Haut und **Neroli** oder **Muskateller-Salbei** für ältere Haut.

Mandelöl glättet die Hände und das Gesicht zarter Personen und reinigt die Haut von allen Flecken und Pickeln.
»The Herbal or General Histoire of Plantes«
(John Gerard, 1633)

Ein Gesichtsdampfbad ist ein guter Anfang für eine Tiefenreinigung Ihres Gesichts. Es öffnet die Poren, stimuliert die Blutzirkulation und hilft der Haut, Abfallstoffe auszuschwitzen. Bei trockener und normaler Haut reicht ein gelegentliches Dampfbad, dem eine belebende Gesichtsdusche folgen sollte. Fettige oder unreine Haut kann ein wöchentliches Dampfbad vertragen. Sie sollten jedoch auf das Dämpfen Ihres Gesichts verzichten, wenn Sie sehr empfindliche, fleckige, leicht reizbare Haut oder kleine kaputte Venen haben.
Sie können die positive Wirkung dieser Gesichtssauna

noch verbessern, indem Sie einen starken Kräuteraufguß hineingeben. Je nachdem, was Sie gerade zur Hand haben, können Sie reinigenden und heilenden **Lavendel**, **Salbei** oder **Zitronenschalen** (antiseptisch), heilenden **Rosmarin** oder **Ringelblumen** verwenden. Die **Schafgarbe** wirkt kräftigend und adstringierend, **Rosmarin** stimuliert die Blutzirkulation, **Kamille** und **Lavendel** lindern und heilen Hautkrankheiten. **Pfefferminz** und **schwarzer Holunder** sind stimulierend und kräftigend, **Fenchel** eignet sich hervorragend zur Reinigung, **Malve** zum Weichmachen und die **Kornblume** zum Erfrischen der Haut. Malve, Ringelblume und Salbei sind besonders gut für problematische Haut, Beinwurz und **Borretschblüten** für trockene Haut.
Zur Zubereitung eines Gesichtsdampfbades gibt man eine großzügige Handvoll des auserwählten Krauts in ein Glas oder einen Emailletopf bei abgestellter Flamme. Gießen Sie 500 ml kochendes Wasser hinein, dekken Sie den Topf ab und lassen Sie das Ganze 10 Minuten ziehen. Stellen Sie den Topf dann auf den Herd und erhitzen Sie ihn sanft bis kurz vor dem Kochen. Nehmen Sie ihn herunter - halten Sie Handtücher bereit — und dämpfen Sie Ihr Gesicht 5–10 Minuten lang, nicht zu nah, unter einem Zelt von Handtüchern.
Tupfen Sie danach Ihr Gesicht ab, bespritzen Sie es mit **Rosenwasser**, Orangenblütenwasser, Holunderwasser oder verdünntem Toilettenessig und gehen Sie etwa eine Stunde lang nicht nach draußen.
Sie können an Stelle von Kräutern auch 3–4 Tropfen eines ätherischen Öls in dampfend heißes Wasser geben. **Bergamotte** oder **Lavendel** ist für fettige Haut, **Kamille**, **Ylang-Ylang** oder **Jasmin** für trockene Haut und **Lavendel** oder **Zedernholz** für unreine Haut.
Nehmen Sie für fettige Haut je einen Eßlöffel **Kamil-**

lenblüten und **Thymian**, geben Sie dies in Wasser und lassen Sie das Ganze abgedeckt 10 Minuten lang simmern. Durchseihen, abkühlen lassen und als Gesichtswäsche verwenden. Bestreichen Sie Ihr Gesicht großzügig damit und lassen Sie es auf der Haut trocknen. Sie können dies zum Beispiel während eines Bades tun, in das Sie den Rest des Aufgusses schütten. Das vertreibt die Müdigkeit.

Reiben Sie eine frisch aufgeschnittene **Kartoffel** über Ihre Haut und spülen Sie sie nach einer Trockenzeit von 10 Minuten wieder ab. Dies hilft bei der Ablösung toter Zellen und hat darüber hinaus heilende und nährende Eigenschaften.

Fettige Haut schrubbt man mit **Hafermehl**, um sie wieder rein, frisch und seidenweich zu machen. Hafermehl versorgt Ihre Haut mit vielen Nährstoffen, einschließlich des Vitamin-B-Komplexes und Kalzium. Kaufen Sie das kolloidale Hafermehl, das speziell für den kosmetischen Gebrauch zubereitet wird. Verwenden Sie es täglich mit Wasser gemischt zur Entfernung der letzten Staubspuren oder von Make-up-Resten auf Ihrem Gesicht. Um die Wirkung zu verbessern, kann man es zusätzlich noch mit **Rosenwasser**, **Apfelessig** oder **Zitronensaft** vermischen. Das Schrubben mit Hafermehl ist auch eine gute Behandlung für unreine Haut.

Oder machen Sie sich eine Hafermehlmaske mit einem Eßlöffel kolloidalem Hafermehl, 2–4 Tropfen Zitronensaft mit einem Löffel Sahne. Geben Sie als zusätzliche Hautnahrung 1/2 Teelöffel Bierhefe hinzu. Dies ernährt Ihre Haut, macht sie weich und stimuliert den Zellstoffwechsel.

Hafermehl reinigt die Haut und versorgt sie mit wichtigen Nährstoffen

Wenn Sie sich einen Kräuterheiltrank zubereiten, sollten Sie ein paar Löffel abzweigen, um Ihre Haut ebenfalls zu tränken. **Pfefferminz** ist ein hervorragendes Tonikum für fettige Haut und bringt sie in Schwung, bevor Sie Make-up auflegen. **Kamille** beruhigt verstopfte oder gerötete Haut. **Lindenblüten** wirken belebend und lindern Sonnenbrände.

Eine Gesichtsmaske oder eine kosmetische Gesichtsbehandlung können auf Ihrer Haut Wunder wirken, wenn Sie nach einem langen, anstrengenden Tag abends gut aussehen wollen. Falls Sie die Zeit haben, sollten Sie Ihr Gesicht zunächst mit einem **Thymian**- oder **Rosmarinaufguß** dämpfen, um die Poren zu öffnen und die Blutzirkulation anzukurbeln. Andernfalls sollten Sie Ihre Haut einfach nur gründlich reinigen. Spielen Sie danach Ihre Lieblingsmusik, legen Sie eine der folgenden Masken auf Gesicht und Hals und entspannen Sie sich 15 Minuten lang im Liegen. Mit lauwarmem Wasser abspülen und mit **Rosenwasser** erfrischen. Gönnen Sie Ihrer Haut, wenn möglich, mindestens eine Stunde Ruhe, bevor Sie Make-up auflegen.

Maurice Messegue empfiehlt, eine Handvoll frischer Kräuter oder Blüten zu zerdrücken und in eine Tasse mit frischer Sahne zu geben. Für trockene Haut gibt man ein Eigelb dazu, für fettige Haut geschlagenes Eiweiß. Versuchen Sie es mit **Borretschblüten**, **Rosenblütenblättern**, Lavendelblüten, **Salbei** und **Veilchen**. Sie können auch **Möhrensaft**, zerdrücktes **Gurken**- oder **Kürbisfleisch**, **Wasserkresse** oder geriebene **Kartoffel** hineingeben.

Eine beliebte italienische Gesichtsmaske für trockene und empfindliche Haut besteht aus fein geraspelten **Karotten** und Olivenöl. Sie ist besonders nährend.

Reiner **Traubensaft** oder geschälte und zerdrückte frische Trauben verhelfen Ihrer Haut zu einem weichen, elastischen Aussehen.

Geschlagenes Eiweiß in Verbindung mit **Aloe-Vera-Gel**

ist eine festigende Maske für schlaffe Haut. Aloe Vera wirkt gleichzeitig adstringierend und lindernd. Sie enthält ein Polysaccharid, das der Haut dabei hilft, die Feuchtigkeit zu halten. Sie fördert ferner das Wachstum gesunder neuer Hautzellen.

Wenn Sie Mayonnaise machen, sollten Sie das Eiweiß nicht wegwerfen. Schlagen Sie es und geben Sie einen Teelöffel **Zitronensaft** dazu. Dies ist gut zur Kräftigung und Stärkung fettiger Haut.

Honig macht rauhe Haut weich und hält sie feucht. Die Bienen haben schon die Kräuter für Sie hineingetan. **Kleehonig** ist herrlich für alternde, fahle Haut, und **Lindenblütenhonig** wirkt reinigend und beruhigend.

Mandelmehl – gemahlene Mandel gibt es in jedem Supermarkt – heilt und nährt die Haut. Machen Sie sich eine Maske mit **Rosenblütenwasser**, **Orangenblütenwasser** oder Milch.

Versuchen Sie es einmal mit einer Mischung aus ein paar **Apfelscheiben** und 2 Teelöffeln **Zitronensaft**, um Ihrer Haut Feuchtigkeit zu spenden und sie zu stimulieren.

Das zerdrückte Fleisch reifer **Kirschen** ist ein angenehmes Sommertonikum für müde und abgespannte Haut.

Pfirsichfleisch preßt man über trockener oder alternder Haut aus und beläßt es etwa 20 Minuten darauf. Es unterstützt die Regeneration des Gewebes und stellt das Säuregleichgewicht wieder her.

Die Geschichte holt uns immer wieder ein. Wir haben bis vor kurzem noch über die Frauen des Viktorianischen und Edwardianischen Zeitalters gelacht, die ihr Gesicht stets mit einem Sonnenschirm schützten. Heute werden wir ausdrücklich vor den negativen Auswirkungen von zuviel Sonne bezüglich der Hautalterung und Faltenbildung gewarnt (vom Krebsrisiko gar nicht

erst zu reden). Die wenigsten Frauen sorgen sich jedoch über ein paar Sommersprossen. Falls Sie dennoch dazugehören, können Sie sich eine Reihe klassischer Mittel zunutze machen, mit deren Hilfe sie sanft ausgeblichen werden können. Reiben Sie nach jeder Anwendung **Mandelöl** in Ihre Haut, um der austrocknenden Wirkung dieser Mittel entgegenzuwirken, die im folgenden beschrieben sind:
Geriebener **Meerrettich**, mit Joghurt vermischt oder in Milch bzw. **Apfelessig** eingeweicht.
Reiner **Zitronensaft**, pur aufgetragen oder mit 1/3 l Rum vermischt.
Bei den Schönheiten des 17. Jahrhunderts war **Holunderwasser** sehr beliebt.
Für die Haut, die einer Überdosis Sonnenschein ausgesetzt war, nimmt man 2–3 Tropfen **Kamille** auf eine kleine Flasche **Avocado-** oder **Mandelöl** und wendet diese Mischung etwa eine Woche lang jeden Tag an. Eine andere Möglichkeit ist **Ringelblumenöl**: 20 Minuten auf der Haut belassen, abtupfen und mit verdünntem **Apfelessig** erfrischen.

Bei geröteter und entzündeter Haut: Lösen Sie etwas Salz in Zitronensaft auf und tupfen Sie die Lösung mit einem Baumwolltuch auf das erhitzte Gesicht. Es wirkt schon nach wenigen Anwendungen heilend.

»Delights for Ladies« (Sir Hugh Plat)

Ein weiteres nützliches Mittel gegen Sonnenbrand ist eine viktorianische **Gurkenlotion**. Zerkleinern Sie eine Salatgurke und quetschen Sie den Saft mit einer Presse heraus. Mischen Sie diesen mit Glyzerin und Rosenwasser zu gleichen Teilen. Geben Sie 8–10 Tropfen einfache Benzoe-Tinktur als Antioxidans hinzu, um die heilende

Wirkung der Lotion zu verbessern, die man bis zu einer Woche im Kühlschrank aufbewahren kann.

Hände und Füße

Unsere Hände sind fast immer zu sehen, unsere Füße so gut wie nie. Aber sowohl Hände als auch Füße sind auf unterschiedliche Weise besonders hart arbeitende Körperteile und benötigen daher alle Pflege und Aufmerksamkeit, die wir ihnen schenken können.
Als meine Mutter ein junges Mädchen war, wurden sie und ihre Schwestern dazu erzogen, mit hoch erhobenen Händen hinunter in den Salon zu kommen, um Besucher zu begrüßen. Kurz bevor sie die Tür öffneten und eintraten, nahmen sie sie wieder herunter und konnten bei der Begrüßung wundervoll blasse und blutleere Hände vorzeigen.
Die Frauen trugen früher im Freien stets Handschuhe, damit ihre Hände weich und weiß blieben. Während meiner ersten Anstellung - bei Vogue - gab ich ein Vermögen für Ziegenlederhandschuhe aus, zu dieser Zeit unerläßlich für eine Redakteurin eines noblen Magazins. Die meisten von uns tragen heute jedoch keine Handschuhe mehr, außer im tiefsten Winter. Daher sind unsere Hände allen Wettereinflüssen sowie Staub und Ruß ausgesetzt.
Die große Zahl an Chemikalien in Haushaltsreinigern stellt eine weitere Gefahr dar. Hände, die den Abwasch ohne Gummihandschuhe machen, sind nicht mehr weich und glatt (was immer die Werbung auch behaupten mag). Einige der Substanzen, die für Waschpulver, Spülmittel, Polituren und Reinigungsmittel im allgemeinen benutzt werden, können stark hautreizend

sein. Hausfrauendermatitis ist deshalb für Hautärzte nichts Neues. Das Leerräumen der Waschmaschine und Aufhängen der Wäsche zum Trocknen – eine Arbeit, für die kaum jemand Gummihandschuhe anziehen würde – kann schon für eine Hautreizung ausreichen, falls Sie gegen einen bestimmten Bestandteil im Waschpulver allergisch sind. Das Tragen von Gummihandschuhen über einen längeren Zeitraum tut Ihren Händen jedoch auch nicht unbedingt gut, da der Schweiß sich darin staut.

Ein großer Teil dieses Verschleißes ist unvermeidlich. Glücklicherweise gibt es eine Vielzahl von einfachen pflanzlichen Substanzen – einen Großteil davon können Sie billig in Ihrer Apotheke kaufen, die meisten anderen haben Sie in der Küche —, die Ihnen dabei helfen, trotz allem Ihre Hände weich und glatt zu erhalten.

Mandeln und Mandelöl kommen in allen guten Rezepten zur Handpflege vor, ob alt oder modern. Sie können aus gemahlenen Mandeln und ein wenig Rosenwasser eine weiche Paste herstellen, auf Ihre Hände streichen, falls Sie etwas Zeit übrig haben, und so lange wie möglich darauf belassen. Wenn Sie sie abspülen, sollten Sie Ihre Hände gleich danach mit ein wenig Handcreme einreiben. In ihrem Buch »Feed your Face« verrät Dian Dincin Buchman ein Rezept, das sie von einem etwas komplizierteren ihrer Großmutter abgeleitet hat: Befeuchten Sie Mandelmehl mit etwas Milch oder Mandelöl und machen Sie mit einem Eigelb, ein paar Tropfen Apfelessig und einem großen Löffel purem Honig eine Paste daraus. »Ich schmiere meine Hände damit ein und ziehe dann Baumwollhandschuhe an.» (Falls Sie die Anwendung über Nacht durchführen wollen, sollten Sie zur Schonung Ihrer Bettlaken über die Baumwollhand-

schuhe diese dünnen Plastikhandschuhe ziehen, die man im Krankenhaus benutzt.)
Rosenwasser alleine kann austrocknend wirken. Als Zusatz in Cremes oder anderen Flüssigkeiten hilft es jedoch, die Feuchtigkeit in der Haut zu halten. Mischen Sie Rosenwasser und **Glyzerin** zu gleichen Teilen - beides ist in der Apotheke erhältlich. Glyzerin ist ein Feuchthaltemittel, und zusammen mit Rosenwasser verhindert es, daß Feuchtigkeit aus Ihrer Haut verdunstet.
Bei trockenen, rissigen und wunden Händen kann es sich um Ekzeme, Dermatitis, eine örtlich begrenzte Allergie oder sogar - wie in meinem eigenen Fall, der von meinem Naturheilkundler klug erkannt wurde - um einen Ausbruch von **Herpes** handeln. Falls der Zustand trotz endloser Anwendung von Cremes, Lotionen und Ölen bestehen bleibt, sollten Sie einen Hautarzt oder einen qualifizierten Naturheilkundler bzw. Aromatherapeuten aufsuchen. Probieren Sie jedoch vorher eine der folgenden Möglichkeiten aus:
Ein 500 Jahre altes Rezept »Zum Bleichen und Glätten der Hände« wird in dem US-Bestseller »The Natural Formula Book for Home and Yard« zitiert. Nach Aussage der Autoren hat man damit die rissigen Hände einer Frau kuriert, die seit 3 Jahren unter Qualen gelitten hatte. Hier ist das Rezept:
Man nehme 25 g Mandeln, ein geschlagenes Ei, 6 g zermahlene Beinwurzwurzel und einen Eßlöffel Honig. Geben Sie die Mandeln, das Ei, die Beinwurzwurzel und den Honig in ein Behältnis, vermischen Sie das Ganze und bewahren Sie die Mixtur im Kühlschrank auf. Bestreichen Sie nachts Ihre Hände damit und ziehen Sie ein Paar alte Ziegenlederhandschuhe an, falls Sie noch welche haben - sie sind nämlich dicht. Andernfalls kön-

nen Sie ein Paar Baumwollhandschuhe nehmen. Wiederholen Sie dies eine Woche lang jede Nacht, waschen Sie morgens Ihre Hände (und die Handschuhe) und tragen Sie eine Creme oder Lotion auf. Danach wiederholt man die Prozedur nur noch wöchentlich und nach 4 Wochen monatlich.
Viele ätherische Öle besitzen heilende und lindernde Eigenschaften: **Benzoe**, **Kamille** und **Lavendel** gehören dazu. Füllen Sie 50 ml **Mandel-** oder **Olivenöl** in eine kleine Flasche, geben Sie 25–30 Tropfen von einem der ätherischen Öle hinzu, stechen Sie eine Vitamin-E-Kapsel (200 oder 400 internationale Einheiten) auf, quetschen Sie sie aus und schütteln Sie das Ganze gründlich. Erwärmen Sie die Flasche vor dem Gebrauch unter fließend heißem Wasser, damit das Öl angenehm warm wird, und massieren Sie das Öl vor dem Schlafengehen sanft, aber gründlich in die Haut und in den Bereich um die Nägel. Entfernen Sie das überschüssige Öl mit einem Handtuch und waschen Sie Ihre Hände erst am nächsten Morgen wieder. Manche Leute tragen sogar Baumwollhandschuhe, um ihre Haut geschmeidig zu erhalten!
Falls die Ölbehandlung nicht die erhoffte Wirkung zeigen sollte, kaufen Sie sich eine einfache, unparfümierte Creme oder eine einfache Handcreme und mischen diese mit den ätherischen Ölen. 25–30 Tropfen auf 125 g Creme und der Inhalt einer Vitamin-E Kapsel.
Pilzinfektionen im Bereich der Nägel können hartnäckig und schmerzhaft sowie mit geröteter, wunder Nagelhaut und einer leichten Absonderung verbunden sein. Falls man nichts dagegen tut, wird der Nagel schließlich wellig, verformt sich und muß eventuell entfernt werden. Französische Ärzte haben großen Erfolg mit der 2mal täglichen Anwendung von purem **Tee-**

baumöl gehabt. Die Behandlung kann sich jedoch über mehrere Wochen hinziehen.
Anmerkung: Manche Menschen bekommen von Teebaumöl Hautreizungen. Probieren Sie es daher zunächst auf einer kleinen Stelle aus und verdünnen Sie es bei den ersten Behandlungen im Verhältnis 1 zu 3 mit einem milden Öl, bis Sie sicher sind, daß Sie nicht allergisch darauf reagieren.
Zur Kräftigung der Nägel weicht man sie in einem starken Aufguß aus getrocknetem **Schachtelhalm** ein. Ein Eßlöffel auf 500 ml, 30 Minuten ziehen lassen. Schachtelhalm enthält viel Silizium, ein natürlicher Bestandteil von Nägeln, Haaren und Collagen.
Reiner **Zitronensaft** ist ein Weich- und Weißmacher. Bewahren Sie Ihre ausgedrückten Zitronenhälften auf und bewegen Sie Ihre Finger darin. Werfen Sie auch keine **Avocadoschalen** weg, bevor Sie die Innenflächen Ihrer Hand damit bestrichen haben – eine wundervoll reichhaltige und cremige Behandlung.
Unsere Füße haben es wirklich nicht leicht mit uns. Wir quetschen sie in enge Schuhe, verpacken sie den ganzen Tag in Synthetikfasern, durch die sie nicht richtig atmen können, zwingen sie stundenlang, unseren Körper und zusätzliche Lasten zu tragen und stampfen mit ihnen über die harten Pflaster der Stadt.

Auch hartnäckige Fußprobleme – Hühneraugen oder Pilzinfektionen – können mit Kräutern wirkungsvoll behandelt werden

Hühneraugen, Schwielen, entzündete Fußballen, Blasen, Warzen, brennende Füße, übelriechende Füße und Fußpilz sind einige Folgen der höflichen Art und Weise, mit der wir unsere Füße behandeln. Und dann beklagen wir uns über sie: »Meine Füße bringen mich um«.
Leider werden Fußkrankheiten meist zu spät wahrgenommen. Hühneraugen und Schwielen mögen Ihnen

ein Lächeln abringen, bevor Sie selbst damit zu tun haben.

Verwöhnen Sie Ihre Füße – in Ihrem eigenen Interesse. Beginnen Sie also jetzt damit, es lohnt sich.

Tragen Sie außer bei wirklich besonderen Anlässen stets bequeme Schuhe, am besten aus Leder. Falls Sie meist Röcke und Synthetikstrumpfhosen tragen, sollten Sie von Zeit zu Zeit zu Hosen übergehen und Ihren Füßen zumindest für einen Teil der Zeit Strümpfe aus reiner Baumwolle gönnen. Verwöhnen Sie sie, wenn Sie die Zeit dazu haben, mit heiß-kalten, parfümierten Wechselbädern, um die Blutzirkulation in den zusammengepferchten Zehen anzuregen. Das Hochlegen der Füße verschafft diesen genauso eine Zeit der Ruhe wie Ihnen selbst.

Hühneraugen sind ein Abwehrmechanismus, zu dem Ihre Füße greifen, wenn Sie ihnen mit schlechtsitzenden Schuhen das Leben schwermachen. Die Haut verhärtet sich, und die schwielige Stelle wird allmählich zu einem kleinem Pfropfen besonders harter Haut, die sich in Ihren Zeh eingräbt. Es gibt in der Volksmedizin zahlreiche Mittel gegen Hühneraugen, die man erst einmal ausprobieren sollte, bevor man den Gang zum Fußpfleger macht.

Weichen Sie Ihre Füße vor dem Schlafengehen in warmem Wasser ein, in das Sie eine Handvoll Bittersalz gegeben haben. Massieren Sie Ihre Füße, vor allem die Hühneraugen, danach mit ein wenig **Rizinusöl**, und schlafen Sie mit Baumwollsocken, um Ihre Laken zu schonen.

Das folgende ist eine poetische Arznei: Man läßt die Blütenblätter einer weißen **Lilie** eine Woche lang in einem guten Weißweinessig einweichen. Durchseihen und

morgens wie abends die Hühneraugen damit bestreichen.
Aus Gemeinem **Efeu** macht man eine beliebte Volksmedizin, sie lindert Schmerzen und tut wohl: Lassen Sie ein paar Blätter davon 1 oder 2 Tage lang in **Apfelessig** oder 2–3 Stunden in purem **Zitronensaft** einweichen. Stellen Sie Ihre Füße dann eine gute Weile in sehr heißes Wasser, applizieren Sie 2–3 Blätter auf das Hühnerauge und befestigen Sie sie mit einem Verband. Diese Prozedur wiederholen Sie so lange, bis die Hühneraugen weich genug sind, um entfernt zu werden.
Knoblauch ist ein weiteres erprobtes Mittel. Kleben Sie nachts ein Hühneraugenpflaster rund um das Hühnerauge, und füllen Sie das Loch über dem Hühnerauge mit zerstoßenem Knoblauch. Das Ganze gut verkleben und so lange wiederholen, bis das Hühnerauge weich wird und herauskommt.
Unter Anwendung derselben Methode kann man auch zerdrückten, frischen **Rettich**, Rettichsaft oder frischgepreßten Zitronensaft zum Auffüllen des Loches nehmen.
Die fleischigen Blätter des **Hauswurz** (Dachwurz) sind unter ihrer dünnen Haut mit einem dicken Saft gefüllt. Sie werden von den Landbewohnern auf ähnliche Weise wie Aloe Vera zur Behandlung von Krankheiten benutzt. Pflücken Sie für Hühneraugen ein starkes, frisches Blatt von einer jungen Rosette und waschen Sie es gründlich. Schälen Sie es auf einer Seite ab, legen Sie diese auf das Hühnerauge und befestigen Sie es mit einem Kleheverband. Jeden Morgen und Abend wiederholen, bis das Hühnerauge weich genug zum Entfernen ist.
Pilzinfektionen an Füßen und Zehennägeln reagieren auf **Teebaumöl** (sieh oben, Abschnitt zum Thema »Hände«, S. 201.). Geben Sie 10 Tropfen Teebaumöl in ein hei-

ßes, gesalzenes Fußbad und weichen Sie Ihre Füße 10 Minuten lang darin ein. Der für diese Infektionen verantwortliche Pilz gedeiht in der warmen, feuchten Haut zwischen den Zehen, deshalb ist es wichtig, die Füße sauber und trocken zu halten sowie dafür zu sorgen, daß sie so gut wie möglich belüftet werden.

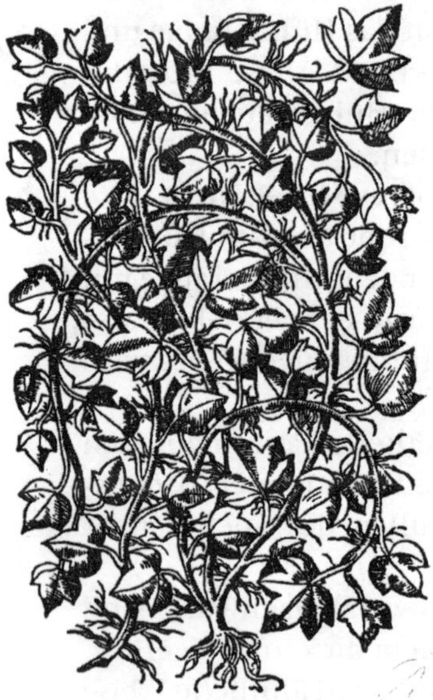

Sie können es auch mit einem starken Dekokt aus **Thymian** oder **Salbei** versuchen – beide wirken antiseptisch. Wiederholen Sie dies regelmäßig, bis die Infektion beseitigt ist.

Wenn Sie Ihre Füße weich, geschmeidig und frei von Infektionen halten wollen, sollten Sie 2- bis 3mal pro Woche ein Fußbad mit warmem Wasser nehmen. Als Zusatz verwendet man einen Eßlöffel **Zitronensaft** oder ein paar Eßlöffel **Apfelessig.** Damit erneuert man den Säuremantel der Haut. Warzen – sie entstehen durch Viren – können ebenfalls mit Teebaumöl behandelt werden. Geben Sie einen einzelnen Tropfen auf die Mitte der Warze und decken Sie sie mit einem Pflaster ab. Regelmäßig wiederholen. Falls dies innerhalb einer Woche nicht hilft, zerstoßen Sie eine **Knoblauchzehe** und applizieren Sie sie mit einem Hühneraugenpflaster wie oben beschrieben. Der milchige Saft aus dem Stiel des **Schöllkrauts** oder des **Löwenzahns** ist eine weitere Landmedizin gegen Warzen.

Alle **Minzgewächse** sind eine kühlende, erfrischende Behandlung für müde Füße. 4–5 Tropfen **Pfefferminzöl** in einem lauwarmen Fußbad sind ein Beispiel für eine Behandlung mit Minze. Sie können auch ein paar Pfefferminzteebeutel mindestens 10 Minuten ziehen lassen und den Tee in Ihr Fußbad geben. Falls Ihre Füße leicht anschwellen und Sie einen langen Abend in Partyschuhen vor sich haben, sollten Sie den Ratschlag von Danièle Ryman befolgen und Ihre Fußsohlen vorher mit einer kleinen Ölmixtur massieren – 10 Tropfen Pfefferminzöl auf ein paar Teelöffel **Traubenkernöl** (ein besonders mildes, schnell einziehendes Öl).

Junge Ballettschüler, die meist wenig Geld haben, nehmen normalen, kalten Tee. Er wirkt kühl und adstringierend.

Patricia Davis weist darauf hin, daß alle Ballettänzer an rissiger Haut auf ihren armen, überarbeiteten Füßen leiden. Sie benutzen Mönchsbalsam aus der Apotheke – eine Tinkturverbindung aus **Benzoe** – zum Bestreichen der schmerzhaften, wunden Stellen, um größeren Schaden zu verhindern. Eines der peinlichsten Leiden sind Schweißfüße, die unvermeidlich zu Geruchsbelästigungen führen. Dies geschieht, weil Ihre Haut – die als eines der wichtigen Ausscheidungsorgane den Spitznamen »dritte Niere« führt – überlastet ist (siehe »Reinigung«, S. 219).

Gehen Sie zu Hause so oft wie möglich barfuß oder in Sandalen

Sorgen Sie dafür, daß Ihre Füße so trocken, so kühl und so frisch wie möglich bleiben. Tragen Sie *nur* Baumwollsocken und möglichst nicht dieselben Schuhe an zwei aufeinanderfolgenden Tagen.

Vor dem Schlafengehen sollten Sie stets ein Fußbad nehmen, in das Sie 8–10 Tropfen **Teebaumöl** geben. Fußbäder mit einem guten Schuß **Apfelessig** sind ebenfalls hilfreich. Schweißfüße haben häufig ihr gesundes Maß an Säure verloren und müssen mit Hilfe dieser Methoden auf den richtigen Wert zurückgebracht werden.

Zusammenfassung

Streß ist ein allgegenwärtiges Phänomen unserer Zeit. Der moderne Mensch wird von der Hektik des Alltags unerbittlich überrollt. Entspannung und Erholung kommen oftmals zu kurz, doch neue Kraft zu schöpfen ist überlebensnotwendig. Machen Sie aus Ihrem Bad ein Refugium, das Sie den Alltag vergessen läßt. Kräuter- und Heilpflanzen helfen dabei. Umgeben Sie sich mit all den Dingen, die Ihnen lieb sind, und tauchen Sie ein in die Welt der Düfte und heilenden Aromen. Ätherische Öle, Heilpflanzen und Kräuter sorgen für Wohlbefinden und Schönheit. Schon die Römer kannten und schätzten den Duft und die heilende Wirkung dieser Öle. Ätherisch heißen Sie deshalb, weil sie vollkommen flüchtig sind. Sie erweisen sich als außerordentlich gut resorbierbar, und die feuchte, warme Luft im Bad unterstützt diesen Prozeß noch. Die Haut nimmt die Wirkstoffe genauso auf wie die Schleimhäute des Mundes, der Nase und des Rachenraumes. Durch Inhalieren vermag die Lunge die Wirkstoffe der Öle in den Körper zu transportieren.
Von den Haaren bis zu den Füßen reicht das hier vorgestellte Anwendungsspektrum.
Natürliche Schönheitspflege hat viele Vorteile gegenüber der Verwendung der in chemischen Labors entwickelten Cremes und Lotionen. Sie überzeugt in der Anwendung.

TEIL 3

Arzneien

Einleitung

Viele der Naturheilkundigen, deren Arbeit mich inspiriert und weitergebracht hat, sind mit einer Mutter oder Großmutter aufgewachsen, die selbst eine enthusiastische Hobby-Naturheilkundlerin war. Sie alle erinnern sich daran, wie sie die Bündel der nützlichen Kräuter in der Küche trocknen sahen, wie sie die Zubereitung der Arzneien beobachteten und wie man ihnen die gedeihenden Pflanzen gezeigt hat, damit sie sie selber zu erkennen lernten.

In dem kleinen Dorf Cotswolds, wo ich geboren wurde und aufwuchs, mag es auch solche Fachkundigen gegeben haben, jedoch nicht in meiner Familie. Das einzige Kräuterheilmittel, an dessen Verwendung ich mich erinnere, war das klassische Ampferblatt gegen Nesselstiche. Ansonsten nahmen wir Medikamente ein oder ließen den Doktor kommen wie alle anderen auch.

Wie ich schon im Vorwort erwähnt habe, entdeckte ich erst viele Jahre später zum ersten Male selbst, wie nützlich Kräuter bei der Behandlung der kleinen medizinischen Probleme in einer jungen Familie sein können.

Ich bin keine ausgebildete Ärztin und maße mir nicht an, Ratschläge für ernste Beschwerden zu geben. Aber jede Frau und Mutter lernt mit den Jahren, daß es zahlreiche kleine Gesundheitsprobleme gibt, um deren Behandlung und Beseitigung sie gebeten wird: Kater, Grippe, Fieber (gerade bei Kindern), Halsentzündungen, Husten, Ohrenschmerzen, Verbrennungen, Sonnenbrände, Schlaflosigkeit, Magenverstimmung und Durchfall sind entsprechende Beispiele.

Die meisten davon sind »selbstheilend«, wie die Ärzte es ausdrücken. Mit anderen Worten: Sie verschwinden in der Regel innerhalb von 3 oder 4 Tagen von selbst. In der Zwischenzeit sind die Lieben unruhig, fühlen sich unwohl oder haben Schmerzen. Es ist einer der natürlichsten Instinkte, dafür sorgen zu wollen, daß es ihnen besser geht, und zwar bald.

Einige dieser Probleme, auch vermeintlich kleinere, können von Dauer sein. Ohne Behandlung können sie sich verschlimmern und ernste Ausmaße annehmen. Ein unbehandelter Husten kann sich zu einer Bronchitis entwickeln; Durchfall kann chronisch werden oder sich verschlimmern; Schlaflosigkeit kann zur Qual werden; Ohrenschmerzen können sich zu einer schweren Infektion ausweiten. Dann muß ein Arzt gerufen werden, der starke Medikamente verschreibt. Am Ende kann es Wochen dauern, bevor ein normaler, stabiler Gesundheitszustand wiederhergestellt ist, wo ein einfaches, harmloses Kräuterheilmittel und ein bißchen gesunder Menschenverstand das Problem vielleicht in der Anfangsphase hätten lösen können.

Es gibt kein Kraut und kein Gras, dem Gott nicht eine Heilkraft verliehen hat, die dem Menschen nützt.

»The Fyrste Book of the Introduction of Knowledge«
(Andrew Boorde, 1490–1549)

Professionelle Naturheilkundler kritisieren häufig Amateure wie mich, indem sie den »symptomatischen Ansatz«, wie sie es nennen, anprangern. Sie behaupten, Kräuter seien *keineswegs* immer nur sanfte Arzneien zur Behandlung und Beseitigung eines Symptoms. Was ernsthafte gesundheitliche Probleme oder chronische Krankheiten betrifft, so haben sie damit vollkommen recht. Es hat ziemlich wenig Zweck, Zeit und Geld für die Zubereitung von Kräuterarzneien zur Behandlung von gesundheitlichen Problemen aufzuwenden, die aus der Art und Weise resultieren, wie wir leben, essen, arbeiten und unsere Freizeit gestalten. Wenn unsere Lebensweise uns krank macht, können alle Kräuter der Welt uns nicht helfen, falls wir nicht selbst etwas dazu beitragen.

Wenn man jemandem, der ein Magengeschwür hat, etwas gibt, das die Schmerzen eine Zeitlang verschwinden läßt, ohne daß die Ursachen behandelt werden, oder wenn man jemandem, der sein Mittagessen am Schreibtisch hinunterschlingt und vor dem Abendessen drei starke Scotch trinkt, ein beruhigendes Verdauungsmittel verabreicht, oder wenn man Ingwer-Tee gegen Schwangerschaftsübelkeit nimmt, ohne sich gleichzeitig zu fragen, warum einem ständig übel ist –, dann ist man tatsächlich des falschverstandenen symptomatischen Ansatzes schuldig. Langfristig wird man dem Problem nicht abhelfen.

Der professionelle Naturheilkundler würde dagegen wissen wollen, *warum* es in erster Linie zu dem Geschwür, der Magenverstimmung oder der Übelkeit gekommen ist. Dann würde er die Fehler in der Lebensweise korrigieren, die dazu geführt haben, und die körperlichen Schwächen und Schäden behandeln, die daraus entstanden sind. Er oder sie wäre vielleicht selbst uninteressiert an den einzelnen Beschwerden oder Schmerzen, deretwegen Sie gekommen sind. Dieser holistische oder ganzheitliche Ansatz ist zweifellos die beste und wirksamste Methode, an unsere gesundheitlichen Probleme heranzugehen.

Wir müssen jedoch realistisch sein. Nur eine kleine Minderheit der Menschen sucht einen Naturheilkundler auf. Und die meisten Menschen sind nicht im geringsten daran interessiert, woher ihre Magengeschwüre, ihre Arthritis oder ihre chronischen Kopfschmerzen kommen. Wenn man ihnen nichts zur Erleichterung der Schmerzen oder zur Linderung der Symptome geben kann, werden sie in die Apotheke oder zu ihrem verständnisvollen praktischen Arzt gehen, da sie dort Medikamente bekommen, die ihnen helfen.

Meiner Ansicht nach ist selbst das rein symptomatisch wirkende Kräuterheilmittel in diesen Fällen dem Medikament vorzuziehen. Es erfüllt den Zweck der zeitweiligen Erleichterung von Schmerzen und Unwohlsein wahrscheinlich genauso wirksam. Und im Gegenteil zu vielen rezeptpflichtigen Medikamenten ist es so sanft, daß es keine schädlichen Nebenwirkungen hat. Es wirkt meist auch stimulierend auf das jeweilige Körpersystem, da fast alle bei uns gebräuchlichen Kräuter eine Reihe positiver »Nebenwirkungen« haben. Dies ist auch der Grund, warum so viele Frauen über Jahrhunderte hin Heilkräuter benutzt haben.

Leon Binet, die große französische Autorität auf dem Gebiet der Pflanzenmedizin, beschrieb Kräutertisanes (Kräutertees) als »wahre Elemente der Gesundheit«. Die folgenden drei bevorzugte er: Ein Aufguß mit schwarzen Johannisbeeren am Morgen, ein Aufguß mit Pfefferminze am Mittag, ein Aufguß mit Lindenblüten am Abend. Ein harntreibendes Programm, so könnte man einwenden?

»Vielleicht«, pflegte er zu antworten. »Aber es ist auch entgiftend, stimulierend und beruhigend.«

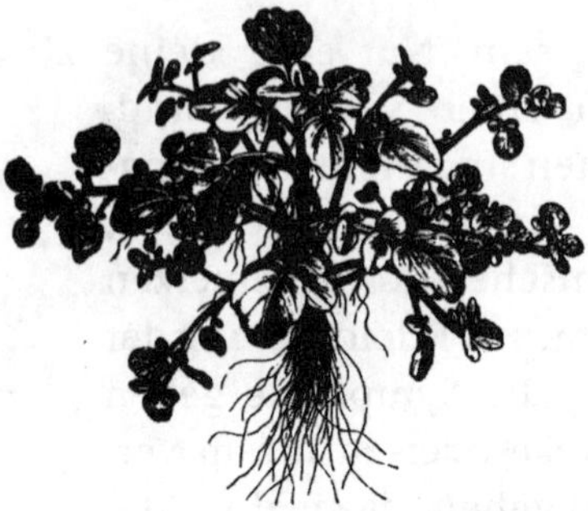

»Kräuter kann man frei und unbedenklich in die Lebensweise integrieren, ohne sie als »Medizin« zu betrachten«, sagt David Hoffman in der Einleitung zu seinem Buch »The New Holistic Herbal«: »Bei speziellen Anforderungen im gesundheitlichen Bereich benutzt man sie am besten präventiv – um dem Auftreten spezieller Probleme vorzubeugen. Es gibt bestimmte Kräuter, die bestimmte Organe und Systeme stärken und stimulieren. Diese können dort angewandt werden, wo eine Neigung zu einer Krankheit erkannt worden ist, aber noch kein offenes Leiden besteht. Durch die Anwendung von Kräutern kann man zweifellos viele mögliche Schwächen überwinden.«

Wenn Sie zum Beispiel eine Lungenschwäche haben, könnten Sie Tee oder Kaffee durch einen Kräuteraufguß mit Wollkraut oder weißem Andorn, Salbei oder Rosmarin ersetzen. Es wäre auch sinnvoll, eine Vielzahl der reinigenden Gemüse aus der Familie der Kreuzblütler in ihre Diät aufzunehmen – Wasserkresse, Kohl, Meerrettich, Rettich, Rüben, Broccoli sowie Knoblauch, Zwiebeln und Lauch.

Wenn Sie einen schwachen Blutkreislauf und eine Neigung zu Krampfadern, Hämorrhoiden, Frostbeulen oder kleinen geplatzten Kapillargefäßen in der Haut haben, wählen Sie Aufgüsse mit Angelikawurzel, Weißdornblüten oder Schafgarbe. Verwenden Sie beim Wür-

zen Cayennepfeffer oder Ingwer und essen Sie Buchweizen, Knoblauch und Seetang.
Selbst für ein gesundheitliches Problem, mit dem Sie zu einem Arzt gegangen sind und gegen das Sie Medikamente einnehmen – Bronchitis, ein Magengeschwür oder hoher Blutdruck – gibt es milde Kräutertees, die Sie ohne Bedenken gleichzeitig nehmen können. Dadurch verbessern Sie während der Behandlung Ihre allgemeine Widerstandsfähigkeit.
Anmerkung: Kräuter können jedoch eine starke Medizin sein, und Laien sollten nicht versuchen, damit ernste Gesundheitsprobleme selbst zu behandeln. Wenn Sie zum Beispiel ein schweres Herzleiden hätten, würde es Ihnen ja auch nicht einfallen, die Regale einer Apotheke zu durchstöbern, um ein Ihnen geeignet erscheinendes Medikament herauszusuchen, selbst wenn dies möglich wäre. Genausowenig sollten Sie versuchen, die Kräuter zur Behandlung eines solchen Leidens selber auszuwählen. Dazu braucht es einen erfahrenen Naturheilkundler.
Dies gilt vor allem, wenn Sie schon vom Arzt verschriebene Medikamente nehmen, da ein gleichzeitig eingenommenes Heilkraut deren Wirkung beeinträchtigen kann. Informieren Sie Ihren Arzt über alle Kräuterheilmittel, die Sie zur gleichen Zeit wie die von ihm verschriebenen Medikamente einzunehmen gedenken.
Wie erkennen Sie, daß Ihr gesundheitliches Problem zu ernst für die Verordnung von Kräuterarzneien durch einen Laien ist? In einem klugen Artikel für die Zeitschrift »The Herbalist« legt Simon Mills eine gute Allgemeinregel fest: »... behandeln Sie nie ein extremes Symptom, welcher Art auch immer, oder eines, das ungewöhnlich *lange bestehen bleibt*: Alles, was nicht auf eine Behandlung anspricht, gehört ebenfalls in die Hände eines Spe-

zialisten.« (Es gibt auch in Deutschland einige professionell ausgebildete Physiologen, auch Phytotherapeuten genannt – siehe »Nützliche Adressen«, S. 384).
Unter solchen Umständen könnte das von Ihnen ausgewählte Kraut die Krankheit in der Tat eher verschlimmern als bessern. Chronische Verstopfung kann zum Beispiel durch eine mangelnde Spannkraft der Darmwände entstehen oder aber durch das genaue Gegenteil – durch eine zu große Spannung in den Muskeln, die für die entsprechenden Funktionen verantwortlich sind. Jede der beiden Störungen erfordert die Anwendung völlig verschiedener Kräuter, und das falsche Kraut würde den Zustand verschlimmern, statt ihn zu bessern.
Im Rahmen dieser Einschränkungen kann der regelmäßige Gebrauch sanfter, unbedenklicher Kräuter nur von Nutzen sein. Die meisten der in diesem Buch empfohlenen Kräuter sind tatsächlich sanft und unbedenklich. Sie können über Wochen, Monate oder sogar ein ganzes Leben lang regelmäßig eingenommen werden. In gegenteiligen Fällen habe ich darauf hingewiesen.

Die Landbewohner unserer Insel nutzen die Küchenmedizin; und die allgemeine Erfahrung zeigt, daß sie, die am seltensten Arzneien des Apothekers verwenden, am freiesten von allen Gebrechen leben.

»Secret Miracles of Nature« 1658,
(zitiert aus Fernie, Kitchen Physic)

Kräuter können bei der Verbesserung Ihres allgemeinen Gesundheitszustandes auf außergewöhnliche Weise helfen. Benutzen Sie sie als wundervolle Mittel zur Reinigung und Entgiftung des Körpers, zum Beispiel am Ende des Winters, nach übermäßigem Eß- und Trinkge-

nuß während eines Urlaubs oder wenn Sie sich abgespannt und unwohl fühlen.
Der nächste Abschnitt ist diesem Reinigungsprozeß gewidmet.
Anmerkung: Wie in Teil 2 wird ein Kraut bei seiner erstmaligen Erwähnung fett gedruckt.

Reinigung oder Drainage

Die Franzosen haben ein Wort dafür: **Le Drainage** – die gründliche und wirksame Ausscheidung der Abfallstoffe des Körpers.
Unser Körper entlädt jeden Tag eine erstaunliche Menge Abfall: Etwa 1500 ml Urin, etwa 800 ml Schweiß, feste Abfallstoffe in Form von Stuhl und gasförmige Abfallstoffe, die durch die Lungen ausgeatmet werden. Ein Teil davon ist Stoffwechselabfall, den unser Körper während seiner normalen Existenz produziert – tote Zellen oder sonstige überflüssige Dinge. Ein anderer Teil ist das, was nach der Verdauung von unserer Nahrung übrigbleibt. Ferner haben wir in zunehmendem Maße mit giftigen Abfällen zu tun – Lebensmittelzusätze, Pestizide, Medikamente, eingeatmete Chemikalien aus Autoabgasen und sonstige Schadstoffe.
Der größte Teil der Verarbeitung findet in unserem Verdauungstrakt statt. Alles, was wir essen und trinken, wird irgendwo entlang dieses lebenswichtigen Stück Schlauchs mit Hilfe der Leber und der Nieren zerlegt und aussortiert. Nahrungsstoffe – und leider auch viele Giftstoffe – werden durch die Darmwände in das Blut absorbiert und über die Leber dorthin verteilt, wo sie benötigt werden. Der Rest wird als Abfall ausgeschieden –

die meisten festen Stoffe über die Därme, die meisten Flüssigkeiten – von den Nieren gefiltert – über die Blase. Der Körper besitzt zwei weitere Ausscheidungskanäle, die uns weit weniger bewußt sind: die Haut und die Lungen. Innerhalb von 24 Stunden schwitzen wir durch unsere Haut etwa 800 ml Flüssigkeit aus. Der Schweiß ist mit verdünntem Urin verglichen worden, und er hat auch so ziemlich die gleiche Zusammensetzung: Harnstoff und Harnsäure, die metabolischen Nebenprodukte der Proteinverdauung, Wasser und sonstiger Abfall. Bei Fieber kann unser 24-Stunden-Ausstoß auf bis zu 3 l steigen.

Die Lungen wandeln ihren Abfall in Gase um, die dann ausgeatmet werden

Bei normalem Gesundheitszustand führen unsere Entgiftungs- und Ausscheidungsorgane – Leber, Nieren, Därme, Lungen und Haut – ihre Aufgabe ohne unsere Hilfe durch. Wenn die Abfallstoffe sich jedoch aufstauen und die Dinge außer Kontrolle geraten, weiß der erfahrene französische Phytotherapeut (Pflanzenmediziner), daß es an der Zeit für ein wenig »Drainage« ist. Dies ist ein präzises, Fachwissen erforderndes Verfahren. Er wählt dazu eine Reihe von Kräutern aus – »les draineurs« genannt –, die auf die Stärkung, Kräftigung und Stimulierung bestimmter Ausscheidungssysteme abzielen.

Der Naturheilkundler Christopher Vasey, der in Montreux in der Schweiz praktiziert, hat diesem Thema ein Buch gewidmet, das »Manuel de Detoxication«. Die »Drainage«, so sagt er, »ist nicht nur eine hervorragende präventive Medizin: Sie ist auch eine eigenständige, sehr wirksame Behandlungsmethode von Krankheiten.«

Die Naturmedizin geht grundsätzlich von der Annahme aus, daß Krankheiten dann entstehen, wenn unsere Kör-

perabfälle nicht wirkungsvoll beseitigt werden. Die ersten Anzeichen für Störungen sind Müdigkeit, Lethargie, Depressionen und ein allgemeiner Mangel an Vitalität. Die Probleme verstärken sich, wenn der Körper beginnt, auf sekundäre Not-Ausscheidungskanäle zurückzugreifen. Die zurückbleibenden Abfallstoffe werden in Form von Schleim über die Lunge ausgeschieden (eine Erkältung steht an) oder durch die zusätzliche Produktion von Ohrenschmalz (ihr Kind bekommt ein verklebtes Ohr) bzw. durch eine ungewöhnlich starke Monatsblutung.
Ernster wird es, wenn der Körper gezwungen ist, die Abfallstoffe, derer er nicht mehr ledig werden kann, abzulagern: Bronchitis, Gicht oder Arthritis können die Folge sein. Schließlich gelangen die Ausscheidungsorgane selbst an ihren kritischen Punkt, und das Resultat kann eine Gelbsucht oder eine Nierenentzündung sein.
Eine ganz gewöhnliche Erkältung liefert uns ein gutes Beispiel für die Funktionsweise des Systems. Die orthodoxe Schulmedizin beharrt darauf, daß man sich eine Erkältung »fängt« – das Werk eines unfreundlichen Virus: Die Naturmedizin weiß es besser.
Eine Erkältung entwickelt sich normalerweise im Winter, nachdem man draußen war und durchgefroren ist. Tatsächlich stellen die Dinge sich jedoch so dar, daß wir uns im Winter viel weniger bewegen und schweres, reichhaltigeres Essen zu uns nehmen. Folglich leisten unsere Ausscheidungssysteme bereits Überstunden, ohne daß wir ihnen dabei helfen. Das Gefühl, bis auf die Knochen durchgefroren zu sein, bringt das Faß zum Überlaufen: Die Hautoberfläche schließt sich, und wir schwitzen weniger, damit der Körper Wärme konservieren kann. Dadurch fällt einer unserer vier Ausscheidungskanäle aus. Wohin geht nun der ganze Abfall? Na-

türlich über die Atemwege in Form von Schleim nach draußen. Wenn dieser sich auf unseren Schleimhäuten ansammelt, bietet er eine exzellente Brutstätte für Viren, Bakterien und Pilze. Jetzt haben wir uns tatsächlich »eine Erkältung eingefangen«. Wenn Ihre Widerstandskräfte geschwächt sind, können Sie im Sommer ebenso eine Erkältung bekommen.

Der erfolgreiche Weg, die Erkältung mit Hilfe von Kräutern an ihrer Entfaltung zu hindern, besteht darin, sich mit einem heißen Getränk ins Bett zu legen, am besten mit Holunderblütentee. *Jedes* heiße Getränk läßt Sie ein wenig schwitzen und bringt so die Funktion der Haut als Ausscheidungsorgan wieder in Gang. Aber Holunderblüten leisten mehr: Sie wirken nicht nur schweißtreibend, also transpirationsfördernd, sie wirken auch auf die Nieren und steigern deren Ausscheidungstätigkeit.

Die Behandlung einer toxischen Überbelastung gliedert sich in zwei Abschnitte: Die Ausscheidung der im Körper zurückgebliebenen Giftstoffe und die Stärkung der geschwächten Organe.

Die französischen Pflanzenmediziner wählen dafür Kräuter aus, die auf jedes Ausscheidungssystem speziell abgestimmt sind – harntreibende Mittel, Abführmittel, schweißtreibende Mittel, galletreibende Mittel und andere. Einige dieser Kräuter sind starke Tonika oder Stimulantien, die hochspezifisch wirken. Die Drainage muß durch einen Fachmann diagnostiziert und verordnet werden. Man kann Organe überstimulieren und so schwächen statt stärken. Solche Fehler können nur durch Erfahrung vermieden werden.

Es gibt jedoch eine Reihe von alltäglichen Nahrungsmitteln, die nicht nur die Ausscheidung von Abfallstoffen fördern, sondern auch bestimmte Organe auf sanfte

Weise stärken und ernähren. Gleichzeitig können Sie damit ihren gesamten Körper kräftigen und reinigen. Die meisten davon sind Kräuter, die seit Jahrhunderten in den Frühlingskuren der Volksheilkunde enthalten sind. Als grüne Getränke zur Frühjahrsreinigung des Körpers und um dem Körper nach den schweren, durch übermäßigen Essen gekennzeichneten Wintermonaten zu neuer Vitalität zu verhelfen. Andere sind Wildpflanzen oder -früchte wie Brennesseln und Löwenzahn. Die Leute auf dem Land haben sie früher regelmäßig ihrer täglichen Nahrung hinzugefügt, in Tees aufgebrüht oder in hausgemachten Weinen und Bieren verarbeitet.
Wenn Sie Haut- oder Verdauungsprobleme haben, chronische Bronchitis, Arthritis oder Rheumatismus oder ein allgemeines Blutstaugefühl, geringe Energie und schwache Lebenskraft, dann versuchen Sie es einmal mit der Reinigungskur.
Bei jedem Drainage-Programm ist es wichtig, die Hauptabfallproduzenten aus der täglichen Ernährung wegzulassen: Milchprodukte, Zucker, übermäßige Proteine und Fette sowie zusatzbeladene, industriell verarbeitete Nahrungsmittel, Kekse, Kuchen, Süßigkeiten und Schokolade.
Ernähren Sie sich gesund, bewegen Sie sich ausgiebig und gehen Sie viel an die frische Luft – das unterstützt Ihr Drainage-Programm.
Studieren Sie die unten aufgeführten Anzeichen in bezug auf jedes Ihrer Hauptausscheidungssysteme. Finden Sie heraus, welches Ihnen Probleme bereiten könnte, und beginnen Sie damit, die vorgeschlagenen Nahrungsmittel in Ihre Diät einzubeziehen. Viele der vorgeschlagenen Kräuter sind sowohl Nahrungsmittel als auch Arzneien. (Am Ende des Abschnitts finden Sie In-

Gesunde Ernährung und viel Bewegung unterstützen das Drainage-Programm

formationen über einzelne Kräuter, die nützlich für das Ausscheidungssystem sind.) Viele davon haben darüber hinaus eine noch breitere Wirkung. Sie reinigen und verjüngen den gesamten Körper. Es sind durchweg milde Kräuter, die bedenkenlos mehrere Tage lang eingenommen werden können. Welches Ausscheidungssystem benötigt spezielle Hilfe? Hier sind einige Hinweise.

Därme: Anzeichen für eine Störung sind Verstopfung, Gase und Winde, erzeugt durch halbverdaute Nahrung, die im Verdauungstrakt gärt und verwest. Verstopfung hat viele Gründe, aber Überladung kann einer davon sein.
Heilmittel: Essen Sie viel Vollkorn, Obst und Gemüse zur Aufnahme von Fasern. Legen Sie jeden Abend 3–4 sorgfältig gewaschene Feigen oder Pflaumen in eine Schüssel Wasser und lassen Sie sie über Nacht einweichen. Essen Sie sie morgens langsam auf nüchternen Magen und trinken Sie das Wasser. Sie können auch Kopfsalat-Tee nehmen – 75 g Kopfsalat 30 Minuten in einem Liter Wasser simmern lassen. Trinken Sie davon täglich drei Tassen.

Leber: Anzeigen für eine Störung sind Magenverstimmung, Übelkeit, pelzige Zunge, aufgeblähter Magen.
Heilmittel: Setzen Sie Ihrer Ernährung schwarze Johannisbeeren, Äpfel, Weinbeeren/-trauben, Sellerie, Artischocken, Chicoree, Möhren, Oliven, Olivenöl, Petersilie und Löwenzahn zu. Trinken Sie Rosmarin-Tee oder Klettenabsud.

Nieren: Anzeichen für eine Störung sind spärlicher, dunkelgefärbter, trüber oder stark riechender Urin.

Heilmittel: Fenchel, Lauch, Zwiebeln, Kohl - roh, Nesseln, Wegerich.

Haut: Anzeichen für eine Störung: Verstopfte, fleckige und gräulich schimmernde Haut mit schwarzen oder weißen Mitessern, Pickel, Furunkel - ein Zeichen für überlastete oder gar verstopfte Talgdrüsen - können die Folge von Überladung und einer unausgewogenen Ernährung sein. In Form von Furunkeln und Abszessen schafft der Körper sich einen zusätzlichen Ausgang für Abfallstoffe, Zeichen für eine schwerwiegende Überladung.
Heilmittel: Stimulieren Sie die Ausscheidung über die Haut durch Hautbürsten. Bürsten Sie sich von den Zehen bis zum Hals mit langen, schwungvollen Aufwärtsstrichen. Benutzen Sie dafür eine Bürste mit Naturborsten. Tun Sie dies morgens als erstes, waschen Sie sich danach kurz kalt und dann warm ab. Bewegen Sie sich viel. Trinken Sie schwarzen Holundertee, und nehmen Sie die folgenden Kräuter: Kletten, wilde Stiefmütterchen (siehe »Die Haut«, S. 184) und schwarze Johannisbeerblätter (siehe »Tea-Time«, S. 113).

Lungen: Anzeichen für eine Störung: Verstopfte oder laufende Nase; verstopfte und schmerzende Stirn- und Nebenhöhlen; Katarrh.
Heilmittel: Essen Sie viel Zwiebeln, Knoblauch, Brunnenkresse, Rüben, Meerrettich. Und nehmen Sie die folgenden Kräuter: Wegerich, Salbei (beachten Sie, daß Salbei zu Beginn einer Schwangerschaft und beim Stillen am besten gemieden werden sollte).
Viele der Kräuter und Nahrungsmittel dienen mehr als einem Ausscheidungssystem.

Die Kräuter

Klette: Sie ist eines der großen Reinigungskräuter, das die Leber- und Nierenfunktion unterstützt sowie bei der Reinigung trockener, schuppiger Haut hilft, wenn sich tote Zellen auf der Hautoberfläche abgelagert haben. Geben Sie einen Teelöffel der zerkleinerten Wurzel auf eine Tasse Wasser; zum Kochen bringen und 10–15 Minuten simmern lassen. Dreimal täglich einnehmen.
Löwenzahn: Wenn Sie Zeit haben, öfter aufs Land zu fahren, so versorgen Sie sich bei jedem Spaziergang mit soviel Löwenzahn, wie Sie tragen können. Nehmen Sie keine Pflanzen, die durch das Sprühen von Pestiziden oder die Abgase vorüberfahrender Autos vergiftet sein könnten. Suchen Sie die jungen frischen Blätter heraus. Essen Sie sie in Salaten (Rezepte siehe »Wildpflanzen und -früchte«, S. 99) und geben Sie sie als Zutat in Suppen. Die altmodischen Pflanzenkenner pflegten zu sagen, daß jedes besonders häufig vorkommende Kraut auch besonders wertvoll ist. Löwenzahn ist ein Beweis dafür, da er einer der besten Reiniger und Entgifter sowie eines der besten Tonika im Pflanzenbereich ist.
Nesseln (Brennesseln): Sie dienen zur Rettung von Leber und Nieren und gehören zu den großartigen Allzweck-Frühlingsreinigern. Verwenden Sie sie als Zutat für Suppen und dünsten Sie sie zusammen mit Spinat und anderem Grüngemüse (Nesselpuddingrezept siehe »Wildpflanzen und -früchte«, S. 99). Im Frühjahr sind nur die jungen Blätter eßbar.
Wegerich: Bei einem Spaziergang auf dem Land werden Sie unvermeidlich auf dieses unscheinbare Kraut stoßen, das ein wundervoller Reiniger für die Lungen, den Magen und das Blut ist. Essen Sie die jungen Blätter kleingeschnitten in einem Salat, geben Sie sie in Suppen oder mixen Sie sie in grünen Säften mit Spinat, Was-

serkresse, Löwenzahn und anderen reinigenden Kräutern. Geben Sie 25 g des Krauts auf 600 ml kochendes Wasser. Lassen Sie das Ganze 20 Minuten lang ziehen und trinken Sie täglich 3 Tassen davon.

Der Blutkreislauf

Wir wünschen uns alle ein starkes Herz. Mit einem starken Herzen und einem gut funktionierenden Kreislauf arbeitet der gesamte Körper besser. Die Nährstoffe werden reibungslos zu ihrem Bestimmungsort transportiert; die Abfallstoffe werden regelmäßig entsorgt; viele der einschränkenden Probleme und Gebrechen des Alters – schlechte Verdauung, Krampfadern, nachlassende Sehkraft, schrumpelige Haut, lichtes Haar – können um Jahrzehnte verzögert werden. Wenn Sie jung im Herzen sind, dann sind Sie auch jung im Körper.

Was hält das Herz jung und stark? Viel Bewegung, gutes Essen und eine entspannte Lebenseinstellung – ganz gleich, wie hart man arbeitet. Ruhe. Spaß. Nichts davon ist wirklich unerreichbar, obwohl das eine vielleicht schwerer zu verwirklichen ist als das andere.

Essen und trinken Sie sich Ihren Weg zu einem gesunden Herzen. Täglich ein oder zwei Gläser guten Weins – aber nicht mehr. Nicht zuviel Tee oder Kaffee. Vollkorn ist besonders wichtig: Eine landesweite Umstellung von Weißbrot auf Vollkornbrot könnte Herzkrankheiten in großem Umfang zurückdrängen. Die Kleie und die Keime von Getreidesorten wie **Weizen**, **Reis** und **Hafer** sind reich an Nährstoffen, die unser Blut und unsere Arterien benötigen. Außerdem sind sie reich an Fasern. Einige dieser Nährstoffe werden in raffiniertem Mehl »ersetzt«, andere jedoch nicht. Einer davon ist Silizium.

Silizium ist nach Sauerstoff das zweithäufigste Element auf unserem Planeten. Der menschliche Körper enthält etwa 1,4 g – nur geringfügig weniger als unser Vorrat an lebenswichtigem Zink. Ein Teil davon kommt im Blut vor, eine größere Menge ist jedoch im Collagen auf den ganzen Körper verteilt und in den Haaren, den Zähnen und den Nägeln enthalten. Silizium hält das Collagen jung und gesund, und dieses hält wiederum die Arterien geschmeidig und elastisch. Forscher haben herausgefunden, daß durch Arteriosklerose verdickte und verhärtete Arterien einen wesentlich geringeren Gehalt an Silizium aufwiesen.

Ergiebige Siliziumquellen sind die Schalen und Häute von organisch angebauten Früchten und Gemüsen, insbesondere von bestimmten **Artischocken**arten, **Rettich** und vor allem Hafer. Andere gute Lieferanten sind **Knoblauch**, **Pollen**, **Seetang** sowie gekeimte Samen und Körner, speziell Alfalfa.

Man liest heutzutage in kosmetischen Werbeanzeigen viel über »freie Radikale«. Sie schaden der Haut und lassen sie altern. Der gesamte Alterungsprozeß und viele degenerative Krankheiten – einschließlich der Herzkrankheiten – werden heute zunehmend als Folge der freien Aktivität von Radikalen angesehen.

Wer sind diese alarmierenden Moleküle? Sie werden durch die metabolischen Prozesse in unserem Körper erzeugt und auf natürliche Weise im Verlauf einer großen Bandbreite von lebenswichtigen Stoffwechselprozessen gebildet. Aber die Dinge können außer Kontrolle geraten. Die freien Radikalen sind in hohem Maße reaktiv und können sich, wenn sie im Überschuß vorkommen, im ganzen Körper mit anderen Molekülen verbinden und Zellwände und -membrane beschädigen. Die Anzahl der freien Radikalen in unserem Körper kann sich dramatisch erhöhen, wenn wir Umweltgiften, Strahlung und starkem Sonnenschein ausgesetzt sind oder wenn wir giftige Substanzen wie Tabakrauch, Alkohol, Medikamente/Drogen, Pestizidspuren, synthetische Additive und nicht mehr frische Nahrungsmittel in uns aufnehmen.

Fette oder Lipide sind besonders anziehend für freie Radikale. Wenn sie ranzig werden, nachdem sie Sauerstoff ausgesetzt waren, dann beginnt eine umfangreiche Oxidation. Dabei sind die Lipide, die der hauptsächliche Bestandteil unserer Zellmembrane sind, willkommene Opfer der freien Radikalen. Als Folge davon können die Wände von Kapillaren, Venen und Arterien beschädigt werden, was wiederum zu Herzkrankheiten führen kann.

Die Natur hat wie immer eine Antwort parat. Überschüssige freie Radikale werden von Substanzen gefressen, die man Antioxidantien (Oxidationshemmer) nennt. Im Rahmen einer gesunden Ernährung werden sie in reichlichem Maße durch frisches Obst und Gemüse geliefert, in Form der Vitamine A, C und E sowie Vitamin B_2, einigen Aminosäuren und vielen noch nicht identifizierten Substanzen. Bei kürzlichen Forschungen ist eine starke oxidationshemmende Tätigkeit in den ätherischen Ölen aromatischer Pflanzen wie **Thymian**, **Salbei** und **Oregano** festgestellt worden. Körperenzyme wie Superoxyd dismutase wirken auch als Antioxidantien.

Wenn unser Speiseplan uns nicht ausreichend mit Antioxidantien versorgt, ist unsere Gesundheit gefährdet. Sie sollten sichergehen, daß in Ihrer Ernährung genug Antioxidantien enthalten sind

Knoblauch ist der Herzkönig. Kein von Menschenhand hergestelltes Medikament gegen Herzprobleme kann sich auch nur annähernd an Wirksamkeit und Vielseitigkeit mit ihm messen. Glücklicherweise haben viele Herzspezialisten dies mittlerweile eingesehen, da die in

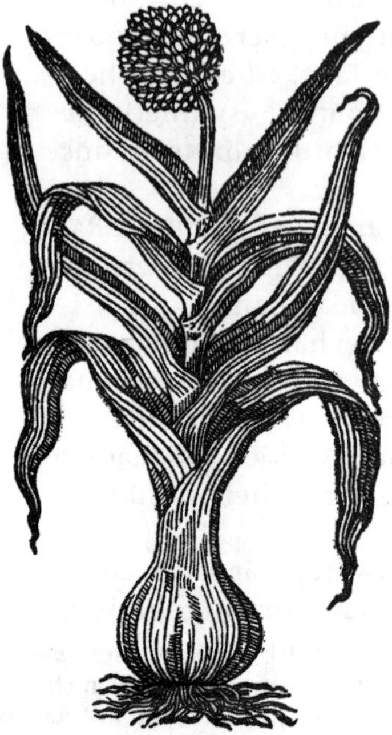

vielen klinischen Versuchen erbrachten Beweise erdrückend sind. In einem Artikel für das »British Medical Journal« bemerkt Michael Turner, daß Knoblauch seinen Wert für Patienten längst bewiesen hat, die an hohem Blutdruck, hohem Cholesterinspiegel oder an einer Tendenz zur Blutgerinnung leiden, was zu einer Thrombose führen kann. Knoblauch senkte das Maß an Lipo-Proteinen mit geringer Dichte (diejenigen, die mit Fettablagerungen an den Arterienwänden in Zusammenhang gebracht werden) und erhöhte das Maß an Lipo-Proteinen mit hoher Dichte (diejenigen, die zur Reinigung unseres Blutes beitragen).

Medikamente gegen einen zu hohen Cholesterinspiegel und gegen hohen Blutdruck müssen jahrein, jahraus eingenommen werden, und viele Ärzte haben Bedenken wegen der möglichen Nebenwirkungen. Knoblauch kann jedoch von fast jedem Menschen problemlos ein ganzes Leben lang täglich gegessen werden, wobei die ursprüngliche rohe Form den desodorierten trockenen Tabletten, die viele Menschen nehmen, vorzuziehen ist. »Ein Großteil der pharmakologischen Wirkung von Knoblauch wird der gerucherzeugenden Verbindung Allicin und ihren Derivaten zugeschrieben«, betont Michael Turner. »Wenn man den Geruch zerstört, wird die Wirksamkeit herabgesetzt. ... Wir sollten uns an dem, was die Natur uns anbietet, nicht unnötig zu schaffen machen.«

Wenn Sie sich wirklich Sorgen über den Geruch von rohem Knoblauch machen, nachdem Sie etwas davon in Ihren Salat getan haben, können Sie jederzeit frische Petersilie oder Kaffeebohnen kauen.

Es gibt noch eine Menge anderer Arzneien aus Lebensmitteln für Herz und Kreislauf. Dazu gehören **Lauch**, **Zwiebeln**, **Möhren**, **Hafer**, **Gerste** und besonders kaltgepreßtes **Olivenöl** (olio extra virgine).

Anmerkung: Alle der unten aufgeführten Kräuter oder Lebensmittelarzneien können auf die vorgeschlagene Weise zur Gesunderhaltung von Herz und Arterien angewendet werden. Falls Sie jedoch merken,daß sich eine Störung entwickelt, sollten Sie unverzüglich Ihren Hausarzt oder einen qualifizierten Naturheilkundler konsultieren: Stellen Sie keine Eigendiagnose, und verordnen Sie sich Ihre Arznei niemals selbst. Ein Naturheilkundler stellt Ihnen Ihr persönliches Rezept aus, worin ein Dutzend verschiedener Kräuter enthalten sind, die Ihnen bei den verschiedenen Aspekten Ihres Problems helfen. Wenn Sie unter medizinischer Aufsicht stehen, fragen Sie Ihren Arzt, bevor Sie zusätzlich zu den von ihm verordneten Medikamenten eine Kräuterarznei nehmen.

Naturheilkundler verwenden eine ganze Reihe von Kräutern zur Behandlung von Kreislaufproblemen. Ganz oben auf ihrer Liste steht die Weißdornbeere. Im alten Griechenland überreichte man Zweige dieses Gewächses an Brautpaare, eine angemessene Verwendung für diese große Freundin des Herzens. Sie war schon immer ein hochangesehenes Kraut, aber ihre außergewöhnliche Wirksamkeit bei Herzproblemen wurde erst seit dem späten 19. Jahrhundert erforscht. Die Weißdornbeere ist ein starkes, aber sanftes Herztonikum; sie senkt ferner hohen Blutdruck, bekämpft Herzklopfen und Herzrhythmusstörungen und lindert die Qualen einer *Angina pectoris*, dieser stechende Schmerz, der eine Herzkrankheit signalisiert. Da sie ungiftig ist, kann sie über viele Jahre hinweg unbedenklich eingenommen werden.

Wenn ich einen Garten hätte, würde ich dort einen Weißdornbusch pflanzen. Da es sich jedoch nicht um eine bedrohte Pflanzenart handelt, finden Sie auch in Ihrer Umgebung vermutlich einen Busch, der vor landwirtschaftlicher und städtischer Sprühtätigkeit sicher ist. Die leuchtend roten Beeren können im Herbst geerntet und in der Sonne oder einem sehr niedrig eingestellten Ofen getrocknet werden. Zerstoßen Sie sie und machen Sie dann einen Aufguß davon: 2 Teelöffel der Beeren auf eine Tasse Wasser, 20 Minuten ziehen lassen. Sie können auch das folgende Herztonikum der Ayurveda-Medizin versuchen: Lassen Sie 12 g Weißdornbeeren 20 Minuten lang zusammen mit ein wenig **Zimtpulver** in 600 ml Wasser simmern. Trinken Sie ein Weinglas voll davon nach dem Essen.

Genauso verbreitet wie der Weißdorn und fast ebenso weitgefächert in ihrer Wirkung ist die **Brennessel**. Brennesseln sollten regelmäßig in der Diät von Menschen enthalten sein, die Herzprobleme haben. Man kann sie entweder als Gemüse essen (siehe S. 105) oder als Tee trinken. Russische Forschungsarbeiten haben ergeben, daß ein Aufguß mit Nesseln die Herzfunktion verbessert und ihr reicher Eisengehalt ein gutes Tonikum für die Blutbildung ist. »In Verbindung mit einer guten Diät«, sagt die Naturheilkundlerin Nalda Gosling, »verringert sie die Ablagerungen in den Arterien und erneuert die Elastizität der Arterienwände«.

In der ayurvedischen Medizin sind die sogenannten wärmespendenden Gewürze immer als besonders starke und wirksame Arzneien angesehen worden. **Zimt** soll den Blutfluß kräftigen und harmonisieren, **Kardamom** stimuliert das Herz, **Cayenne** ist ein weiteres starkes Herzstimulans und **Ingwer** ist ein allgemeines Tonikum für Herz und Kreislauf.

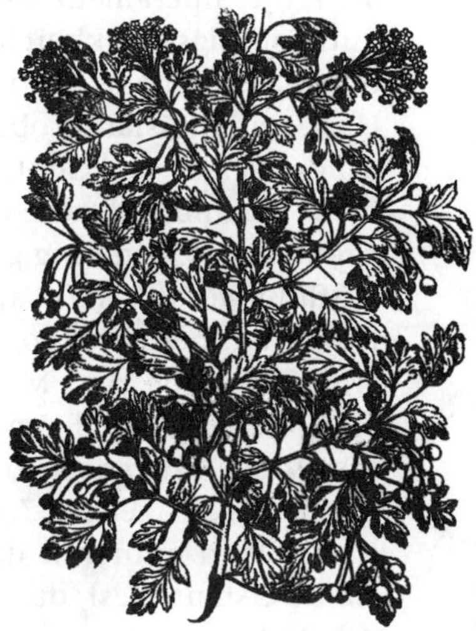

Cayenne findet allgemeine – wenn auch nicht überreichliche – Verwendung in der italienischen Küche. In Italien sind Herzkrankheiten selten, und dies kommt nicht von ungefähr. Cayenne ist unter Naturheilkundlern als Tonikum für das Herz und das gesamte Kreislaufsystem anerkannt. Es hat eine positive Wirkung sowohl bei hohem als auch bei niedrigem Blutdruck. Aber jüngste Forschungen haben eine noch spezifischere Schutzwirkung aufgezeigt: Cayenne hilft bei der Auflösung von Blutgerinnseln. In Thailand, wo Cayenne in fast jedem Menü vorkommt, sind Thrombosefälle sehr selten. Jetzt wissen Sie, warum. Ein thailändischer Arzt führte in einem Krankenhaus in Bangkok eine Studie durch, bei der Freiwillige Nudeln verschlangen, die großzügig mit Cayenne gewürzt waren. Danach durchgeführte Bluttests ergaben einen eindrucksvollen

Anstieg an blutgerinnselauflösender Aktivität. Andere Studien haben erwiesen, daß Cayenne zur Befreiung des Körpers von überschüssigem Cholesterin beitragen kann. Der Anstieg war zwar nur von kurzer Dauer – aber in einer vergleichenden Studie stellte sich heraus, daß Thais, die regelmäßig Cayenne zu sich nahmen, eine stärkere Immunität gegen Probleme mit Blutgerinnseln hatten als in Thailand lebende Amerikaner, die nur gelegentlich davon aßen.
Anmerkung: Cayenne eignet sich nicht für jeden. Wenn Sie ein temperamentvoller Mensch sind oder an einer Entzündungskrankheit leiden, sollten Sie ihn nur selten oder gar nicht essen. Streß ist eine häufige Ursache für Herz- und Kreislaufprobleme, vor allem für hohen Blutdruck. Selbst der Cholesterinspiegel – allgemein mit dem hemmungslosen Genuß von Eiern und süßen Cremes in Verbindung gebracht – kann durch Streß beeinflußt werden. (Der amerikanische Biochemiker Jeffrey Bland berichtet von einer Patientin, der er soeben eine Blutprobe zum Messen ihres Cholesterinspiegels entnommen hatte. Beim Verlassen seiner Praxis fuhr sie mit ihrem Auto gegen einen Baum und kehrte in sichtlich angeschlagenem Zustand in die Sprechstunde zurück. Bland entnahm ihr eine weitere Blutprobe und stellte erstaunt fest, daß ihr Cholesterinspiegel wesentlich höher war als zuvor.) Falls Streß oder angespannte Nerven der Grund für Ihren hohen Blutdruck sein könnten, schlagen Sie im Kapitel »Das Nervensystem« nach.
Cholesterin ist ein wichtiger Bestandteil unseres Körpergewebes. Es wird unserer Ernährung in Form von tierischen Proteinen wie Milch, Eier, Butter und Fleisch zugeführt.
Dieses gelbliche Fett wurde lange Zeit als der Bösewicht

Nummer 1 angesehen, war Hauptakteur einer jeden Herzerkrankung. Im Bewußtsein der Menschen setzte es sich als ein furchterregendes Zeug fest, das aus der täglichen Nahrung verbannt werden muß und angstvoll im Körper überwacht wird. In Extremfällen wurden auch cholesterinsenkende Medikamente verschreiben, die vom Patienten ein Leben lang eingenommen werden sollten. Die Anti-Cholesterin-Kampagne hat inzwischen an Intensität verloren, aber es gibt keinen Zweifel darüber, daß ein sehr hoher Spiegel in Ihrem Blut eine schlechte Nachricht ist und daß vom rücksichtslosen Schlemmen bestimmter Lebensmittel dringend abgeraten werden muß.

Sie sollten nicht nur Ihre Zufuhr an gesättigten Fetten mäßigen, sondern auch viel faserreiche Kost in Form von Vollkorngetreide und Gemüse essen. Nehmen Sie ferner mit Ihrer täglichen Nahrung viel Vitamin C zu sich - durch frisches Obst, Salate und grünes Gemüse. Essen Sie außerdem regelmäßig frische, junge **Löwenzahnblätter**. Diese wundervolle blutbildende Pflanze ist ein hervorragendes Tonikum für den Blutkreislauf.

Die **Lindenblüte** erregt in naturheilkundlichen Kreisen immer größeres Interesse wegen ihres Nutzens bei der Behandlung von hohem Blutdruck, der als Folge von Arteriosklerose und Streß entsteht. Culpeper bemerkte im übrigen, daß die Lindenblüte »ein gutes Gehirn- und Nervenmittel ist, exzellent bei Schlaganfällen, Schwindelanfällen und Herzklopfen«.

Die **Schafgarbe** wird von Naturheilkundlern bei hohem Blutdruck und bei der Gefahr eines Blutgerinnsels oder einer Thrombose verordnet. Ihre erweiternde Wirkung auf den peripheren Blutkreislauf macht sie außerdem zu einem hilfreichen Mittel gegen Krampfadern und Hämorrhoiden. Ein Aufguß mit einer Tasse kochendem

Wasser und 1–2 Teelöffeln des getrockneten Krauts, den man 10–15 Minuten ziehen läßt, kann über lange Zeiträume hin regelmäßig getrunken werden. Ein Schafgarbenaufguß kann auch als Lotion für Kompressen bei schmerzenden Krampfadern benutzt werden.

Rosmarin – ein kraftspendendes Kraut – ist ein großartiges Tonikum für den gesamten Körper und hilft bei der Normalisierung niedrigen Blutdrucks. Es wirkt auch gegen die Müdigkeit und die Depressionen, die häufig mit niedrigem Blutdruck verbunden sind. Sie können Rosmarin als Tee zu sich nehmen, 25 g auf einen Liter kochendes Wasser. Sie können auch 3–4 Tropfen des ätherischen Öls von Rosmarin in ein stimmungshebendes und belebendes Bad gegen. Oder Ihren eigenen Rosmarin-Wein machen: Geben Sie 50 g der frischen Pflanze auf einen Liter Rotwein und genießen Sie ein kleines Glas davon nach dem Essen.

Krampfadern entstehen, wenn die Pumptätigkeit der Wadenmuskulatur nicht ausreicht, um den stetigen Rückfluß des Blutes durch die Beine und die Schenkel aufrechtzuerhalten. Der Blutfluß verlangsamt sich, und die Klappen funktionieren nicht mehr. Das aufgestaute Blut dehnt die Venen und erzeugt diese verwundenen blauen Knoten. Später kommt es dann zu Beschwerden, Krämpfen, varikösen Ekzemen und varikösen Geschwüren, die nur langsam heilen.

Krampfadern sind ein undankbares Leiden für eine Behandlung mit Hausmitteln: Auch wenn Sie beharrlich etwas dagegen unternehmen, werden Sie keine Veränderung sehen – die Krampfadern verschlimmern sich lediglich nicht. Für welche der folgenden Behandlungen Sie sich auch entscheiden, Sie müssen sie regelmäßig und dauerhaft durchführen. Wenn Sie es nur gelegent-

lich tun oder etwa nur eine Woche lang, dann ist es vergebene Liebesmüh.
Trotzdem können Sie viel gegen Krampfadern unternehmen. Überprüfen Sie Ihre Eßgewohnheiten, steigen Sie mehr Treppen, legen Sie Ihre Beine hoch, wann immer Sie Gelegenheit dazu haben. Und wenn Sie nicht auf lange, heiße Bäder verzichten können – leider katastrophal für Krampfadern –, duschen Sie Ihre Beine danach wenigstens kalt ab und reiben Sie sie mit adstringierendem **Hamamelis** ein. Tun Sie das gleiche jeden Abend vor dem Schlafengehen und bewahren Sie eine Flasche davon im Kühlschrank auf.
Das Bioflavonoid Rutin ist besonders hilfreich. Es kommt in den Blättern von **Buchweizen** vor und stärkt brüchige Kapillargefäße. Gleichzeitig hilft es bei der Senkung hohen Blutdrucks. Sie können die Blätter als Tee zu sich nehmen, da dieser jedoch regelmäßig getrunken werden muß, ist es besser, wenn Sie sich die entsprechenden Tabletten kaufen und jeden Morgen ein paar davon einnehmen. Ferner ist Rutin in **Bienenpollen** sowie in den oxidationshemmenden Vitaminen C und E enthalten.
Das ätherische Öl der **Zypresse** hat eine stark adstringierende Wirkung auf die Venen. Geben Sie ein paar Tropfen davon auf eine milde Creme oder ein mildes Öl und reiben Sie damit an zwei oder drei Abenden in der Woche mit sanften Aufwärtsstrichen Ihre Beine ein (*nicht* massieren – das ist schlecht für Krampfadern).
Falls die Krampfadern Ihnen schon Beschwerden bereiten, baden Sie die Beine in einer Mixtur aus Hamamelis und einem starken **Ringelblumenaufguß**. (Bewahren Sie die Mixtur nicht länger als eine Woche im Kühlschrank auf, bereiten Sie sich dann einen neuen Vorrat zu.) Tupfen Sie die betroffenen Stellen morgens, abends

und nachts damit ab. Legen Sie Kompressen auf Ihre Beine und umwickeln Sie diese mit einem Mullverband. Alternativ können Sie Ringelblumensalbe in Aufwärtsrichtung auf die Venen streichen. Oder nehmen Sie eine Ringelblumentinktur, die die Venenwände stärkt und die Beschwerden lindert. Adstringierender **Ackermennig** trägt auch zur Straffung schlaffer Venenwände bei. Weitere Kräuter, die eine positive Wirkung auf die periphere Blutzirkulation haben, sind zum Beispiel **Cayenne** und **Ingwer**.

Variköse Geschwüre entstehen durch die verlangsamte Zirkulation im betroffenen Bereich, häufig als Folge von sehr kleinen Wunden; sie können sich als sehr widerstandsfähig gegen eine Behandlung erweisen. Nach naturheilkundlicher Philosophie sollte kein Abszeß und kein Geschwür zu schnell geheilt oder geschlossen werden: daher wäre es sinnvoll, die Effizienz Ihrer Ausscheidungsorgane zu überprüfen (siehe »Reinigung«, S. 219). Nehmen Sie eine Reihe guter blutreinigender Tees zu sich, während Sie das Geschwür behandeln – **Klette** oder **Löwenzahn**.

Ein Wickel mit einem **Kohlblatt** kann variköse Geschwüre vollständig beseitigen. Hochrangige französische Ärzte und Naturheilkundler schwören darauf. Kohl hat die einzigartige und ungewöhnliche Fähigkeit, Gifte aus dem Körper zu ziehen, wie Sie bemerken werden, falls Sie diese Behandlung ausdauernd durchführen. Nehmen Sie dafür dunkelgrünen, krausen, frischen Kohl – und wenn möglich organisch angebauten.

Das folgende Verfahren hat laut Dr. Valnet Tausenden von Patienten geholfen. Pflücken Sie eine Reihe von Blättern ab und waschen Sie sie gründlich. Schnippeln Sie die dicken mittleren und die anderen besonders hervorstehenden Rippen heraus und zerdrücken Sie sie danach mit einer Teigrolle, bis der Saft soeben anfängt, hier und dort hervorzuquillen. Falls das Geschwür sehr wund ist, weichen Sie die Blätter zunächst etwa eine Stunde lang in **Olivenöl** ein. Legen Sie dann 3 oder 4 Lagen der Blätter auf das Geschwür und befestigen Sie das Ganze mit einer elastischen Binde. Umwickeln Sie das Bein fest, aber nicht zu stramm, bis 2 oder 3 Zentimeter über und unter dem Geschwür. Belassen Sie den Wickel zu Anfang der Behandlung am späten Abend und morgens jeweils eine Stunde lang an der betroffenen Stelle. Verlängern Sie danach den Zeitraum, bis Sie den Wickel schließlich über Nacht am Bein belassen. Die Kompresse kann anfangs schmerzhaft sein, da das Gewebe zu reagieren beginnt, aber es wird sich bald beruhigen, und die Schmerzen werden verschwinden. Die benutzten Blätter können dick voll Absonderungen sein, die aus dem Geschwür herausgezogen werden. Falls dies so sein sollte, nehmen Sie kleinere Blätter und lassen Sie sie wie Dachziegel überlappen, damit der Eiter abfließen kann und nicht in Kontakt mit dem Geschwür bleibt.

Kohl hat die einzigartige Fähigkeit, Giftstoffe aus dem Körper zu ziehen

Der **Beinwurz** oder Beinweh ist ein großartiges Heilkraut mit einer außergewöhnlichen Fähigkeit zur Regeneration von beschädigtem Gewebe. Legen Sie sich einen Vorrat davon in Form der ganzen Wurzel sowie in Pulverform an. Machen Sie ein kleines Dekokt, indem Sie ein Stückchen von der Wurzel 10–15 Minuten lang in einer 1/2 Tasse Wasser simmern lassen. Bereiten Sie dann zusammen mit dem pulverisierten Kraut eine Paste daraus, bestreichen Sie ein Stück Mull dick damit und legen Sie dies auf das Geschwür. Befestigen Sie es mit einer Bandage und lassen Sie es über Nacht auf der Wunde. Die Naturheilkundlerin Anne McIntyre schlägt vor, den Beinwurzwickel mit einer Honigapplikation ab-

zuwechseln. Auf diese Weise kann man Geschwüre wunderbar ausräumen. Statt das Beinwurzpulver mit einem Dekokt aus noch mehr Beinwurz zu tränken, kann man auch andere Heilkräuter benutzen: Ein starker Aufguß mit **Ringelblumen**, **Kamille**, **Rosmarin**, **Salbei** oder **Thymian** hat die gleiche Wirkung, da diese Kräuter ebenfalls gute Desinfektionsmittel sind.
Machen Sie sich ein Dekokt aus **Schachtelhalm** – 50–100 g der frischen und 20 g der getrockneten Pflanze – 30 Minuten lang in einem Liter Wasser simmern lassen, abkühlen, durchseihen und als Kompresse oder für eine Spülung bzw. Lotion benutzen. Der Schachtelhalm mit seinem hohen Siliziumanteil verhindert die Bildung von Narben und erneuert das Bindegewebe.
Ackermennig ist ein weiteres adstringierendes Kraut, das bei Geschwüren helfen kann. Französische Naturheilkundler kochen 50 g der getrockneten Pflanze 5 Minuten lang in einem Liter Rotwein. Dann lassen sie das Ganze abkühlen und 3 Tage ziehen. Durchseihen, in eine Flasche abfüllen und als Kompresse für Geschwüre verwenden. Die Gerbsäuren im Wein verstärken die adstringierende Wirkung. Für diesen Zweck eignet sich jeder gewöhnliche Wein.
Hämorrhoiden können eine entsetzliche Qual sein. Nehmen Sie als Notfallbehandlung einen großen Bausch Baumwolle. In eiskaltem **Hamamelis** einweichen und applizieren. Hamamelis ist die klassische Arznei gegen Hämorrhoiden – es gibt nichts Besseres. Sie können die Wirkung von Hamamelis noch steigern, indem Sie ein paar Ringelblumenblüten 1 oder 2 Tage lang darin einweichen. Dann durchseihen und die Flüssigkeit wie oben beschrieben anwenden.
Es gibt zahlreiche andere Volksheilmittel für dieses Leiden. Wozu könnte zum Beispiel das Hämorrhoiden-

kraut, wie das adstringierende **Chelidonium** im Englischen genannt wird, sonst gut sein. Es wird in der Regel als Salbe angewandt und war früher in jeder Apotheke erhältlich. Heute ist dies nicht mehr so, aber man kann die Salbe sehr leicht selber machen. Hier ist das Rezept für *Unguentum Ficariae*: 350 g kleingeschnittenes Chelidoniumkraut auf das dreifache Gewicht an zerlassenem Schweineschmalz geben und 24 Stunden lang bei 38 Grad Celsius (Körpertemperatur) in einem Trockenschrank, neben einem Warmwasserbereiter oder einem Backofen bei eingeschalteter Kontrolleuchte ruhen lassen. Dann durchseihen, pressen und genügend Schweineschmalz hinzugeben, um das erforderliche Gewicht zu erreichen.

Gegen Hämorrhoiden
Nehmen Sie einen halben Liter schwarze Holunderbeeren und einen viertel Liter Leinsamenöl und kochen Sie dies, bis es zu einer Salbe wird. Bewahren Sie sie für den Gebrauchsfall auf und streichen Sie die Salbe auf ein Tuch, wenn Sie sie benutzen.

»Physical Receipts« (Elizabeth Jacob, 1654)

Ein weiteres Volksheilmittel gegen Hämorrhoiden sind die grünen Blätter des **Holunderbaums**, die zusammen mit ein wenig **Leinsamenöl** weichgekocht werden. Dieses Rezept ist so oft aufgeschrieben und kopiert worden, daß es ganz bestimmt wirksam gewesen sein muß. Bis weit in unser Jahrhundert wurde in den Apotheken eine grüne Holundersalbe verkauft, die aus 3 Teilen der grünen Blätter, 4 Teilen Schweineschmalz und 2 Teilen Nierenfett bestand. Dies wurde zusammen erhitzt, bis die Blätter ihre Farbe verloren; dann seihte man das Ganze durch ein Leinentuch und ließ es abkühlen. Diese kühlende, schmerzlindernde und aufweichende Salbe wurde auch für Wunden, Prellungen und Frostbeulen benutzt.

Die Holunderblätter sollten innerhalb von 3–4 Tagen nach ihrem Entfalten gepflückt werden, wenn sie erst 2 1/2–5 Zentimeter lang sind.

Holunderbeeren sind auf ähnliche Weise benutzt worden. Die Naturheilkundlerin Ann Warren-Davis bemerkte mir gegenüber einmal, daß eine Reihe ihrer Patienten, die empfindlich auf Milchprodukte reagierten, auch häufig über Hämorrhoiden klagten. Als sie auf einen möglichen Zusammenhang hingewiesen wurde, konnten einige von ihnen dies auch aus eigener Erfahrung bestätigen. Käse – vor allem Blauschimmelkäse – verschlimmerte die Beschwerden in manchen Fällen fast über Nacht. Könnte dies auch Ihr Problem sein? Es sollte Ihnen ein kleines Experiment wert sein.

Als ein pharmazeutisches Unternehmen kürzlich eine Anzahl britischer Frauen untersuchte, fand man heraus, daß unglaublicherweise jede zwölfte an Frostbeulen litt – manche von ihnen so schlimm, daß ihnen den halben Winter über keine Schuhe paßten und das Gehen zur Qual wurde. Frostbeulen sind eine leichte Form von Erfrierungen, die durch eine starke Verengung der direkt unter der Haut liegenden kleinen Blutgefäße verursacht wird. Finger und Zehen verfärben sich blaurot, werden taub und jucken entsetzlich, wenn das Blut wieder zu zirkulieren beginnt.

Bei Frostbeulen helfen heiß-kalte Wechselbäder, sie regen die Durchblutung an

Ich erinnere mich daran, daß eine meiner Schwestern als Kind einmal im Winter an leichten Frostbeulen litt. Sie wurde in den Garten geschickt und mußte dort barfuß 5 Minuten lang im Schnee herumlaufen, während wir alle kichernd zusahen. Dieses Hausmittel war abso-

lut wirksam, denn Frostbeulen entstehen durch schlechte Durchblutung (siehe dazu die Empfehlungen zu Krampfadern und zum Blutkreislauf im allgemeinen).
Wenn Sie Frostbeulen bekommen und es keinen Schnee gibt, sollten Sie der Versuchung widerstehen, Ihre armen Füße zum Auftauen auf die Heizung zu legen oder vor den offenen Kamin zu halten. Versuchen Sie es statt dessen mit heiß-kalten Wechselbädern. Hören Sie mit einem kalten Bad auf und reiben Sie Ihre Füße danach kräftig. Falls Sie auch ansonsten leicht frieren, sollten Sie sich im Winter mehr im Freien bewegen, statt zu Hause zu bleiben – sofern Sie warm angezogen sind. »Man muß den Menschen wärmen und nicht das Zimmer«, pflegte der schwedische Naturheiler Are Waerland zu sagen.
Mittlerweile gibt es gegen Frostbeulen eine ganze Reihe wirksamer Mittel, in denen Kräuter enthalten sind, die als Impulsgeber für die örtliche Durchblutung fungieren oder die Entzündung und die Reizung lindern. Drücken Sie eine Kapsel Vitamin E darüber aus. Streichen Sie sie mit **Cayenne-Tinktur** oder Cayenneöl ein. Applizieren Sie geriebene, frische **Meerrettichwurzeln** und wickeln Sie eine Bandage darum. Bestreichen Sie sie mit frischem **Zitronen-**, **Knoblauch**- oder **Zwiebelsaft. Oder versuchen Sie es mit einer Benzoe-Tinktur**. Fragen Sie Ihren örtlichen Apotheker danach unter dem lustigen Namen »Mönchsbalsam«.
Dr. Valnet empfiehlt **Sellerie** gegen Frostbeulen. Viele Leute haben ihm gegenüber die Wirksamkeit dieses Mittels bestätigt. Nehmen Sie 250 g Selleriestiele oder die gleiche Menge von der Schale der dicken, knubbeligen Wurzel – Gemüsehändler verkaufen sie als **Knollensellerie**. Simmern Sie sie eine Stunde lang in einem Liter

Wasser und baden Sie dann dreimal täglich Ihre Hände darin, und zwar so heiß, wie Sie es aushalten.

Das Verdauungssystem

Übelkeit, Blähungen, Aufstoßen, Sodbrennen, Verstopfung, Magenkrämpfe, Koliken, Durchfall, Winde... was für unbedeutende Probleme. Die Arznei dagegen sollte so alltäglich wie das Problem sein – die Küchenmedizin. In der Küche, sprich Ernährung, liegt meist der Ursprung des Problems, und sie ist gleichzeitig auch der beste Ort, um nach einer Medizin zu suchen.
Verdauungsprobleme können vielerlei Ursachen haben. Streß kann ein Hauptgrund sein. Manche Menschen reagieren sich in der Tat an ihrem Magen ab – und der Preis des Erfolgs ist häufig ein Magengeschwür. Solche leistungsorientierten Menschen sind meist auch verkrampfte, schnelle Esser, was der Heilung nicht gerade förderlich ist. Falls Sie durch Streß Magengeschwüre bekommen, schlagen Sie im Kapitel »Das Nervensystem«, S. 266, nach. Es hat wenig Sinn, das Magengeschwür zu beseitigen, wenn der Streß bestehenbleibt.
Sie brauchen jedoch kein Industriemagnat zu sein, um sich schlecht zu ernähren. Die meisten von uns essen zu viel, zu schnell, zu häufig und zu schwer. Paradoxerweise *genießen* wir unser Essen nicht genügend: Die guten Dinge der Erde sollten als Köstlichkeiten betrachtet werden. Genießer leiden weit seltener an Verdauungsproblemen als wir anderen. Langsames Essen ist gesundes Essen.
Wir müssen lernen, nur zu essen, wenn wir hungrig sind – mit Appetit, in Ruhe und jeden Bissen genießend. Dann werden wir die auf den folgenden Seiten beschrie-

benen harmlosen Hausmittel, wenn überhaupt, nur selten benötigen.

Möhren sind als die großen Freunde des Darms bezeichnet worden. Sie beruhigen und heilen die gereizten Darmwände und beseitigen Durchfall und Verstopfung. Raspeln Sie eine Möhre in jeden Salat, den Sie sich machen; nehmen Sie Möhren als Zutat in Suppen; ein dünnes Möhrenpüree ist eine Volksarznei gegen Durchfall. Oder versuchen Sie es mit einer Handvoll sonnengetrockneter **Zwiebelhäute**, die Sie 10 Minuten in einem Liter Wasser simmern lassen. Trinken Sie davon täglich 2 oder 3 Gläser. Kaufen Sie organisch angebaute Zwiebeln oder bauen Sie Ihre eigenen an – pestizidfrei.

Ganz reines **Olivenöl** ist das mehr als köstliche Öl, das auch Ihre Leber am liebsten hat. In der mediterranen Volksmedizin gilt ein Löffel davon morgens nach dem Aufstehen als gutes Mittel gegen die meisten Magenprobleme, für eine überlastete Leber und gegen Verstopfung. Wenn Ihnen der Geschmack zu intensiv ist, können Sie einen Teelöffel Zitronensaft hinzugeben. Wiederholen Sie dies jeden Morgen, bis das Problem beseitigt ist.

Anmerkung: Manche Menschen können Fette nur unzureichend absorbieren. Falls die Olivenölbehandlung innerhalb von 2–3 Tagen keine Erfolge zeigt, sollten Sie sie beenden. Das folgende ist ein Durchfallmittel der Ayurveda-Medizin: Raspeln Sie einen Teelöffel frische **Ingwerwurzel** in eine Tasse, füllen Sie diese halb und halb mit Naturjoghurt (mit lebenden Kulturen) und Wasser auf und raspeln Sie ein wenig **Muskatnuß** hinein.

Gerstenextrakt ist nicht nur nahrhaft, er ist auch ein Lebertonikum und hilft gegen Durchfall. Nehmen Sie dazu 100 g Gerste und geben Sie sie in einen Topf. Mit Wasser abdecken und zum Kochen bringen. Beim Abgie-

ßen des Wassers durchseihen und zurück in den Topf geben. Einen Liter Wasser und die Schale einer gründlich geschrubbten **Zitrone** hinzugeben. Zum Kochen bringen und behutsam simmern lassen, bis die Gerste weich ist. Von Zeit zu Zeit etwas Wasser hinzugeben. Dann durchseihen und zwei Eßlöffel Honig hineinrühren.
Umeboshi-Pflaumen sind die äußerst sauren, sonnengetrockneten und in Salz eingelegten Pflaumen des japanischen Umebaums. Je länger sie in der Lake belassen werden, desto wertvoller sind sie als Medizin. Sie sind ein makrobiotisches Heilmittel gegen akute Beschwerden wie Durchfall, Kater, Ruhr und Lebensmittelvergiftung sowie gegen chronische Leiden, die auf ein Übermaß an Säureabfallstoffen im Körper zurückzuführen sind, zum Beispiel Müdigkeit, Verstopfung oder morgendliche Übelkeit. Umeboshi haben einen sensationell hohen Gehalt an alkalischen Salzen. Berechnungen zufolge können 10 g davon den Säureabfall neutralisieren, der durch die Aufnahme von 100 g Zucker entsteht. Umeboshi-Pflaumen können zusammen mit Reis gekocht werden, man kann sie essen wie sie sind oder aber in einer Tasse heißem Bancha-Tee ziehen lassen. Dann trinkt man den Tee und ißt die Pflaume. Sowohl die Pflaumen als auch der Tee sind in guten Naturkostläden erhältlich.
Ein deutscher Arzt, Dr. Kutroff, heilte viele Fälle von Ruhr, darunter sehr schwere, mit **Äpfeln**: Er gab seinen Patienten täglich 1,5 Kilo geriebene, rohe Äpfel. Die Äpfel sollten auf einer Plastikreibe gerieben und sofort gegessen werden, und das 6mal täglich. Sonst darf man nichts essen. Durch ihren hohen Pektingehalt saugen die Äpfel im Darm Gifte auf. Man hat darüber hinaus festgestellt, daß frisch gepreßter Apfelsaft eine hervorragende bakterienabtötende Wirkung hat. Probieren Sie

dies bei Fällen leichter Lebensmittelvergiftung oder bei leichtem Durchfall aus. Bei schweren Fällen könnte es sich jedoch um Ruhr handeln, und damit sollte man stets zum Arzt gehen.
Wenn bittere Kräuter wie **Estragon**, **Wermut** oder **Enzian** mit den Bitterrezeptoren des Mundes in Kontakt kommen, bewirken sie die Absonderung des Hormons Gastrin aus der Magenwand. Dieses Hormon regt den Appetit an und fördert den Ausstoß von Verdauungssäften und Galle. Wermut und Enzian sind ferner Ingredienzen von beliebten *Aperitifs*; die Franzosen machen Enzianwein, um ihn vor dem Essen zu schlürfen, und die Italiener trinken zu ihrem Kaffee nach dem Essen – der selbst recht bitter ist – gern einen *Amaro*. Estragon wurde im Mittelalter in Form von kleinen Kuchen am Ende der Fastenzeit gegessen – vielleicht als Vorbereitung auf die große Osterschlemmerei. Man benutzte Estragonblätter oder ein wenig ihres Safts auch als Zutaten für Omelettes, Soßen und Salate.
Anmerkung: Schwangere Frauen sollten Estragon vermeiden. Und falls Sie ohnehin schon an Magensäure oder einem Magengeschwür leiden, sollten Sie natürlich auf Bitterliköre verzichten. Als gelegentliches Tonikum für eine träge Verdauung können Sie jedoch nach dem Essen **Löwenzahnwurzel**-Kaffee trinken. Löwenzahn ist zudem ein wundervolles Lebertonikum.
Überraschenderweise gehört auch die Kamillenblüte zu den bitteren Kräutern. Sie dürfen Kamillentee aber nicht süßen, wenn Sie ihn zur Verdauungsförderung trinken.
Ein weiteres beliebtes Verdauungsgetränk, das man in Italien Nicht-Kaffeetrinkern serviert, ist ein *Canarino*. Man läßt einen langen Kringel einer sehr fein geschälten **Zitronenschale** ein paar Minuten lang in einer Tasse

mit kochendem Wasser ziehen. Das Wasser nimmt eine wundervolle leuchtendgelbe Farbe an und wird ungesüßt getrunken. Zitronen sind ein nützliches Leberstimulans.
Anmerkung: Nehmen Sie unbehandelte Zitronen.
Hopfen ist ein weiteres magenfreundliches Kraut. Hier ist ein altes Rezept für Hopfenbitter, das von Mrs. Grieve in »A Modern Herbal« zitiert wird. Nehmen Sie 12 g **Angelikawurzelkraut** und 25 g **Benediktenkraut** (Bitterdistel). Gießen Sie 1,75 Liter kochendes Wasser darüber und seihen Sie das Ganze durch, wenn es erkaltet ist. Eine zu empfehlende Dosis wäre, 4mal täglich ein Glas davon zu trinken.
Wenn bestimmte Nahrungsmittel gären, ist der azidophile Milchsäurebazillus am Werk und produziert Milchsäure. Nahrungsmittel, die reich an Milchsäure sind, sorgen dafür, daß der Verdauungstrakt süß bleibt, indem sie die Vermehrung der Mikroorganismen verhindern, die für die Verwesung im Darm verantwortlich sind. Gegorene Nahrungsmittel werden in fast allen Kulturen als Gesundheitsnahrung hochangesehen und als Heilmittel für Verdauungsstörungen aller Art benutzt: Der russische *Kefir* und der *Koumiß* der Krim, die gegorenen Sojasoßen und die Umeboshi-Pflaume in Japan, die Molke in der Schweiz, das Sauerkraut in Deutschland, die eingelegten Essig- und Salatgurken in Nordeuropa und die Buttermilch in der nordamerikanischen Volksmedizin. Hüttenkäse ist ebenfalls ein milchsäurehaltiges Nahrungsmittel. Sauerkraut ist bei Verdauungsstörungen und Durchfall besonders wertvoll, da Kohl ein wirksames Anti-Verwesungsmittel und ein Freund des Verdauungstrakts ist. Das beste Sauerkraut wird ohne Chemikalien hergestellt. Nicht waschen; ser-

vieren Sie es so wie es ist mit einem Löffel Naturjoghurt (mit lebenden Kulturen).

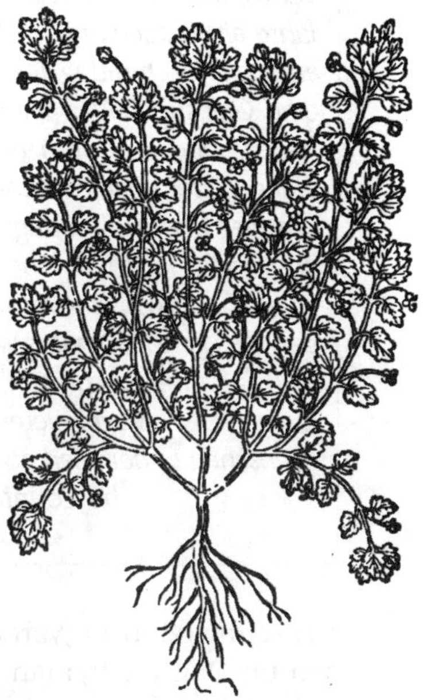

Viele Naturkostläden oder Reformhäuser verkaufen gepreßten Sauerkrautsaft, seit Professor Dr. Kemkes vom Institut für Hygiene der Universität Gießen bei seinen Forschungen herausgefunden hat, daß dieser aufgrund seines hohen Milchsäuregehalts eine hervorragende Behandlung gegen chronische Verstopfung ist.

Die **Kohlblatt-Behandlung** gegen Durchfall, Ruhr oder eine schmerzhafte Leberstauung kann selbst dann durchgeführt werden,wenn man bereits in medizinischer Behandlung ist. Sie beschleunigt die Rekonvaleszenz erheblich. Waschen Sie ein paar große, frische, grüne Kohlblätter, schneiden Sie die dicken Strunke und Rippen heraus, plätten Sie sie mit einem Bügeleisen oder einer Teigrolle und legen Sie 3 oder 4 Lagen davon auf die schmerzende Stelle; mit einem Leinentuch abdecken und mit einer elastischen Binde gut befestigen. Vier Stunden lang oder über Nacht darauf belassen. Die Eigenschaft des Kohlblatts, Gifte aus tiefgelegenen Gewebeschichten herauszuziehen, ist von vielen französischen Ärzten bestätigt worden (siehe »Der Blutkreislauf«).

Man schrieb das Jahr 1747. Mrs. Howard hatte eine Nichte, die eigentlich eine gesunde Gesichtsfarbe hatte und in guter Verfassung war. Die Mutter hatte dem Mädchen (fast sechs Jahre alt) jedoch angewöhnt, jeden Morgen und manchmal auch am Nachmittag Tee zu trinken, und plötzlich bekam es eine Gelbsucht. Mrs. Howard konnte das Mädchen jedoch heilen, indem sie ihm einfach nur auf nüchternen Magen einen Löffel Vogelmierensaft gab und einen weiteren Löffel um vier Uhr nachmittags in ein wenig Ale; es wäre jedoch auch nicht falsch, ein wenig Safran in den Saft zu mischen. Damit fuhr sie bis zur vollständigen Heilung fort und sagte mir, daß dies geholfen habe, wo alle anderen Arzneien versagten. Der Safranbeigeschmack macht den Saft exzellent. Anmerkung: Der Vogelmierensaft hat mehrere erwachsene Menschen in der Marketstreet in Hertfordshire geheilt.

»The Country Housewife's Family Companion«
(W. Ellis, 1750)

Bei schmerzhaften Verdauungsstörungen nach dem Essen rät Danièle Ryman, ein paar **Kümmelkörner** langsam zu kauen, dazu ein Glas warmes Wasser zu trinken und 10 Minuten lang tief durchzuatmen.

Noch besser ist es, einen Teelöffel Kümmelkörner in einen Topf zu geben und mit Wasser abzudecken. Zum Kochen bringen und 10 Minuten simmern lassen. Ein wenig abkühlen lassen und vor dem Essen langsam schlürfen.

Bei chronischem Durchfall: rohe, junge Artischocken im Salat essen

Vogelmiere hat eine beruhigende und heilende Wirkung auf den gesamten Verdauungstrakt. Außerdem ist sie ein wunderbares Nahrungsmittel. Waschen Sie sie und essen Sie sie kleingeschnitten in einem Salat. Sie muß zusammen mit etwas Scharfem, Pfeffrigem gegessen werden, das ihren ziemlich faden Geschmack ausgleicht.

Ein weiteres Heilmittel gegen Durchfall ist das folgende: Eine Handvoll braunen **Reis** – gut gewaschen – in 250 ml Wasser geben. Kochen, bis die Flüssigkeit um die Hälfte reduziert ist, dann alle 30 Minuten einen Suppenlöffel davon nehmen. Verwenden Sie organisch angebauten Reis.

Kalter **grüner Tee** ist ein Volksheilmittel gegen leichten Durchfall oder jede Art von Reizungen der Darmwand. Ohne Milch und Zucker trinken. Die Gerbsäuren helfen bei der Unterdrückung von Entzündungen und Infektionen. Wählen Sie einen guten grünen Tee aus, zum Beispiel Gunpowder. Viele Kräuter haben diese adstringierende Wirkung – darunter die **Tormentillwurzel**, der **Natterwurz/Wiesenknöterich**, **Orange**- oder **Gelbwurzel** und der **Ackermennig.**

Viele gesundheitliche Probleme sind auf ein Übermaß an Säureabfall im Körper zurückzuführen. Schönheitsfarmen und Sanatorien setzen ihre Patienten auf alkalische Suppen, um die Säure abzubauen. Der amerikanische Ernährungsguru der 60er Jahre, Gayelord Hauser, erfand dieses Mittel neu und nannte es »Ausscheidungssuppe«. Sie wurde mit **Möhren**, **Sellerie**, **Spinat**, **Tomaten** und **Petersilie** zubereitet. **Lauch** und **Zucchini** wirken ebenfalls sehr alkalisierend. Eine der wichtigsten Zutaten, **Sellerie**, ist ein berühmtes Heilmittel gegen Übersäuerungsleiden wie Gicht, Arthritis, Rheumatismus oder bei Neigung zu Steinen; er ist ferner ein fantastisches Nierentonikum. Trinken Sie mittags und abends vor dem Essen ein kleines Glas frisch gepreßten Selleriesaft oder einen guten aus der Flasche.

Roher **Kartoffelsalat** ist eine berühmte alte Arznei gegen schwere Magenprobleme, auch gegen Geschwüre. In einer von Ärzten durchgeführten Studie gaben 90 Prozent der Patienten an, daß sie sich schon nach zwei

Behandlungstagen besser fühlten. Nach 5–10 Tagen hatten sie keine Probleme mehr. Nehmen Sie dazu geschälte, organisch angebaute Kartoffeln und sortieren Sie solche mit grünen Stellen sorgfältig aus – diese weisen auf das Vorhandensein von giftigem Alkaloid hin. Die Dosierung beträgt 3mal täglich vor dem Essen 50 ml. Man muß dazu sagen, daß roher Kartoffelsaft alles andere als angenehm schmeckt. Sie sollten deshalb entweder einen Löffel **Zitronensaft** hinzugeben oder ihn in eine lauwarme Suppe schütten. Als Alternative können Sie frisch gepreßten **Kohl**- oder **Möhrensaft** trinken.

Gelenke und Muskeln

Alle »verbrannten« – in anderen Worten: verdauten – Nahrungsmittel in unserem Körper hinterlassen eine »Asche«, die entweder sauer, neutral oder alkalisch ist. Die Wasserstoffkonzentration (pH) bzw. das Säure-Alkali-Gleichgewicht unseres Blutplasmas muß ständig 7,35–7,45 betragen. Ein Überschuß in einer Richtung löst eine Krise aus und kann sogar zum Tod führen. Zur Aufrechterhaltung dieses lebenswichtigen Gleichgewichts werden die Säuren in unserem Körper durch die in Obst und Gemüse vorkommenden alkalischen Salze – Natrium, Kalium, Kalzium, Magnesium und andere – neutralisiert.

Wenn in unserer täglichen Nahrung ein Gleichgewicht zwischen alkalischen und sauren Lebensmitteln besteht – das schätzungsweise bei einem Verhältnis von 4:1 erreicht wird –, erfreuen wir uns bester Gesundheit. Ein Ungleichgewicht führt zu Problemen. In den meisten Fällen entsteht das Ungleichgewicht durch einen Überschuß an Säure, wenn unsere alkalischen Reserven erschreckend leer sind. Nicht neutralisierte Säureabfälle aus unserer täglichen Nahrung treffen mit Zellschutt und anderen metabolischen Abfallstoffen zusammen, die während der normalen Stoffwechselprozesse erzeugt werden. Streß und lange Zeiten der Überarbeitung erzeugen weitere Säureabfälle, die sich allesamt im Körpergewebe ablagern. In der Naturheilkunde nennt man das daraus entstehende Leiden Toxämie (Blutvergiftung). Man macht es für viele Gesundheitsprobleme und degenerative Krankheiten wie Arthritis, Rheumatismus und Gicht verantwortlich.

Das erste Anliegen des Naturheilkundlers oder des Naturheilkundearztes, der eine solche Krankheit behandelt, ist es, dafür zu sorgen, daß die Abfallstoffe schnell und wirksam ausgeschieden werden und im Körper wieder ein gesundes Gleichgewicht herrscht (siehe »Reinigung«, S. 219).

Eine gute, ausgewogene Diät ist extrem wichtig: Viele Fälle bessern sich rasch, wenn schlechte Eßgewohnheiten korrigiert werden. Was vor allem vermieden werden sollte, sind industriell verarbeitete Lebensmittel mit künstlichen Süßstoffen. (Vgl. dazu S. 48.)

Streß kann bei Gelenkproblemen ein wichtiger Faktor sein. Wenn dies bei Ihnen zutreffen könnte, sollten Sie im Kapitel »Das Nervensystem«, S. 266), nachschlagen.

Der professionelle Naturheilkundler kennt viele Kräuter, die bei der Behandlung der Ursachen von Rheumatismus und Gelenkproblemen, bei der Schmerzlinderung und beim Umgang mit Streß- oder Angstzuständen helfen. Wenn es innerhalb Ihrer Reichweite einen kompetenten Naturheilkundearzt gibt, wird er genau die Kräuter aussuchen, die in Ihrem Fall besonders hilfreich sind. Darunter können die sogenannten alterierenden (umstimmenden) Heilmittel sein – Kräuter, die den allgemeinen Stoffwechsel anregen. Dies geschieht in der Regel durch die Reinigung des Blutes und die Förderung der Ausscheidungstätigkeit; gute Beispiele sind **Selleriesamen** oder **Guajakholz**. Es gibt für diesen Anwendungsbereich auch Entzündungshemmer wie **Mädesüß** und harntreibende Mittel wie **Löwenzahn** – Kräuter, die bei der Beseitigung von Abfallstoffen behilflich sind. Ferner gibt es Kreislaufstimulantien wie den **Gelbholzbaum**, der den Körper nicht nur allgemein in Schwung bringt, sondern auch oberflächlich zur Schmerzlinderung angewandt werden kann.

Viele Kräuter führen fast all diese Funktionen gleichzeitig aus. Die weiter unten aufgeführten Vorschläge beziehen sich alle auf sanfte, unbedenkliche Kräuter, die wochenlang ununterbrochen eingenommen werden können, ja sogar müssen. Keines der empfohlenen Kräuter wird irgendeinen Nutzen haben, wenn es nicht mindestens 3 Wochen lang verwendet wird. Kräutermedizin wirkt sicher, aber langsam, vor allem bei chronischen Leiden, die sich über Jahre hin entwickelt haben.

Gelenkprobleme können auch ein Anzeichen für eine Lebensmittelunverträglichkeit sein. Die Haye-Diät (Trennkost-Diät) ist häufig ein erfolgreiches Mittel zur Beseitigung solcher Beschwerden, selbst nach monate- oder jahrelangem Leiden. Kurz erklärt besteht diese Methode darin, die Kombination von konzentrierter Stärke – wie Brot, Kartoffel oder Reis – und konzentrierten Proteinen – wie in Steaks, Scampi und Käse – innerhalb einer Mahlzeit zu vermeiden. Der Buchhandel bietet eine ganze Reihe von Titeln zu diesem Thema an, vgl. auch S. 384 ff.

Dr. Alfred Vogel, dessen Buch »Der Naturdoktor« in ganz Europa reißenden Absatz gefunden hat, empfiehlt bei Rheumatismus, Arthritis und Gicht eine ebenso einfa-

che wie drastische Kur. Man sollte alle Lebensmittel mit einem übermäßigen Säureanteil völlig weglassen und durch Lebensmittel mit einem hohen Alkalianteil ersetzen. Mit anderen Worten, der Patient muß auf Fleisch, Fisch, Eier und Käse verzichten.
Statt dessen schlägt er ein großes Müsli-Frühstück vor mit reichlich **Obst**, **Honig** und **Mandeln**. Das Mittag- bzw. Abendessen sollte als Hauptbestandteil **Kartoffel**, **Hirse**, braunen **Reis** oder **Buchweizen** enthalten. Dazu viel frisches Gemüse, Salate und Hüttenkäse. Trinken Sie frische, gemixte Gemüsesäfte – vor allem aus **Möhren**, **Weißkohl** und **Grünkohl** – statt Wein, und versuchen Sie 1- oder 2mal in der Woche einen Tag zu fasten. Trinken Sie an diesem Tag nur Gemüsesäfte oder ein gutes Quellwasser aus der Flasche.
Als Spezialrezept gegen Arthritis empfiehlt Dr. Vogel **Kartoffelsaft** – täglich den Saft von mindestens einer Kartoffel morgens auf nüchternen Magen langsam schlürfen. Verwenden Sie dazu organisch angebaute Kartoffeln. Wenn Sie den Geschmack scheußlich finden, können Sie den Saft in warmes Wasser oder in eine Suppe geben. Falls kein Entsafter vorhanden ist, putzt man eine mittelgroße Kartoffel, schneidet sie in dünne Scheiben und gibt sie für etwa eine Minute in eine Küchenmaschine. Dann eine Tasse Wasser hinzugeben und das Ganze mixen, bis die Kartoffel zu einem zähen Brei wird. In einen Becher kippen, einen Spritzer Zitronensaft dazugeben, 10 Minuten stehenlassen, dann durchseihen und trinken. Sie können in den meisten Naturkostläden auch einen exzellenten Kartoffelsaft aus der Schweiz kaufen.
Essen Sie viel **Sellerie** und trinken Sie, wenn Ihre Gelenke besonders stark schmerzen, 3 Wochen lang jeden Tag ein halbes Glas Selleriesaft. In Japan bekommen Rheu-

mapatienten 1 oder 2 Wochen lang ausschließlich Sellerie vorgesetzt.

Ein in der Wirkung ähnliches Pulver, Pulvis Apii Compositum, wird heute noch in italienischen Apotheken verkauft.

Anmerkung: Vorsicht – schwangere Frauen sollten es völlig meiden.

> *Für diejenigen, die von der Gicht derart geplagt sind, daß selbst ihr Mund verunstaltet und verzerrt ist, deren Glieder zittern, verkrampft und zusammengezogen sind: Sie sollen Selleriesamen zu Pulver mahlen und ein Drittel Gartenraute dazugeben. Außerdem eine Menge Muskatnuß, die etwas geringer ist als der Anteil der pulverisierten Gartenraute, eine Menge Gewürznelken, die kleiner ist als der Anteil an Gartenraute und Steinbrech in einer kleineren Menge als die Nelken. All diese Kräuter sollen zu Pulver zermahlen werden, das Pulver soll entweder auf nüchternen Magen oder nach dem Essen gegessen werden, und die Gicht wird verschwinden, weil dies die beste Behandlung dagegen ist.*
>
> *Die Heilige Hildegard von Bingen (12. Jahrhundert)*

Löwenzahn ist ein anderer Superreiniger für schmerzende Gelenke und Muskeln – außerdem ist er ein schmackhaftes Nahrungsmittel.

Artischocken fördern die Ausscheidung von Galle und Cholesterin und senken den Anteil von Harnstoff und Harnsäure im Blut; gute Neuigkeiten für Rheuma- und Gichtpatienten.

Die Öle von fetthaltigem Fisch wie Lachs und Sardinen können den Entzündungsprozeß stoppen, der für die Qualen der Arthritis verantwortlich ist. Die in diesen Fischölen enthaltenen Omega-3-Fettsäuren ersticken

im Körper die Produktion von B4-Leukotrienen – Stoffe, die Entzündungen auslösen.
Die Leute vom Land mit Rheuma in den Knien pflegten früher ein **Kohlblatt** unter ihre Strümpfe über das betroffene Gelenk zu schieben. Der Kohl ist ein Freund der Gicht- und Rheumakranken. Örtlich angewandt kann er große Erleichterung verschaffen. Kohlkompressen (Näheres siehe S. 238) können auf schmerzende Gelenke appliziert, mit einer Wollbandage umwickelt und ein paar Stunden oder über Nacht dort belassen werden. Sie können auch heiße Umschläge mit in Wein gekochtem Kohl machen und täglich 1 oder 2 kleine Gläser Kohlsaft trinken, solange Sie nicht in unangenehmen Maße von Blähungen geplagt werden.
Beinwurz-Tee ist ein altmodisches Heilmittel gegen Gicht in den Füßen. Nehmen Sie 3–4 Liter Wasser und machen Sie einen starken Aufguß aus den Blättern. Abkühlen lassen und dann 15–20 Minuten lang beide Füße hineinstellen.
Erdbeeren galten einmal als verbotene Früchte für Gichtkranke, Linnaeus dachte anders darüber. Sowohl Erdbeeren als auch **Himbeeren** sind in der Tat wundervolle Reiniger, wie auch **Kirschen**, die vor allem bei der Reinigung des Körpers von Harnsäure helfen. Versuchen Sie es während der Kirschsaison einmal mit einem zweitägigen Reinigungsfasten, während dem Sie nur Kirschen essen – das sollte keine große Überwindung kosten! Nehmen Sie die dunkelroten und essen Sie sie, wenn sie reif sind.
Essen Sie im Frühling einmal pro Woche frische junge **Brennesselspitzen**. Brennesseln sind reich an Alkaloiden,die bei der Neutralisierung von Harnsäure helfen. Brennesseltee aus den getrockneten Blättern kann das ganze Jahr über getrunken werden (siehe S. 106).

Sammelzeiten für Brennesseln sind Frühjahr (Blätter), Juni (junge Pflanze) und September (Wurzeln)

Die österreichische Naturheilkundlerin Maria Treben empfiehlt ein Brennesselbad. Einen Eimer voll frischer oder 200 g getrocknete Brennesseln 12 Stunden lang in kaltem Wasser ziehen lassen. Dann den Aufguß sanft erhitzen, durchseihen und ins Bad gießen.

Eine italienische Landmedizin gegen Gicht und Rheumatismus: 80 g getrockneten **schwarzen Holunder** auf einen Liter guten Rotweinessig geben. In der Sonne oder an einem warmen Platz 8–10 Tage einweichen lassen, dann durchseihen und jeden Tag ein paar Dessertlöffel davon essen.

Lignum vitae oder **Guajakholz** wurde zum ersten Mal im frühen 16. Jahrhundert von den spanischen Westindischen Inseln als Wunderheilmittel gegen die Epidemie einer »neuen« Krankheit, der Syphilis, importiert, die damals in Europa wütete – ähnlich wie heute Aids. In unserer Zeit gilt es als Spezifikum für schmerzhafte rheumatische Leiden. Es regt den Kreislauf an, fördert leichte Transpiration und wirkt harntreibend. Geben Sie einen Teelöffel der Holzspäne auf eine Tasse Wasser; zum Kochen bringen, 15–20 Minuten simmern lassen und 3mal täglich trinken.

Jemand sagte, daß ein guter Viertelliter Brennesseltee morgens auf nüchternen Magen getrunken jeglichen Rheumatismus heilt, wenn man die Kur lange genug fortsetzt.

»The Country Housewife's Family Companion«
(W. Ellis, 1750)

Der **Gelbholzbaum** ist die perfekte Arznei für Menschen, die an chronischem Rheumatismus, Arthritis und anderen Gelenkproblemen leiden und darüber hinaus leicht frösteln und eine schlechte Verdauung haben. Er ist ein in hohem Maße stimulierendes und kraftgebendes Kraut sowie ein wärmender Schmerzlinderer. Der berühmte amerikanische Naturheilkundler Dr. John Christopher verbindet ihn in der folgenden Formel mit anderen nützlichen Rheumamitteln: 12 g Gelbholzbaumrinde, 12 g Bitter- bzw. Fieberklee, 12 g Guajakspäne, 1/2 Teelöffel Cayennepulver. 15 Minuten lang in 900 ml Wasser kochen lassen und durchseihen. 3- bis 4mal täglich ein Glas trinken. Er empfiehlt ferner, 25 g pulverisierte Gelbholzrinde auf 100 g **Olivenöl** zu geben und das Ganze auf die schmerzenden Gelenke zu reiben.

Die große Anti-Rheuma-Entdeckung des Jahrhunderts war der **Ackerhahnenfuß** aus Südwestafrika, den die Angehörigen der namibischen Stämme sich schon seit Jahrhunderten zunutze machen. Er wurde der westlichen Welt durch einen deutschen Farmer nahegebracht, der dort siedelte, von seinem Ruf beeindruckt war und Proben davon zur klinischen Untersuchung nach Deutschland schickte. Inzwischen sind in Deutschland und Frankreich zahlreiche Studien durchgeführt worden. Sie haben zweifelsfrei ergeben, daß der Ackerhahnenfuß sowohl bei rheumatischer Arthritis als auch bei Osteoarthritis (Knochen- und Gelenkentzündung) extrem wirksam ist und gegen Schmerzen, Schwellungen und Steifheit hilft. Er scheint entgiftend und stimulierend zu wirken.

Der Ackerhahnenfuß wirkt nicht bei jedem Menschen, aber es sollte Ihnen eine Versuchszeit von einem Monat wert sein, um herauszufinden, ob er Ihre Probleme lösen kann. Wenn man ihn in Form von Tee einnimmt, beträgt die Dosis 1/2–1 Teelöffel der pulverisierten Wurzel auf eine Tasse Wasser, 10–15 Minuten simmern lassen.

Sie können ihn auch in Tablettenform einnehmen. Ackerhahnenfuß scheint ferner die Ausscheidung von Harnsäure und überschüssigem Cholesterin zu fördern. Seine einzige unerwünschte Nebenwirkung besteht offenbar darin, daß er bei manchen Menschen abführend wirkt.

Anmerkung: Ackerhahnenfuß ist dafür bekannt, daß er den Insulinbedarf von Diabetikern senkt. Falls Sie Diabetiker sind, sollten Sie mit Ihrem Arzt darüber sprechen.

Die britischen Naturheilkundler schätzen die **Vogelmiere** bei der Behandlung ihrer Rheumapatienten. »Man sollte an sie denken«, sagt Nalda Gosling, »wenn im ganzen Körper scharfe und schießende Schmerzen auftreten. Sie hilft bei rheumatischer Arthritis in verschiedenen Teilen des Körpers, bei Gelenksteifheit sowie bei Schmerzen in Schultern, Armen und Waden. Ferner unterstützt sie die Verdauung. (Ein Mangel an Verdauungsenzymen kann, genau wie Streß, einer der Faktoren sein, die für die Entstehung von Rheumatismus verantwortlich sind).« Nalda Gosling empfiehlt die folgende Dosis: 38 g des getrockneten Krauts oder 50 g des frischen Krauts auf 900 ml Wasser, das auf 600 ml eingekocht wird. Durchseihen und alle 2–3 Stunden eine halbe Teetasse einnehmen.

Neueste französische Versuche mit **Berufkraut** haben das bestätigt, was Culpeper schon seit Jahrhunderten über »Flea Wort« (Flohkraut) schrieb. »Es hilft bei allen Arten von Entzündungen in sämtlichen Körperteilen und den dort herrührenden Schmerzen, wie ... Gicht- und Ischiasschmerzen.« Dieses ziemlich trist aussehende hohe Wildkraut mit den unscheinbaren weißen Blüten hat graue Samen, die wie Flöhe aussehen, fand Culpeper.

Das Berufkraut wird heutzutage von französischen Pflanzenmedizinern als harntreibendes Mittel, als Harnsäureausscheider und als Entzündungshemmer bei der Behandlung von Gicht und Rheumatismus hoch geschätzt. Geben Sie einen Dessertlöffel der ganzen Pflanze aufgeschnitten auf eine Tasse Wasser, zum Kochen bringen, 2 Minuten simmern und dann 10 Minuten ziehen lassen. Täglich 3 Tassen davon zwischen den Mahlzeiten trinken.

Die Frucht und die Blätter der **schwarzen Johannisbeere** sind für Rheumatiker und Menschen, die an Arthritis leiden, ähnlich hilfreich. Beide gleichen den Säurehaushalt aus, sind harntreibend und enthalten viel Vitamin C in einer besonders stabilen Form. Falls Sie einen eigenen Busch mit schwarzen Johannisbeeren haben, sollten Sie die Blätter sorgfältig ernten und trocknen; sie sind ein medizinischer Schatz. Ein Rezept für den schwarzen Johannisbeertee finden Sie unter »Tea-Time«, S. 113 f. Trinken Sie jeden Tag 3–4 Tassen davon.

Dr. Henri Leclerc, einer der verehrtesten französischen Pflanzenmediziner, empfahl die folgende Formel für chronischen Rheumatismus und Gicht: 50 g getrocknete schwarze Johannisbeerblätter, je 25 g getrocknete Eschenblätter und getrocknete Blütenspitzen von Mädesüß. Geben Sie einen Eßlöffel dieser Mixtur auf eine Tasse kochendes Wasser und lassen Sie das Ganze 10 Minuten ziehen. 3mal täglich zwischen den Mahlzeiten trinken.

Palaiseul empfiehlt eine andere Version. Etwa 20 frische schwarze Johannisbeerblätter auf einen Liter guten Weißwein geben und 10–15 Tage einweichen lassen. Dann durchseihen und 1 oder 2 Tropfen *Cassis* hinzugeben. Trinken Sie davon ein Glas vor dem Essen.

Oder trinken Sie reinen, ungesüßten schwarzen Johannisbeersaft, falls möglich selbst gemacht. Die handelsüblichen Säfte sind meist stark gesüßt. Wenn Sie keinen Entsafter haben, können Sie frische oder gefrorene Beeren kaufen und püriert essen.

> *... Ich wurde von einem Gemüseanbauer konsultiert, der durch sakro-iliakale Arthritis zur Untätigkeit und zu starken Schmerzen verdammt war. Da zu diesem Kummer noch die Verärgerung darüber kam, daß sein Land von unkontrolliert wucherndem Berufkraut übersät war, überredete ich ihn dazu, sich dieses üble Unkraut zur Bekämpfung seines schmerzhaften, hartnäckigen Gebrechens zunutze zu machen. Er ließ sich ein starkes Dekokt machen – 150 g auf einen Liter Wasser – und trank davon jeden Morgen 3 Gläser. Diese Behandlung zeigte die besten Ergebnisse. Es ging soweit, daß der Patient, der das aufdringliche Unkraut früher mit Flüchen überschüttet hatte, jetzt gesehen wurde, wie er darauf starrte ... mit einer Mischung aus Dankbarkeit und Abneigung. ...*
>
> »Precis de Phytotherapie« (Henri Leclerc)

Mädesüß enthält eine Chemikalie namens Salicylsäure, die im frühen 19. Jahrhundert zum ersten Mal von einem italienischen Pharmakologen isoliert wurde. Daraus wurde 1899 Acetylsalicylsäure - weit weniger magenreizend - gewonnen und nach Mädesüß oder *Spiraea ulmaria* benannt: Aspirin. Mädesüß ist ein starkes Harnsäureausscheidungsmittel. Wegen seiner harntreibenden Eigenschaften hilft es gegen Gelenkschmerzen, Arthritis und Gicht.
Machen Sie ein Dekokt aus 40–50 g der getrockneten Blütenspitzen auf einen Liter Wasser, das Sie auf etwa 90 Grad Celsius erhitzen - nicht zum Kochen bringen - und abgedeckt 10 Minuten ziehen lassen. Trinken Sie davon täglich zwischen den Mahlzeiten 3–4 Tassen.

Wenn die Behandlung wirksam sein soll, müssen Sie sie 3 Wochen lang durchführen. Heiße Kompressen mit dem Dekokt können auch örtlich zur Schmerzlinderung angewandt werden. Sie können außerdem auch die abgeworfenen Blüten benutzen.

Die harntreibenden Eigenschaften von Mädesüß helfen gegen Arthritis, Gicht und Gelenkschmerzen

Mit Hilfe eines Dekokts aus **Eschenblättern** kann man die Schmerzen geschwollener Gelenke lindern und eine große Menge von Abfallstoffen ausscheiden. Eschenblätter wirken abführend, harntreibend und entzündungshemmend. Geben Sie eine Handvoll davon auf einen Liter kochendes Wasser und lassen Sie das Ganze 10 Minuten lang ziehen. Trinken Sie jeden Tag ein Glas. Das gleiche Dekokt kann als heiße Gelenkkompresse benutzt werden.

> *Ich habe herausgefunden, daß Rosen rheumatische Schmerzen verringern. Eine Handvoll Blütenblätter im Bad tut Wunder. Ein Bekannter von mir, ein reicher Industrieller, der meine Blumenleidenschaft teilt, hat die gleiche Entdeckung gemacht. Er hatte hin und wieder zum Spaß eine Handvoll Rosenblütenblätter in sein Bad geworfen und stellte fest, daß er fortan nicht mehr von Rheumaschmerzen geplagt wurde. Eines Tages erwähnte er dies mir gegenüber, und ich versicherte ihm, daß dies die Wirkung seiner Rosen sei.*
>
> *Maurice Messegue*

Apfelessig-Kompressen – so heiß applizieren wie man es aushalten kann, ohne daß sich Blasen bilden – helfen ebenfalls gegen schmerzende Gelenke. Lassen Sie ein Tuch sich mit dem heißen Essig vollsaugen und erneuern Sie es jedesmal, wenn es abkühlt. **Ingwer** regt Ihren Blutkreislauf an und hilft auf diese Weise gegen arthritische Gelenkschmerzen sowie bei gezerrten und schmerzenden Muskeln. Nehmen Sie 2,5–5 cm frische Ingwerwurzeln, raspeln oder zerstoßen, in 200 ml warmes Sesamöl geben und über Nacht ziehen lassen. Am nächsten Morgen das Öl durch ein Tuch pressen und zur Massage schmerzender Gelenke und Muskeln benutzen.

»Unsere Familie genießt schon seit Jahren die Bäder mit geraspeltem Ingwer«, sagt die Naturheilkundlerin Dian Dincin Buchman, die Ingwer zu einer ihrer Lieblingsheilpflanzen erkoren hat. »Ingwer-Bäder sind großartig für den Blutkreislauf und verringern Muskelschmerzen und Muskelsteifheit«. Sie sind außerdem gut für schmerzende Gelenke. Geben Sie ein paar Teelöffel pulverisierten Ingwer oder etwa 2,5 cm der Wurzel in einen Liter Wasser, simmern lassen, bis es gelb wird, und dann ins Bad gießen. Wickeln Sie sich warm ein, wenn Sie aus der Badewanne steigen, und gehen Sie ins Bett: Bewegen Sie die steifen Gelenke vorher jedoch sehr vorsichtig noch ein paar Minuten lang.

Benutzen Sie heißen Ingwer-Tee auch für Kompressen – die Wirkung ist verblüffend.

Ingwer erlangte in einem kleinen Versuch, der 1988 mit sieben Personen durchgeführt wurde, die an rheumatischer Arthritis litten, die volle Punktzahl. Die Teilnehmer wurden gebeten, täglich eine Dosis frischen oder pulverisierten Ingwers zu sich zu nehmen. Alle sieben berichteten von einer echten Besserung ihrer Beschwerden. Schmerzen und Schwellungen gingen zurück, die Gelenke wurden beweglicher und die Steifheit beim Aufwachen besserte sich.

Die Aromatherapie verspricht Rettung bei Rheumaproblemen. Es gibt zahlreiche Öle, die bei der Schmerzlinderung behilflich sind sowie Schwellungen und Steifheit verringern.

Lavendel sollte wegen seiner beruhigenden, analgetischen Qualitäten erste Wahl sein: Als Bestandteil eines Massageöls hilft er, den Körper zu entspannen und verspannte Muskeln zu lockern. Weitere Öle, die in Frage kommen, sind frisch duftendes **Kiefernöl**, das stimulierend auf den Blutkreislauf wirkt; **Wacholder** zur Kräftigung und Entgiftung; **römische Kamille** als ein hervorragender Entzündungshemmer. **Rosmarin** und **Eukalyptus** sind nützlich in Massageölen für steife, schmerzende Gelenke. **Schwarzer Pfeffer**, **Majoran** und **Ingwer** lindern die Schmerzen durch ihre wärmenden, kreislaufanregenden Qualitäten im lokalen Bereich. Die Aromatherapeutin Shirley Price empfiehlt die folgende beruhigende, entzündungshemmende Mixtur: Je 5 Tropfen Wacholderbeere, Eukalyptus, römische Kamille und Lavendel auf 60 ml Öl als Trägersubstanz.

Wie ein Händler sich selbst von einem Gichtanfall kurierte! – Mir ist berichtet worden, daß ein Händler namens Mr. Gould auf einer Reise so stark von der Gicht in seinem Fuß erwischt wurde, daß er nicht mehr gehen konnte. In Busby bei Watford machte er eine Pause und goß etwas Lavendelöl in seinen Schuh, und als er die vierzehn Meilen nach London zurücklegte, war er völlig kuriert.

»The Country Housewife's Family Companion«
(W. Ellis, 1750)

Diese Mixtur – bzw. alle diese Öle – kann man noch wirksamer machen, wenn man sie mit **Johanniskrautöl** verbindet. Es wird in vielen Naturkostläden und Reformhäusern angeboten, falls es in Ihrem Garten oder dem eines Freundes wächst, können Sie es jedoch leicht selber machen. Füllen Sie einen Krug, der eine große Öffnung hat, mit den frisch gepflückten, gerade aufgegangenen Blüten, nachdem Sie sie zunächst gut geschüttelt haben, um sie von Staub oder Insekten zu befreien. Füllen Sie dann den Krug bis zum Rand mit Olivenöl, schließen Sie die Öffnung dicht ab und lassen Sie ihn 4–6 Wochen lang auf einem sonnigen Fenstersims stehen, bis das Öl ein beeindruckendes Dunkelrot annimmt. Das Öl durchseihen, die letzten Tropfen aus den Blüten quetschen und neu abfüllen. Das Öl alleine ist nützlich für Nerven- und Muskelschmerzen.

Das Nervensystem

Streß, Müdigkeit, nervöse Erschöpfung, endogene Depressionen und Angst sind Leiden des späten 20. Jahrhunderts, die Seuchen unserer geschäftigen, hektischen Zeit. Wir werden mit schlechten Nachrichten aus der ganzen Welt bombardiert, von Umweltverschmutzung und Lärm geplagt, wir drängen uns zweimal täglich in überfüllte Pendlerzüge und Busse, essen viel zu schnell und lassen uns viel zu oft mit dem Wettlauf um die Zeit ein – wir leben heutzutage in einem Tempo, das unseren Vorfahren selbst vor hundert Jahren noch vor Unglauben den Atem verschlagen hätte. Kein Wunder, daß Erschöpfung und Schlaflosigkeit zwei der häufigsten Probleme sind, mit denen die Hausärzte konfrontiert werden. Es ist daher auch kein Wunder, daß Antidepressiva und Beruhigungsmittel millionenfach verschrieben werden.

Wie die bahnbrechenden Untersuchungen von Walter Cannon und Hans Selye zu Anfang dieses Jahrhunderts erwiesen haben, entstehen Streß und nervöse Anspannung zwar mental, sie fordern jedoch auch körperlichen Tribut, indem sie unsere Vitalität und unsere Lebenskraft auszehren. Eine nervliche Krise, eine lange Periode der Überarbeitung oder ein schwerer Depressionsanfall erschöpfen den Patienten meist auch auf andere Weise. Weil man zu müde ist einzukaufen, ein anständiges Essen zu kochen bzw. richtig zu essen, endet man schließlich bei Tee, Kaffee, Sandwiches und Keksen oder wendet sich dem Alkohol zu, der einem sofortige Wärme und Wohlbehagen schenkt.

Umgekehrt können sich schlechte Eßgewohnheiten auf unseren Geist und unser Nervensystem genauso negativ auswirken wie auf unseren Körper. Müdigkeit, Depressionen, Verwirrtheit, Gedächtnisverlust und Apathie gehören zu den ersten Symptomen schwerwiegender Ernährungsmängel – vor allem beim Vitamin-B-Komplex, bei Eisen, Kalzium und Magnesium. Frische Nahrungsmittel, die reich an diesen Nährstoffen sind, können schon alleine dagegen helfen. Auf jeden Fall erreicht man damit eine Besserung des Zustandes.

Ernährungsmängel schaden nicht nur dem Körper, sondern können auch Depressionen verursachen

Langfristig kann das Heilmittel für diese streßbedingten Leiden jedoch nur in einem radikalen Überdenken des Lebensstils und der allgemeinen Werterhaltung bestehen. Meditation, Entspannung, Yoga und lange Spaziergänge an frischer Landluft sind allesamt gute Methoden zum Abschalten. Sie geben uns Gelegenheit, uns zurückzuziehen und über unser Leben nachzudenken.

Auch auf der rein physischen Ebene kann man eine Menge tun. Es gibt wundervolle Kräuter, die das Nervensystem stärken und ernähren. Man kann sie als Schlafmittel, zum Entspannen und zum Abschalten benutzen. Oder gegen Depressionen, Ängste und Streß. Im Gegensatz zu Beruhigungsmitteln oder Antidepressiva sind die Nebenwirkungen dieser sanften, natürlichen »Nervenheilmittel« jedoch vollkommen positiver Art und führen nicht zu körperlicher Abhängigkeit. **Kamille** ist zum Beispiel ein sanftes Sedativum. **Zitronenmelisse** entspannt das zentrale Nervensystem und wirkt Spannungen entgegen.

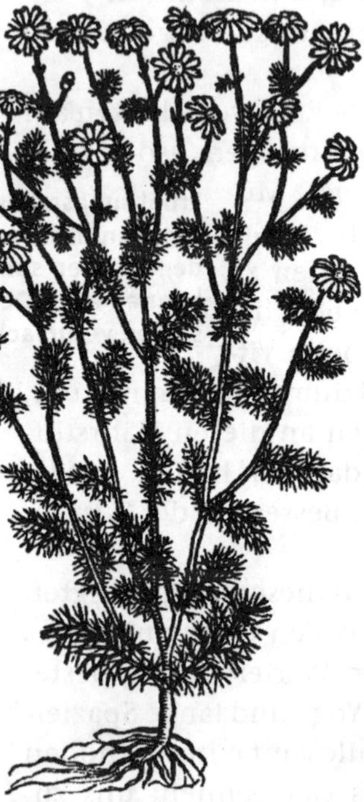

Die Welt der Pflanzen kommt uns auch bei der Aromatherapie zu Hilfe, der Behandlung mit den ätherischen Ölen aromatischer Pflanzen. Die Forschung beginnt zur Zeit damit, die mysteriösen Wege zu enträtseln, auf denen aromatische Wirkstoffe uns mental, emotional und geistig beeinflussen. In ihrem Buch »Aromatherapy, an A-Z« zitiert Patricia Davis Experimente mit Freiwilligen, »die bewiesen, daß Öle aus Basilikum und Rosmarin, die wir mit geistiger Klarheit verbinden, Gehirnrhythmusmuster erzeugten, die Aufmerksamkeit anzeigten, während beruhigende, anti-depressiv wirkende Pflanzenöle aus Jasmin, Rosen oder Pomeranzenblüten Rhythmen hervorriefen, die anzeigten, daß der Geist sich einem meditativen Zustand näherte.«

Nutzen Sie die wirksamen Tonika, Beruhigungsmittel, Entspannungsmittel und Sedativa, die uns die Pflanzenwelt anbietet. Auf den folgenden Seiten finden Sie eine Reihe einfacher Hausmittel. Falls Ihre Probleme zu ernst für eine Eigenbehandlung sind, sollten Sie einen

Spezialisten, einen ausgebildeten Naturheilkundler oder Aromatherapeuten aufsuchen (siehe »Nützliche Adressen«, S 386).

Millionen von Brasilianern schätzen heutzutage Guarana als Allzweck-Aufbaumittel und Universaltonikum. Diese Wirkung ist vielleicht teilweise darauf zurückzuführen, daß es geringe Menge Koffein enthält. Wissenschaftliche Untersuchungen haben jedoch ergeben, daß ein hoher Gehalt an nahrhaften Fetten, Ölen und Harzen die Absorption dieses Koffeins verlangsamt, so daß es kein schnelles »Aufputschen« mit nachfolgendem Tiefpunkt und kein »Kaffeezittern« gibt. Seine Wirkung bei der Bekämpfung von Streß, Müdigkeit und extremen Wetterbedingungen ist im Gegenteil sowohl stark als auch dauerhaft.

Nach meiner eigenen Erfahrung ist Guarana von unschätzbarem Wert für Menschen, die eine außergewöhnlich hohe Arbeitsbelastung haben und häufig bis tief in die Nacht und bei extremen Wetterbedingungen arbeiten. Es erlaubte mir, während der hohen Temperaturen und der Feuchtigkeit eines mediterranen Sommers lange Tage intensiven Arbeitens einzulegen. Unsere älteste Tochter nahm während ihrer Abiturprüfungen täglich eine Dosis Guarana.

Den vorgenannten Beispielen folgend, sollten Sie sich dieses wundervolle Tonikum für Zeiten aufheben, in denen Sie es wirklich brauchen, und die Einnahme auf wenige Tage beschränken. Falls Sie Probleme mit Koffein haben, sollten Sie nach einer anderen Lösung suchen.

Guarana wird von Plantagen importiert, die von den eingeborenen Maues-Indianern bearbeitet werden (siehe »Nützliche Adressen«, S. 384). Die tägliche Dosis beträgt 2 500-mg-Kapseln der pulverisierten Samen vor

dem Frühstück: Bei Bedarf sollten Sie die gleiche Dosis zusätzlich am Nachmittag einnehmen.
Essen Sie viel **Seetang**. Er enthält in reichlichem Maße Nervennahrung wie Eisen und Kalzium. *Hijiki* hat einen spektakulär hohen Kalziumanteil von 1400 mg je 100 g Trockengewicht – über 10mal so viel wie Milch. Er enthält darüber hinaus auch reichlich Eisen, etwa 10mal mehr als Spinat. Übersäuerung ist ein häufiger Grund für Müdigkeit, und Seetang hilft dagegen durch seine hohe alkalische Wirkung. Gehen Sie sicher, daß Ihr Seetang frei von Giftstoffen ist: Probieren Sie Produkte der Firma Clearspring (deutsche Lieferanten vgl. auch S. 386 ff).
Rote Betonie wurde früher als Allheilmittel gegen sämtliche Arten von Kopfschmerzen gepriesen und in ganz Europa in den pharmazeutischen Gärten der Mönchskloster angebaut. Bis in unser Jahrhundert wurde sie noch als gesunder Tee-Ersatz und als vorbeugende Medizin gegen nervlich bedingte Kopfschmerzen getrunken. Man nimmt dazu 600 ml kochendes Wasser, die auf 25 g des getrockneten Krauts gegossen werden. 10 Minuten ziehen lassen und 3mal täglich ein Glas trinken. Heutige Naturheilkundler verschreiben Rote Betonie als »ein exzellentes Heilmittel für alle Kopf- und Gesichtsschmerzen sowie für nervliche Probleme.« Probieren Sie den folgenden Tee: Je 25 g Rote Betonie, Rosmarin und Pfefferminz. 300 ml kochendes Wasser über ein Viertel dieser Mischung gießen, dicht abschließen und abkühlen lassen. Durchseihen und süßlich abschmecken. Alle 2 Stunden 3 Eßlöffel einnehmen, bis die Kopfschmerzen besser werden. (Jeden Tag frisch zubereiten.)
Rosmarin hat einen breitgefächerten Nutzen. Heutige Aromatherapeuten schätzen seine dynamisierende Wirkung auf den gesamten Körper. Er ist ein allgemeines

Stimulans für das Nervensystem, das Herz und die Nebennierenrinde. Er wird auf vielfältige Art und Weise gegen allgemeine Schwäche und Erschöpfung, geistige Überbelastung und Gedächtnisverlust angewandt. Falls Sie starkem Streß ausgesetzt sind, sollten Sie statt Tee oder Kaffee 1- oder 2mal täglich einen schwachen Rosmarintee trinken (Sie finden ein Rezept unter »Tea-Time«, S. 113).

Anmerkung: Streß, Spannungen und Angst laugen uns nicht nur mental aus. Sie führen auch zu physischer Anspannung oder zu einer Verkrampfung der glatten Muskeln im ganzen Körper und verursachen nervöse Symptome wie »Schmetterlinge im Bauch«, einen Asthmaanfall oder einen überaktiven Darm. Es gibt viele pflanzliche Entspannungsmittel, die bei der Bekämpfung solcher neuro-muskulären Spannungen helfen. Nicht so sehr, »weil diese Heilmittel das Auftreten der Symptome direkt verhindern, obwohl sie das in vielen Fällen tun«, erklärt Simon Mills, »sondern indem sie die tatsächliche Auswirkung der Spannungen auf den Körper als Ganzes reduzieren und ihm dadurch ermöglichen, einen größeren Teil seiner eigenen Ressourcen zur Bewältigung dieser Spannungen einzusetzen.« Das bekannteste und wirksamste pflanzliche Entspannungsmittel ist **Baldrian**. Es beruhigt, ohne zu sedieren, und ist besonders wirksam bei der Behandlung von Schlaflosigkeit, wenn diese durch einen Schwall angstvoller Gedanken ausgelöst wird. Baldrian macht nicht abhängig, Mills empfiehlt jedoch, einen qualifizierten Naturheilkundler aufzusuchen, falls man Baldrian nach einer Anwendungszeit von einem Monat immer noch benötigt.

Schwangere Frauen und solche, die schwanger werden wollen, sollten Rosmarin, außer zum gelegentlichen Würzen, vermeiden

Ein Aufguß aus der frischen Baldrianwurzel riecht nicht

besonders einladend, deshalb kombinieren die Naturheilkundler ihn mit anderen nützlichen Entspannungsmitteln. Barbara und Peter Theiss empfehlen den folgenden nervenberuhigenden Tee: 40 g Baldrianwurzel, 30 g Hopfen, 15 g Pfefferminzblätter und 15 g Hibiskusblüten. Alles zusammenmischen, dann 600 ml lauwarmes Wasser auf 25 g der Mixtur gießen. Über Nacht stehenlassen, morgens durchseihen, auf Trinktemperatur erhitzen und in eine Thermosflasche füllen. Im Laufe des Tages trinken.

Weitere Entspannungsmittel, die Simon Mills empfiehlt, sind **Kamille** und **Zitronenmelisse**, die beide bei nervös bedingten Verdauungsstörungen helfen, und **Hopfen** gegen einen nervösen Darm. Geben Sie 25 g von einem dieser Kräuter auf 600 ml kochendes Wasser und lassen Sie das Ganze abgedeckt 30 Minuten ziehen.

Wenn Sie aufgrund von Erschöpfung und Überarbeitung so angespannt sind, daß Sie nicht abschalten, schlafen oder entspannen können, oder wenn Sie von nervösen Kopfschmerzen gequält werden, hilft **römische Kamille** Ihnen bei der Beruhigung Ihres Nervensystems. Sie enthält eine große Menge leicht assimilierbaren Kalziums – eine echte Nervennahrung. Die Teebeutel, die Sie überall sehen, enthalten jedoch nur eine extrem niedrige Dosis. Kaufen Sie daher einen Vorrat der losen, kleinen Blütenköpfe. Geben Sie 5–10 davon auf eine Tasse kochendes Wasser – abgedeckt 6 Minuten ziehen lassen. Vor den Mahlzeiten und vor dem Schlafengehen eine Tasse trinken. Bei Schlaflosigkeit 500 ml doppelt so starken Kamillentee aufbrühen und darüber hinaus als Zusatz in einem Gute-Nacht-Bad verwenden.

Zitronenmelisse hat eine jahrhundertelange Tradition als stärkendes Tonikum für Geist und Nerven. »Melisse macht das Herz froh und stärkt den Geist«, sagte der große arabische Arzt Avicenna im 11. Jahrhundert. Heute verordnen Naturheilkundler sie gegen Depressionen, Streß, Schlaflosigkeit und Melancholie. Sie kann bei der Reduzierung hohen Blutdrucks helfen, und ihr angenehmer, zitroniger Geruch und Geschmack haben sie als alltäglichen Tee oder in England als Beigabe zu Wein seit Jahrhunderten populär gemacht. Geben Sie die Blätter in Salate und Suppen. Die frisch gesammelten Blätter sind erheblich wirksamer als die getrockneten, deshalb sollten Sie Ihre eigene Zitronenmelissenpflanze züchten.

Die deutschen Naturheilkundler Barbara und Peter Theiss empfehlen in Zeiten von anhaltendem Streß 2- bis 3mal pro Woche ein Melissenbad vor dem Schlafengehen. Lassen Sie 3 Handvoll des getrockneten Krauts über Nacht in kaltem Wasser einweichen, dann langsam zum Kochen bringen, durchseihen und ins Bad geben. Dies hilft vor allem Kindern mit Prüfungsängsten.

Weitere unbedenkliche und wirksame Nervenentspannungsmittel sind **Hopfen**, **Lavendel**, **Lindenblüten**, **Passionsblumen**, **Pfefferminz** und **Ysop**. Trinken Sie sie als Kräutertees oder geben Sie einen starken Aufguß davon in ein Bad oder in ein heißes Fußbad.

Neueren Statistiken zufolge leiden weltweit mehr als eine Milliarde Menschen an Schlaflosigkeit. Ihr Hausarzt sieht wahrscheinlich jeden Tag ein halbes Dutzend dieser Fälle, und jeder Großstadtapotheker wird regelmäßig um »etwas, das mir beim Einschlafen hilft« gebeten. Zu den Nebenwirkungen der jeden Tag so häufig verschriebenen Schlaftabletten gehören das benommene Schweregefühl beim Aufwachen, chronische Müdigkeit, Depressionen und nachlassendes sexuelles Verlangen. Schließlich können sie abhängig machen. Es gibt

jedoch eine Menge Kräuter, die Ihnen zu einer Nacht friedlichen Schlafes verhelfen.
Falls übersteigerte Angst, Herzklopfen oder Herzjagen Sie wach halten, sollten Sie in jedem Fall zum Arzt gehen. Herzklopfen kann auch durch bestimmte Nahrungsmittel wie Sojasoße und Hefeextrakt ausgelöst werden. Ersetzen Sie Tee und Kaffee durch sedierenden und krampflösenden **Weißdornblütentee**, den Sie 2- bis 3mal täglich und vor dem Schlafengehen trinken. Geben Sie einen Dessertlöffel der Blüten oder der Blätter auf eine Tasse kochendes Wasser und lassen Sie das Ganze 10 Minuten ziehen. Geben Sie in die Gute-Nacht-Tasse einen kleinen Schuß Whisky und einen Teelöffel **Lindenblüten**- oder **Lavendelhonig**.

Melisse tröstet das Herz und vertreibt Melancholie und Traurigkeit: Sie macht das Herz froh und stärkt die Lebensgeister.
John Gerard: The Herbal, 1633

Es ist bekannt, daß Menschen in einem Hopfenlagerhaus schläfrig werden, und König Georg III. konnte ohne sein Hopfenkissen nicht schlafen. Dies ist Aromatherapie in Aktion. Viele Nervenrelaxantien beruhen in der Tat auf der Wirkung ihrer ätherischen Öle. Für Ihr eigenes Hopfenkissen benötigen Sie 100 g getrockneten Hopfen. Machen Sie sich einen 15 Quadratzentimeter großen Kissenbezug aus weicher Baumwolle, den Sie damit füllen und zunähen. Man steckt das Kissen entweder unter die normalen Kissen oder legt es daneben. Die entspannenden Aromen helfen Ihnen, die ganze Nacht lang sanft zu schlafen. Sie können auch die folgenden anderen Entspannungsmittel in Ihr Kissen füllen: **Majoran**, **Lavendel**, **Minze**, **Waldmeister**, **Angelikawurzel** und **Zitronenkraut**. Getrocknete **Rosenblütenblätter**, pulverisierte, getrocknete **Minze** und pulverisierte **Gewürznelken** ergeben ein würziges, süßlich riechendes Kissen. In ihrem Buch »Herbs for Fun« schlägt Elizabeth Walker die folgende Kombination vor: 25 g Zitronenkraut, 25 g Majoran und je ein Quentchen Thymian und Minze.

Ein warmes, aber nicht zu heißes Bad vor dem Schlafengehen ist für viele Menschen ein beliebtes Einschlafmittel. Verwenden Sie 4–5 Tropfen von einem der folgenden ätherischen Öle als Badezusatz: **Lavendel, Muskatellersalbei** oder **Pomeranzenblütenöl/Neroliöl**. Geben Sie auch einen Tropfen davon auf Ihr Kopfkissen. Lavendel ist ein sanftes, kräftiges Tonikum für das Nervensystem, das auch bei Depressionen hilft. Legen Sie ein Lavendelkissen unter die Bettlaken und Kissenbezüge in Ihrem Wäscheschrank. Muskatellersalbei wirkt äußerst entspannend, vor allem bei gestreßten und ängstlichen Menschen. Benutzen Sie es nicht in Verbindung mit Alkohol, warnt die Aromatherapeutin Patricia Davis, die die Erfahrung gemacht hat, das dies bei Ihren Klienten schreckliche Alpträume ausgelöst hat. Neroli – das aus den Blüten der Bitterorange gewonnen wird (Pomeranzenblütenöl) – hilft gegen angstbedingte Schlaflosigkeit.

Schlüsselblumen sind eine jahrhundertealte Volksmedizin gegen Schlaflosigkeit, nervöse Erregbarkeit und hysterische Zustände. Die meisten Cottage-Bewohner hatten für solche Notfälle einen Vorrat an leuchtendgelbem Schlüsselblumensirup zur Hand.

Wenn Sie sich für ein Bad zu müde fühlen, sollten Sie ein heißes Fußbad nehmen. Geben Sie ein paar Tropfen von einem der erwähnten Öle hinein

Anmerkung: Zu viel davon kann bei empfindsamen Menschen Schwindel oder ein »Rauschgefühl« auslösen.

Eines der wirksamsten Kräuter gegen streßbedingte Schlaflosigkeit ist die **Lindenblüte**, die als wohlschmeckender Tee beliebt ist.

Essen Sie eine dicke, cremige **Kopfsalatsuppe** als Abendmahlzeit, falls Sie Schlafprobleme haben. Ein berühmtes französisches Rezept heißt *Le Potage du Pere Tranquille*. Oder machen Sie sich ein starkes Konkokt aus einem halben Dutzend Blätter und trinken Sie dieses vor dem Schlafengehen. Kopfsalat ist ein natürliches Schlafmittel.

> *Ein Gentleman von gutem Stand, der in der Nähe von Ivingho in Bucks wohnte, pflegte die (Schlüssel–)Blumen zu sammeln und in der Sonne zu trocknen. Danach bewahrte er sie in einer Papiertüte auf, um Tee davon zu machen, den er an vielen Abenden als Einschlafmittel benutzte. Andere machten zu diesem Zweck Wein daraus.*
> *»The Country Housewife's Family Companion (W. Ellis, 1750)*

Depressionen – selbst von der tiefsten, schwärzesten Sorte, die ausschließlich mentale Ursachen zu haben scheinen – können auch durch Ernährungsmängel oder Nahrungsmittelallergien ausgelöst werden. Dies kann vor allem dann der Fall sein, wenn es Sie aus heiterem Himmel und ohne erkennbaren Grund trifft. Niedergeschlagenheit kann auch die Folge einer Krankheit sein – postgrippale und postnatale Depressionen sind wohlbekannt. Selbst wenn Ihre Depressionen durch Ereignisse in Ihrem Leben ausgelöst werden, die sie zeitweilig ganz überwältigen, kann richtiges Essen Ihnen dabei helfen, Ihre so dringend benötigte Stärke und Vitalität zurückzuerlangen. Vermeiden Sie raffinierte Kohlenhydrate – sie sind der B-Vitamine beraubt, die Sie so dringend benötigen. Essen Sie **Vollkornbrot**, braunen **Reis**, **Sesam-**

und **Sonnenblumenkerne** - sie sind reich an Mineralien —, probieren Sie **Buchweizen** und **Hirse**, genießen Sie **Weintrauben**, essen Sie reichlich **Broccoli, Kohl, Brunnenkresse** und **Rote Bete**. Und lassen Sie jeglichen Alkohol weg.

Bei allen nervenbedingten Problemen ist es wichtig, auf Tee und Kaffeegenuß zu verzichten oder diesen zumindest drastisch zu reduzieren. Trinken Sie statt dessen **Rosmarin-, Lavendel-, Lindenblüten-** oder **Thymiantee. Eisenkraut** ist besonders gut; es nährt und stärkt das Nervensystem und wirkt auf diese Weise entspannend bei Streß und Anspannung. Geben Sie 1–3 Teelöffel des getrockneten Krauts auf eine Tasse kochendes Wasser und lassen Sie das Ganze 10 Minuten lang ziehen. 3mal täglich trinken. **Zitronenkraut** ist eine damit verwandte Pflanze, die über die gleichen krampflösenden Eigenschaften verfügt. Mit Ausnahme der Lindenblüte sollten alle diese Tees jedoch nur von Zeit zu Zeit und nicht regelmäßig getrunken werden. Wechseln Sie von einem zum anderen (weitere Vorschläge finden Sie unter »Tea-Time«, S. 113).

Starke Kopfschmerzen, Schwäche, Depressionen, Neuralgien und Gürtelrose sind allesamt Anzeichen dafür, daß eine langanhaltende Streßphase einen hohen Tribut von Ihren Lebenskräften verlangt. Naturheilkundler benutzen als Heilmittel **Hafer**, eine Wundernahrung für das Nervensystem. Essen Sie regelmäßig Haferbrei und Müsli. Nehmen Sie organisch angebauten Hafer (mittelfein gemahlen) oder feines Hafermehl.

Kopfschmerzen sind eines der Resultate nervöser Spannungen. Versuchen Sie einen Heiltrank mit **Rosmarin, Zitronenmelisse, Majoran, Orangenblüten** oder **Pfefferminz**. Oder versuchen Sie es mit einer **Kohlkompresse** auf der Stirn (siehe S. 238). Sie können auch folgen-

des ausprobieren: 6 Tropfen des ätherischen Öls von **Lavendel** oder Pfefferminz auf eine Schüssel Eiswasser und ein Baumwoll- oder Leinentuch darin einweichen und auswringen; diese kalte Kompresse dann auf den Nacken oder die Schläfen legen. Nehmen Sie ein Fußbad – so heiß es geht – und geben Sie ein paar Tropfen Lavendelöl hinein. Sie können ferner einen starken Aufguß mit 5–6 Rosmarinzweigen machen und diesen als heißes Fußbad benutzen. Nach jedem dieser heißen Fußbäder sollten Sie Ihre Füße kurz unter Eiswasser stellen, dann abtrocknen und wärmen.
Applizieren Sie eine kalte **Apfelessig-Kompresse** auf Stirn und Nacken.
Machen Sie einen extra-starken Kamillentee und legen Sie eine heiße Kompresse auf Stirn und Nacken.

Mutterkraut gegen Migräne
Bei den schlimmsten Kopfschmerzen übertrifft dieses Kraut alles bisher Bekannte … Eine Dame von großer Bedeutung und Tugendhaftigkeit, die Mutter des verstorbenen Sir William Bowyer, erzählte mir, daß sie in einem jüngeren Abschnitt ihres Lebens von einem sehr schrecklichen und fast stetigen Kopfschmerz gepeinigt wurde, der auf einen einzigen kleinen Punkt fixiert war und sie ständig fast in den Wahnsinn trieb. Eine Bedienstete kurierte sie schließlich mit diesem Kraut davon.

»The British Herbal« (Sir John Hill, 1772)

Versuchen Sie ein makrobiotisches Heilmittel – einen Tofuverband. Nehmen Sie einen großen Batzen Tofu (150–200 g), wickeln Sie ihn in indische Baumwolle und pressen Sie die überschüssige Flüssigkeit heraus. Mischen Sie einen halben Teelöffel geraspelten **Ingwer** hinein und genügend weißes Mehl, um eine feste Paste

zu erhalten. Direkt auf die Stirn legen und eine halbe Stunde lang dort belassen.
Es ist ein Jammer, daß wir dieses unschätzbare Kraut so lange aus den Augen verloren haben! Das **Mutterkraut** ist jetzt – durch die Beobachtungen zahlreicher Laien – wiederentdeckt, gründlich erforscht und als wirksame Behandlung gegen Migräne eingeführt worden. Selbst Ärzte verschreiben es heute. Als Dosis nimmt man die einem frischen Blatt entsprechende Menge 1- bis 3mal täglich.
Anmerkung: Frisch gegessen – in einem Sandwich oder einem Salat – kann es Mundgeschwüre verursachen. Falls diese bei Ihnen auftreten, sollten Sie 1–3 125-mg-Kapseln am Tag nehmen (Falls die Kapseln keine Wirkung zu haben scheinen, könnte es sein, daß sie nur sehr wenig echtes Mutterkraut enthalten. Wenn Sie nicht empfindlich auf die frischen Blätter reagieren, sollten Sie daher Ihr eigenes Mutterkraut anpflanzen.)
Noch besser ist es jedoch, wenn Sie versuchen herauszufinden, *warum* Sie Migräne bekommen. Nahrungsmittelallergien können ein Grund sein. Häufige Auslöser sind Kuhmilch, Eier, Schokolade, Apfelsinen und Weizen. Die in Fruchtgetränken, Diätgetränken und Säften enthaltenen künstlichen Süßstoffe sind weitere häufige Ursache. Rotwein und Käse sind ebenfalls als Übeltäter bekannt. Führen Sie ein genaues Lebensmitteltagebuch, in dem Sie alles notieren, was Sie in einem bestimmten Zeitraum essen. Vermerken Sie in einer anderen Spalte das Auftreten und die Schwere von Migräneanfällen. Dadurch können Sie vielleicht das Nahrungsmittel herausfinden, das in Ihrem Fall der Sündenbock ist – falls es einen gibt.

Versuchen Sie, den Auslöser für Ihre Migräne zu finden

Gürtelrose – diese schmerzenden, juckenden Bläschen

an den Nervenenden, oft im Bereich des Rumpfes – kann eine der schmerzhaftesten Ausdrucksformen verringerter Immunität sein, die durch anhaltenden Streß ausgelöst wird. Die Naturheilkundlerin Ann Warren-Davis hält **schwarzen Holundertee** für ein einzigartiges Mittel gegen Gürtelrose – eine der glücklich-zufallhaften Entdeckungen, die die Geschichte der Kräutermedizin geprägt haben. Sie empfiehlt einen Teelöffel der getrockneten Blüten auf eine mit kochendem Wasser gefüllte Tasse, die man abgedeckt ein paar Minuten lang ziehen läßt. »Trinken Sie diese 3- oder 4mal täglich«, schlägt sie vor. »Ich kenne Fälle, in denen die Gürtelrose dadurch innerhalb von 1 oder 2 Tagen verschwunden ist.«

Eine Mischung von Tinkturen aus **Hypericum (Johanniskraut)** und **Calendula (Ringelblume)** kann vorsichtig auf den schmerzenden Bereich getupft werden. Sie können zu dieser Tinkturenmischung auch ein wenig kaltes Wasser hinzugeben und eine kalte Kompresse daraus machen. Für Kompressen können Sie außerdem gemixte Aufgüsse der beiden Kräuter von doppelter Stärke ausprobieren.

Aus **Hauswurz** (oder Dachwurz) macht man eine Volksmedizin, die auszuprobieren sich lohnt, wenn Sie ein paar der frischen Blätter ergattern können. Die dünne Haut auf einer Seite abschälen, den Saft herauspressen und anwenden.

Unverdünnter **Apfelessig**, auf den schmerzhaften Bereich getupft, kann ebenfalls für Linderung sorgen.

Propolis-Creme in Verbindung mit einer 2mal täglich eingenommenen Propoliskapsel hat in einigen langwierigen Fällen geholfen.

Die Aromatherapeutin Patricia Davis empfiehlt eine Mischung aus **Bergamotten-**, **Eukalyptus-** und **Teebaumöl**

– sie wirkt Analgetisch und bekämpft Viren. In Fällen, wo nur ein kleiner Bereich betroffen ist, empfiehlt sie, diesen mit Hilfe eines Pinsels mehrmals täglich mit einer Mischung aus Bergamotten- und Eukalyptusöl einzustreichen. Oder einige Tropfen von beidem auf ein paar Teelöffel Wodka. Geben Sie ein paar Tropfen der gleichen Öle in ein aromatisches, abendliches Bad. Gegen Schmerzen, die nach dem Austrocknen der Bläschen bestehen bleiben, können **Lavendel**- und **Kamillenöl** auf die gleiche Weise angewandt werden.

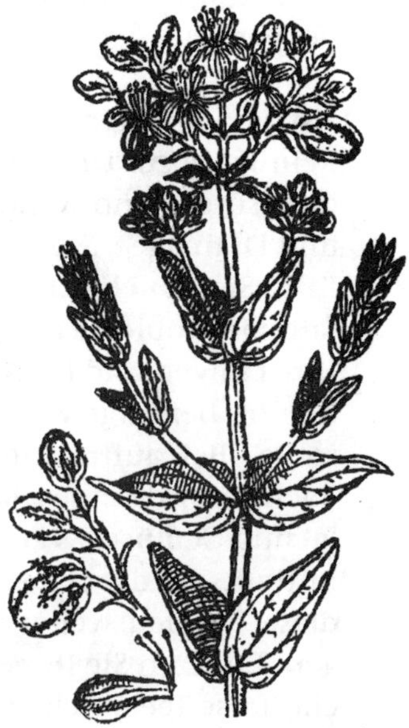

Der Atmungsapparat

Wenn Sie auf dem Land leben und jeden Tag einen ausgedehnten Spaziergang unternehmen, ist die Wahrscheinlichkeit, daß Sie Probleme mit den Atemwegen bekommen, wesentlich geringer als bei Stadtmenschen, deren Lungen täglich von Abgasen und anderen Schadstoffen angegriffen werden, und bei Leuten, die in Fabriken oder Büros arbeiten bzw. solchen, die mit giftigen Chemikalien zu tun haben.
Die Umweltverschmutzung ist jedoch nur eine der Bedrohungen der Leistungsfähigkeit Ihres Atmungsapparates. Atmen Sie richtig – durch die Nase und bis tief in die Lunge? Beim richtigen Atmen spüren Sie, wie sich

auch die Muskeln der Magenwände ausdehnen und kontrahieren; dadurch gelangt genügend Sauerstoff in Ihre Lungen – und wird so über das Blut im ganzen Körper verteilt.

»Ein Katarrh«, sagt der amerikanische Arzt Dr. Shook, »ist das Warnsignal der Natur dafür, daß eine gründliche Reinigung zur Unterstützung der stockenden Ausscheidungsorgane notwendig ist.« (Siehe Kapitel »Reinigung und Drainage«, S. 219).

Falls Sie Raucher oder ehemaliger Raucher sind oder falls Sie Probleme mit Allergien wie Asthma haben, sind Ihre Lungen und Ihr Atmungsapparat vermutlich anfällig und benötigen eine Menge zärtlich-liebevoller Fürsorge. Bei auftretenden Problemen sollten Sie eine leichte, reinigende Diät einhalten, mit viel frischem Salat und Gemüse. Es gibt eine ganze Reihe von Nahrungsmitteln, die dabei besonders hilfreich sind – Sie finden diese bei den weiter unten aufgeführten Empfehlungen. Ersetzen Sie Ihre morgendliche oder nachmittägliche Tasse Tee durch einen Kräuteraufguß.

Im Laufe der Jahrhunderte sind zahllose Kräuterheilmittel und Küchenarzneien für Probleme mit dem Atmungsapparat empfohlen worden – gegen Husten, Erkältungen, Halsschmerzen, Katarrh, leichte Stirn- und Nebenhöhlenprobleme sowie Keuchen und Pfeifen in der Brust. Die Ingredienzen für die meisten dieser Mittel finden sich in Ihrem Garten, unter Ihren Fensterbankkräutern, im Gewürzschrank oder im Gemüsenetz.

Integrieren Sie **Löwenzahn** und **Brennesseln** in Ihren Ernährungsplan, denn diese reinigenden Nahrungsmittel erhöhen Ihre Widerstandskraft und Vitalität. Eine weitere Wildpflanze, die besonders empfohlen wird, ist die frisch gepflückte **Vogelmiere**. Sie wirkt spezifisch bei Lungenproblemen und Reinigungsproblemen aller

Art – schmerzlindernd, heilend und ernährend (Siehe »Wildpflanzen und -früchte«, S. 99). **Möhren**, die reich an Vitamin A sind, sollten in Suppen und Salate geraspelt und zu fast jeder Mahlzeit gegessen werden. Sie können auch vor den Mahlzeiten ein kleines Glas frischen Möhrensaft trinken.

Es gab köstliche Arzneien gegen starke Erkältungen. Wir hatten Leinsamentee, ein dickflüssiges Getränk aus Leinsamen, das mit schwarzen Lakritzstangen aromatisiert wurde. Wir liebten es, dieses weiche, süße Getränk zu schlürfen, das dem nicht sehr unähnlich war, was wir den Kühen gegen Erkältungen gaben. Kein Wunder, daß das Vieh es eifrig trank! Wir hatten dünnen, mit Honig gesüßten Haferschleim, heißen Haferschleim mit Wein, Zucker und Gewürzen und Treacle Possets (heiße Milch mit Bier oder Wein und Gewürzen). Abends tranken wir schwarzen Johannisbeertee.

»Country Things« (Alison Uttley, 1946)

Ernsthafte Funktionsstörungen von Lungen und Bronchien – Asthma, Tracheitis (Luftröhrenkatarrh), Pharyngitis (Rachenentzündung), akute oder chronische Bronchitis, Keuchhusten – müssen von einem Facharzt behandelt werden. Falls Ihr Hausarzt ein Naturheilkundler ist, wird er Ihnen eine Reihe nützlicher Kräuter verordnen, die er für geeignet hält. Es gibt auch sanfte Kräuter, die die Wirkung eines Ihnen verordneten, schulmedizinischen Medikaments nicht beeinträchtigen, sondern unterstützen. Sie sollten jedoch trotzdem in jedem Fall Ihren Hausarzt genau darüber unterrichten, was Sie einnehmen.

Der starke, scharfe und reinigende **Meerrettich** wird – wie die meisten »scharfen« Kräuter und Gewürze – in vielen Ländern in der Volksmedizin gegen Husten, Erkältungen und die damit verbundenen Probleme verwandt. Gegen Heiserkeit hilft ein Aufguß mit der frischen, zerkleinerten Wurzel auf 600 ml heißes Wasser; 2 Stunden ziehen lassen, ein wenig Honig hinzugeben und langsam einen Teelöffel davon schlucken; 2- oder 3mal wiederholen.

Brennesseln gehören zu den großen Frühjahrsreinigern. In der Medizin der Roma-Zigeuner werden sie gegessen, um Lunge und Magen von überschüssigem Schleim zu befreien. Geben Sie zur Behandlung von Asthma und Bronchitis eine gute Handvoll junger Brennesseln in einen mit 300 ml Wasser gefüllten Topf; zum Kochen bringen, 5 Minuten lang simmern lassen, durchseihen und den heißen Saft trinken.

Zwiebeln sind allgemein gut für die Gesundheit der Atmungsorgane. Geben Sie bei Erkältungen eine dicke Scheibe einer rohen Zwiebel in eine Tasse, gießen Sie kochendes Wasser darüber, und warten Sie, bis das Wasser etwas abgekühlt ist. Danach durchseihen und das Wasser trinken.

Sie können auch die feurige Version wählen. Lassen Sie einen halben Teelöffel **Cayennepfeffer** und 2 Eßlöffel kleingeschnittene Zwiebeln 1 Minuten lang mit einer Tasse Wasser simmern; durchseihen und vor dem Schlafengehen heiß trinken.

Ysop ist schweißtreibend, hilft überflüssigen Schleim auszustoßen und hat eine beruhigende, sedierende Wirkung. Trinken Sie bei Erkältungen 3mal täglich eine Tasse heißen Ysop-Tee. Bei Reizhusten oder Bronchitis mit **weißem Andorn** kombinieren.

> *Ysop ... sein Aufguß aus Wein und trockenen Feigen ist gut gegen Husten ... Ysopwasser reinigt die Brust und die Lungen von schweren, schleimigen Flüssigkeiten. Das ist gut gegen Husten und eine belegte Stimme.*
>
> *Le Livre des Simples*

Weißer Andorn war von jeher eine der beliebtesten Arzneien der Volksmedizin gegen Erkältung und Husten. Die Römer schätzten ihn, und die englischen Hausfrauen des 17. Jahrhunderts hielten ihn für so unverzichtbar, daß die ersten englischen Siedler die Pflanze mit nach Nordamerika nahmen. Gerard schwor auch darauf: »Der Sirup aus den frischen grünen Blättern mit Zucker ist eine einzigartige Medizin gegen Husten und Lungenpfeifen.« Sirup aus weißem Andorn war früher in Apotheken erhältlich. Er wurde auch in Hustensäften und -bonbons verarbeitet, und jedes Rezeptbuch enthielt ein ausführliches Rezept, in dem er vorkam. Eine amerikanische Freundin von mir erinnert sich daran, daß sie mit Großmutters berühmtem Andornsirup behandelt wurde, als sie Keuchhusten hatte – und zwar sehr erfolgreich.

Der folgende Aufguß ist besonders gut bei starkem Husten mit starker Schleimbildung. Machen Sie einen heißen Aufguß mit weißem Andorn: 25 g auf 600 ml, 10 Minuten lang stehenlassen, dann ein Glas trinken und den Rest in eine Thermosflasche füllen. Trinken Sie tagsüber weitere 2–3 Gläser davon und nehmen Sie ab und zu einen Schluck, wenn der Husten schlimm ist.

Fußbäder mit **schwarzem Senf** sind eine gute Methode, um Husten und Erkältungen im Keim zu ersticken – und Kinder genießen den Wirbel und den Spaß um das Bad, das mit dieser Arznei verblüffend leuchtendgelb aussieht. Für unsere Töchter habe ich es immer folgendermaßen zubereitet: Nehmen Sie einen Plastikeimer und geben Sie 2 gehäufte Teelöffel gewöhnliches englisches Senfpulver hinein. Füllen Sie den Eimer zur Hälfte mit Wasser, das so heiß ist, daß der kleine Patient es soeben noch aushalten kann, und stellen Sie einen Krug mit richtig heißem Wasser bereit, um von Zeit zu Zeit nachzugießen. Nehmen Sie die Füße nach etwa 10 Minuten, und zwar wenn sie leuchtendrot sind, heraus und trocknen Sie sie ab. Dicke Wollsocken anziehen und sofort ab ins Bett!

Cayennepfeffer ist einer der großen Stimulatoren. Probieren Sie einmal die Rezeptur des berühmten amerikanischen Naturheilkundlers Dr. John Christopher aus, wenn Sie das nächste Mal einen Husten haben, den Sie nicht loswerden: Ein Teelöffel Cayennepulver, 50 g zerstoßene Ulmarinde, eine Zitronenscheibe, 2 Eßlöffel Honig. Mit 600 ml kochendem Wasser aufgießen, ziehen lassen und ungesiebt in eine Flasche abfüllen. Dosis: Ein Teelöffel bis ein Eßlöffel, je nach Alter, so oft wie nötig. Die Ulmarinde der Kräuterspezialisten ist nicht zu verwechseln mit der Ulmanahrung, die in Naturkostläden verkauft wird.

So wird ein **Leinsamentee** gemacht: 2 Eßlöffel Leinsamen gründlich waschen; mit 1/4 Liter kaltem Wasser, der dünn geschälten Rinde einer halben Zitrone und einer Stange Lakritz in einen Topf geben. Auf niedrigster Hitze abgedeckt 1 1/2 Stunden simmern lassen. Durchseihen und den ausgepreßten Saft der Zitrone sowie einen Eßlöffel Honig dazugeben. Jeden Tag 3- bis 4mal eine Tasse davon trinken und den Rest in einer Thermoskanne heiß halten.

Die beste Methode, eine schlimme Erkältung zu vermeiden, besteht darin, den Körper beim ersten warnenden Frösteln mit einem heißen Kräutertrunk aufzuwärmen.

Dadurch schwitzen Sie ein bißchen und stimulieren den Kreislauf. Gehen Sie früh schlafen, wickeln Sie sich warm ein und trinken Sie morgens als erstes noch einen heißen Kräutertee. **Schwarzer Holunder** und **Schafgarbe** sind eine gute Wahl. Zur Maximierung der Wirkung werden sie häufig kombiniert.

Für die tränenden Augen und die triefende Nase, die einem bei schlimmen Erkältungen und bei Heuschnupfen das Leben zur Qual machen, gibt es ein wundervolles kleines Kraut namens **Augentrost**. Es hat eine trocknende, entzündungshemmende und einem Analgetikum ähnliche Wirkung auf die Schleimhäute. Machen Sie einen heißen Aufguß und trinken Sie alle 2 Stunden eine halbe Tasse. Sie können den Tee – gekühlt und durchgeseiht – auch benutzen, um Baumwollbäusche darin einzuweichen, die man dann auf die juckenden, geröteten Augen legt.

Zitronenmelisse ist ebenso ein probates Kraut gegen Erkältungen. Sie läßt sich auf dem Fensterbrett züchten

So macht man einen Treacle Posset
600 ml Milch zum Kochen bringen. Wenn sie hochkommt, zwei Teelöffel Melasse hinzugeben, kochen, bis sich Rahm absetzt, durchseihen und ganz heiß servieren. Die produzierte Milchsäure fördert den Schlaf, der Sirup wirkt abführend und das heiße Getränk bringt Sie zum Schwitzen.

»Kitchen Physic« (Dr. Fernie)

Zimt ist ein wärmendes, stimulierendes und starkes Antiseptikum. Nehmen Sie beim ersten kalten Schauer die folgende Dosis: 1/2 Teelöffel auf eine Tasse Wasser, simmern lassen und mit ein wenig Honig süßen. Mehr über die Behandlung mit Zimt finden Sie auf S. 89.

Trinken Sie viel Tee aus **griechischem Heu**. Er unterstützt die Auflösung und Beseitigung von angesammeltem Schleim im ganzen Körper – in den Lungen und im sonstigen Atmungsapparat, im Verdauungstrakt, in den Nieren und im Blut (ein Rezept dazu finden Sie unter »Tea-Time«, S. 113).

Wickel mit einem **Kohlblatt** sind ein jahrhundertealtes Mittel gegen Enge und Pfeifen in der Lunge (auf S. 238 finden Sie eine Anleitung, wie man sie macht). An kalten Tagen sollten Sie sie ein paar Minuten lang in einem Geschirrtuch auf der Heizung wärmen. Auf die Brust des Patienten legen, eine dicke Bandage darumwickeln und über Nacht darauf belassen.

Trinken Sie ein kleines Glas mit ein wenig Honig gesüßten Kohlsaft. Wenn Sie keine Saftpresse haben, geben Sie 3 oder 4 kleingeschnittene Blätter in einen Mixer, ein wenig Wasser hinzugeben und verarbeiten. Das halbpürierte Mus in einen Topf geben, zum Kochen bringen, ein paar Minuten simmern lassen, durchseihen und trinken.

Schwarze Holunderbeeren enthalten eine transpirationsfördernde Säure – sie hilft bei Husten, Erkältungen, Bronchitis und bei der Grippeabwehr. Nehmen Sie vor dem Schlafengehen 1–2 Eßlöffel Holunderbeersirup (siehe Rezept auf S. 112) aufgelöst in einem Glas mit heißem Wasser.

Clown's Lungwort (Lungenkraut des Clowns) war einer der vielen liebevollen Namen, die die Menschen vom Lande dem **Wollkraut** gaben, einer großartigen Arznei gegen alle Probleme mit den Atemwegen. Es kräftigt die Schleimhäute, lindert Entzündungen und fördert die Produktion und die Ausscheidung von Schleim. Bei Hals- oder Brustinfektionen sollten Sie Wollkrautmilch probieren. Geben Sie eine Handvoll der großen, samtenen Blätter auf 600 ml Milch, bringen Sie das Ganze

zum Kochen und lassen Sie es 10 Minuten lang behutsam simmern. Durchseihen und heiß trinken.
Wenn Sie an Bronchitis oder Asthma leiden, sollten Sie Milch jedoch vermeiden. Machen Sie statt dessen einen Aufguß mit einer Handvoll der Blüten auf einen Liter kochendes Wasser; 10 Minuten ziehen lassen. Durch einen Kaffeefilter seihen, um die kleinen Härchen zu entfernen. Täglich 3 Tassen zwischen den Mahlzeiten trinken.

Dr. Hawleys Brustgetränk
Gießen Sie 1200 ml kochend heißen Gerstenextrakt auf 30 g entkernte Rosinen, 7,5 g Süßholz und 2 Feigen. Eine Viertelstunde stehenlassen, durchseihen und dem Patienten zu trinken geben.
»The Physic Closet Book of the Dolben Family«, c. 1785

Die Naturheilkundlerin Daphne Dunster von der Insel Guernsey empfiehlt schwarzen **Holundertee** oder -sirup zur Bekämpfung von Heuschnupfen, seit sie dies im ersten Jahr, in dem sie Heuschnupfen bekam, ausprobiert hat. »Ich habe in den ersten 3 Stunden nach dem ersten Schluck eine erhebliche Besserung beim Naseputzen festgestellt«, sagt sie, »die Sekretbildung ging im Vergleich zu vorher um etwa 30 Prozent zurück.« (Ein Rezept finden Sie unter »Tea-Time«, S. 113.) Trinken Sie jeweils eine kleine Tasse davon in heißem Zustand und bewahren Sie den Rest in einer Thermosflasche auf.
»Country Living«-Leserin Imogen Nichols, die dieses Heilmittel in einem der Kräuterkurse von Daphne Dunster kennenlernte, schwört darauf. Vor ein paar Jahren zog sie in ein Haus, das heute von Rapsfeldern umgeben ist. Wenn der Raps zu blühen beginnt, entwickelt Mrs. Nichols starke grippeähnliche Symptome. Dann holt sie

den schwarzen Holundersirup hervor, den sie jedes Jahr macht und in Flaschen abfüllt oder einfriert. Sie nimmt in den ersten beiden Tagen 6 kleine Gläser mit einem Eßlöffel des Sirups auf heißes Wasser und 2 Tassen schwarzen Holundertee. Danach nimmt sie täglich 2 von jedem, und zwar solange die Raps-Saison dauert. Hier ist ihr Rezept für den Sirup aus Holunder.

25 Holunderblütendolden (Insekten herausschütteln), 500 g braunen Zucker, 3 in Scheiben geschnittene, ungewachste Zitronen und 2 in Scheiben geschnittene Orangen, beide gründlich gesäubert, 1 3/4 Liter Wasser, 50 g Weinsäure. Abgedeckt 24 Stunden ziehen lassen, in einen großen Topf seihen und zum Kochen bringen. Sobald der Zucker sich aufgelöst hat, von der Hitzequelle entfernen. Abkühlen lassen und in Flaschen abfüllen oder einfrieren. Imogen Nichols verwendet dazu 600 ml große Sahnetöpfe.

Es gibt auch hervorragende fertige schwarze Sirupe oder Fruchtsaftkonzentrate aus Holunder zu kaufen.

Alle Mitglieder der Gattung der **Zwiebeln** – die wiederum zu der großen Familie der **Liliengewächse** gehört – sind bei Lungenkrankheiten hilfreich. **Knoblauch** ist ihr unumstrittener König; er hilft bei Husten, Erkältungen, Asthma und Bronchitis. Die leichteste und wirksamste Methode der Einnahme besteht ganz einfach darin, ihn – kleingeschnitten und roh – in reichlichem Maße in Salaten zu verwenden. Sie können ihn auch in einem Sirup verarbeiten, der sehr wirksam gegen Husten ist. 3 oder 4 geschälte Zehen in eine kleine Schüssel schneiden, mit Honig übergießen und ein paar Stunden abgedeckt stehen lassen. Bei schweren Symptomen etwa alle 2 Stunden einen Teelöffel des dünnen Sirups einnehmen.

Eine in Rußland weitverbreitete Behandlung gegen

Bronchitis besteht im Inhalieren der Dämpfe eines Knoblauchaufgusses. Geben Sie 2–3 zerstoßene Zehen in eine Schüssel kochendes Wasser und füllen Sie Ihre Lungen mit dem kraftvollen, durchdringenden und heilenden Dampf.

Bei verstopften Stirn- oder Nebenhöhlen schneidet man 2–3 Knoblauchzehen klein und läßt sie in einem halbvollen Glas mit kaltem Wasser über Nacht ziehen. Die Flüssigkeit verwendet man als Nasentropfen. Sie ist stark, aber wirksam. In seiner faszinierenden Sammlung »Natural Folk Remedies« schreibt Lelord Kordel über eine Studie, die Dr. George D. McGrew vom Sanitätskorps der US-Armee mit Armeeangehörigen durchgeführt hat. Es wurden zahlreiche Hausmittel gegen Heuschnupfen getestet, aber nur eines schien zu wirken, das Kauen von Honigwaben.

Bei Bronchitis besonders wirksam: Inhalieren Sie die Dämpfe eines Knoblauchaufgusses

Ein viertes Rezept gegen Husten und Asthma: Nehmen Sie 5 oder 6 Feigen, genauso viele Knoblauchzehen und 8 oder 10 entsteinte Pflaumen; das Ganze in 600 ml Rum ziehen lassen, bei Gelegenheit mit weiteren 600 ml Rum auffüllen und ab und zu etwas davon trinken. – Der Wirt des Bear Inn in Southampton hat mir erzählt, daß dieser Trank unübertroffen sei.

»The Country Housewife's Family Companion«
(W. Ellis, 1750)

Wegerich ist sehr erfolgreich bei der Linderung von gereizten Schleimhäuten. Er enthält Kieselsäure, Karotin und andere Stoffe, die die Schleimhäute schützen, Bakterieninfektionen entgegenwirken, Schleim lösen und Entzündungen lindern. Menschen, die an Heuschnupfen leiden, sollten 2- bis 3mal am Tag einen heißen oder

kalten Wegerichtee trinken. Geben Sie die jungen Blätter in Salate, grünes Gemüse oder Suppen.
Das Inhalieren der Dämpfe von **Kamille** oder **Schafgarbeblüten** hilft gegen die Schmerzen und die Reizungen einer Nebenhöhlenentzündung. Füllen Sie eine Schüssel mit dampfend heißem Wasser, geben Sie von einem der Kräuter eine Handvoll hinein und inhalieren Sie die Dämpfe unter einem Handtuch, das sie über Ihren Kopf und die Schüssel breiten. Beide Blüten enthalten eine Substanz namens Chamazulen, die schmerzlindernd und entzündungshemmend wirkt.
Trinken Sie eine Tasse heißen **Ingwertee**, wenn Sie an einem kalten Wintertag frierend nach Hause kommen. Lassen Sie etwa 2,5 Zentimeter der kleingeschnittenen Ingwerwurzel zusammen mit einer Prise **Zimt** 20–25 Minuten lang mit einem Becher voll Wasser simmern. Durchseihen und trinken.

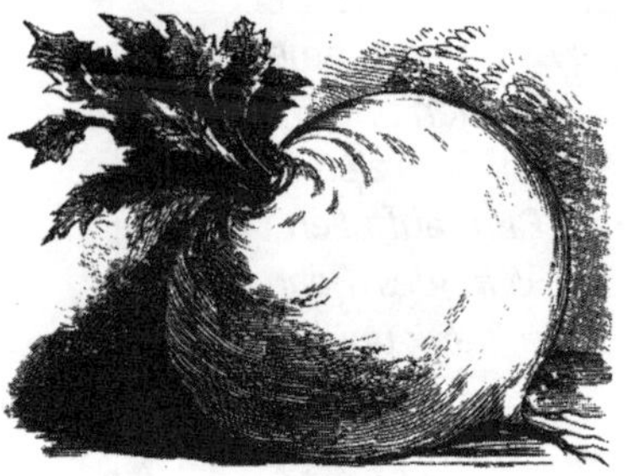

Rüben gehören zu den berühmten alten Hausmittelchen gegen Husten und Erkältungen. Probieren Sie einmal diesen hausgemachten Sirup: Eine große Rübe aushöhlen und mit Honig und Zucker füllen. Innerhalb von 3–4 Stunden bildet sich ein Sirup. Nehmen Sie hin und wieder 2 Teelöffel davon ein.
Die **Brunnenkresse** gehört der gleichen, schwefelreichen Familie der Kapuziner an. Essen Sie reichlich davon, wenn Sie Probleme mit den Atemwegen haben.
Ein langes, geruhsames, warmes Bad kann sehr behaglich sein, wenn Sie eine Erkältung in sich spüren. Damit es auch eine Therapie und nicht nur ein Vergnügen ist,

sollten Sie 4–5 Tropfen eines ätherischen Öls in eine Tasse voll Milch oder in ein unparfümiertes Shampoo mischen und ins Bad geben. Wählen Sie für Husten oder Bronchitis **Eukalyptus, Lavendel, Ysop** oder **Kiefer**; zur Belebung Ihres Geistes **Rosmarin** oder **Geranie**; bei einer Erkältung **Zypresse, Zeder** oder **Thymian**.

Gegen Erkältung: Nehmen Sie ein Pfund Knoblauch und zerstoßen Sie ihn gründlich; geben Sie 1,2 l Wein oder guten, starken, alten Met dazu; gut abgedeckt ziehen lassen, durchseihen und lauwarm trinken. Der zurückbleibende Knoblauch kann für einen Wickel gegen schmerzende Gelenke benutzt werden.

(Eine Arznei der berühmten walisischen Naturheilärzte von Myddvai aus dem 13. Jahrhundert)

Die Haut

Die Haut ist ein erstaunlicher Stoff. Sie hält uns im wahrsten Sinne des Wortes zusammen. Sie sorgt dafür, daß Fremdkörper draußen und lebenswichtige Flüssigkeiten drinnen bleiben. Durch unzählige sensible Nervenenden hält sie uns in Kontakt mit unserer Umgebung. Sie ist das Gesicht, das wir der Außenwelt präsentieren.

Die Oberfläche unserer Haut wird durch die zweischichtige Epidermis (Oberhaut) gebildet. Die untere Schicht ist eine rund um die Uhr arbeitende Fertigungsstätte, die jeden Tag Millionen neuer Zellen produziert. Diese erarbeiten sich langsam ihren Weg nach oben und werden im Verlauf dieses Prozesses flach und hornig, bis sie die Oberfläche erreichen. Dort bilden sie dann die schützende Hornhautschicht, bevor sie sich abschuppen und im biblischen Sinne des Wortes zu Staub zerfallen.

Die darunter liegende Lederhaut beherbergt Nerven, Talgdrüsen und Schweißdrüsen. Dort befinden sich auch die Bindegewebszellen, die das Collagen produzieren, jenen »Proteinkleber«, der die zu elastischen Laken verwobenen Zellen zusammenbindet. Auch das Elastin, ein anderes Protein, das – wie sein Name verrät – zur Erhaltung der elastischen Widerstandskraft der Haut beiträgt, wird hier produziert. Durch die gesamte Lederhaut zieht sich ein Netz von winzigen Blutkapillargefäßen, die alle Zellen mit Sauerstoff und Nährstoffen versorgen, Abfallstoffe abtransportieren und bei der Regulierung der Haut- und Bluttemperatur helfen.

Ohne das durch unsere Talgdrüsen produzierte Öl hätten sogar Kleinkinder die trockene, faltige Haut eines alten Menschen. Das Öl bildet einen schützenden, leicht sauren Film – den sogenannten Säuremantel – auf der Oberfläche unserer Haut. Er sorgt dafür, daß die Feuchtigkeit im Inneren bleibt, und schützt die Haut gegen Zerstörung durch Wind, Hitze, Kälte und Bakterien.

Die Betriebsbereitschaft all dieser Schutzmechanismen hängt von einer laufenden Nahrungszufuhr ab. Früher oder später werden die meisten Ernährungsmängel auf der Haut sichtbar – vor allem ein Mangel an Vitamin A und denen des B-Komplexes.

Unsere Haut erfüllt eine weitere lebenswichtige Funktion. Sie ist eines der vier Hauptausscheidungsorgane des Körpers. Wir schwitzen jeden Tag etwa 600 ml Flüssigkeit aus – bei starker Anstrengung noch mehr. Schweiß besteht nicht nur aus Wasser. Er enthält auch Salz, Kalium und Abfallstoffe in Form von Harnsäure und Harnstoff – Abfälle, die durch den chemischen Zerfall von Proteinen, Ammoniak und Milchsäure entstehen. Tiere,

denen man Schweiß injiziert, zeigen Vergiftungserscheinungen.
Wenn unsere übrigen Ausscheidungsorgane aufgrund von Leberträgheit, überarbeiteten Nieren und chronischer Verstopfung nicht voll funktionstüchtig sind, werden noch mehr Abfallstoffe über die Haut ausgeschieden. Dadurch bekommt man einen fahlen, gräulich schimmernden Teint oder auch zahlreiche Hautprobleme. Ist man zudem den hochgiftigen Abfällen von Zusatzstoffen in minderwertiger Nahrung oder chemischen Umweltgiften allgemein ausgesetzt, wird die Haut zusätzlich extrem gereizt.
Schwerwiegende Ernährungsfehler zeigen sich – wie gesagt – stets sehr rasch auf der Haut, da die Pflege des äußeren Erscheinungsbildes auf der Prioritätenliste des Körpers weit unten steht und er die Nährstoffe zu anderen Stellen transportiert, falls sie dort dringend benötigt werden.

Wie man ein Nagelgeschwür schnell kuriert
Nehmen Sie etwas Salbei und Gartenraute. Zerstoßen Sie beides, geben Sie das Öl eines Eiweißes sowie ein wenig Honig hinzu und streichen Sie dies auf die wunde Stelle.
»The Queen's Closet Opened« (W. M., 1659)

Ganz gleich um welches Hautproblem es sich handelt – wenn die Behandlung erfolgreich sein soll, muß man zunächst immer sicherstellen, daß in der täglichen Nahrung alles enthalten ist, was die Haut braucht. Gleichzeitig muß man sich um die Ausscheidungsprobleme kümmern: Siehe S. 219, dort finden Sie Tips zu gesunden Nahrungsmitteln, die Ihre Haut in einem guten Zustand halten.
Viel Bewegung und frische Luft sind, abgesehen von ei-

ner gesunden Ernährung, extrem wichtig für eine gesunde Haut. (Siehe S. 184.)
Die Schulmedizin hat nur wenig dauerhaften Erfolg bei der Behandlung von Hautproblemen aufzuweisen, daher sollten Sie, wenn es geht, einen fachkundigen Mediziner der Naturheilkunde aufsuchen, mit dessen Hilfe Sie die Faktoren ausfindig machen können, die Ihr Problem verursachen.
Es gibt viele Kräuter, die die Wiederherstellung der Gesundheit Ihrer Haut unterstützen können und sie in einem beachtlichen Zustand erhalten. Einige von ihnen unterstützen die bessere Ausscheidung über Därme und Nieren und sorgen so für eine Entlastung der Haut. Andere regen den Blutkreislauf lokal an, unterdrücken Bakterien-, Viren- und Pilzinfektionen, lindern, heilen und verhindern die Bildung von Narben. Wieder andere wirken kräftigend und nährend. Und da die Haut nicht nur ausscheiden, sondern auch aufnehmen kann, werden viele dieser Kräuter auch oberflächlich als Spülung, Balsam und Kompressen angewandt.
Einige der gewöhnlichsten Wildkräuter sind die wirksamsten gegen alle Arten von Hautproblemen: **Klette**, **Vogelmiere**, **Brennessel**, **Löwenzahn**, **Wegerich**, **Ampfer** und **Labkraut.** Die Klette steht ganz oben auf der Liste der zu verwendenden Kräuter, da sie die Nieren beruhigt und kräftigt, verstopfte Lymphdrüsen befreit und die Ausscheidung überschüssigen Fetts unterstützt. Eine der nützlichen Arzneien besteht zu gleichen Teilen aus Löwenzahnwurzel, Klettenwurzel und Wiesenklee – ein starkes Heil- und Reinigungsmittel. Nehmen Sie 25 g dieser Mixtur und lassen Sie sie 15 Minuten in 750 ml Wasser simmern. Abkühlen, durchseihen und 3- bis 4mal täglich ein Glas trinken. Benutzen Sie einen Teil

davon als Tonikum für fleckige Haut. Sie sollten es eintrocknen lassen.
Brennesseln sind ein weiteres wundervolles Allroundheilmittel. Trinken Sie 3mal täglich einen heißen Aufguß – ein Teelöffel auf eine Tasse Wasser.
Die Löwenzahnwurzel ist ein großer Freund problematischer Haut. Man gibt einen gehäuften Teelöffel der Wurzel auf 250 ml kaltes Wasser und läßt das Ganze über Nacht ziehen. Morgens durchseihen, zur Hälfte vor dem Frühstück trinken, den Rest 30 Minuten später.
Das wilde **Stiefmütterchen** ist ebenfalls ein wundervolles Kraut gegen Hautprobleme wie Ekzeme, Schuppenflechte und Akne. Dr. Henri Leclerc schrieb über »... seinen Nutzen bei jugendlicher Akne, wo die Pusteln sich unter seinem Einfluß lodernd entzünden, ihren Inhalt entleeren und verschwinden, ohne eine Spur zu hinterlassen«. Er empfiehlt die folgende Dosierung: 60 g der frischen oder getrockneten Blüten auf einen Liter kochendes Wasser, 10 Minuten ziehen lassen und 3mal täglich zwischen den Mahlzeiten eine Tasse trinken.
Bis zu 60 Prozent der 14- bis 16jährigen Mädchen und der 16- bis 19jährigen Jungen leiden an akuter Akne, wenn ihre Talgdrüsen im Schnellgang arbeiten und eine Bakterieninfektion folgt. Obwohl die Hausärzte ihren Patienten häufig sagen, daß dies in den frühen Zwanzigern vorüber sein wird, ergab eine neuere britische Studie, daß fast ein Drittel der Befragten im Alter von 35 Jahren immer noch an Akne litt und fast jeder Fünfte mehr als 25 Jahre lang davon befallen war.
Die Schulmedizin betrachtet Akne als Talgdrüsenkrankheit, die durch die hormonellen Veränderungen während der Pubertät hervorgerufen wird. Man behandelt sie mit langen Antibiotikakuren – bis zu 6 Monate – oder mit stark wirkenden äußerlichen Behandlungen. Viele

Dermatologen behaupten ferner, daß Akne durch die tägliche Ernährung nicht beeinflußbar sei.
Kein Naturheilkundler oder Alternativmediziner würde dem zustimmen. »Nach meiner Erfahrung«, sagt die amerikanische Ernährungsspezialistin Annemarie Colbin, »hat die Nahrung in jeder Beziehung etwas mit Akne zu tun. Ich habe nicht nur meine eigene schlechte Haut durch richtiges Essen geheilt, sondern auch unter meinen Schülern eine Reihe schwerer Fälle gesehen – die große lilafarbene Sorte auf Wangen und Kinn –, die durch eine Umstellung der Ernährung innerhalb von 3 Monaten vollständig ausgeheilt ist.« Der häufigste Grund für Hautausscheidungen in Form von fettigen Pickeln, Akne und Furunkeln ist ein Überschuß an Fett und Proteinen. »Wenn die Haut mit Schleim- und/oder Fettablagerungen überladen ist«, sagt sie, »ist dies ein Zeichen dafür, daß die Nieren, die Leber und die Verdauungsorgane bei ihrer Ausscheidungstätigkeit überfordert sind und der Körper das Zeug deshalb über die Haut ausstößt.«

Eine Ernährungsumstellung ist bei Akne häufig der erste Schritt zur Heilung

Falls die Haut des Akneopfers sehr fettig ist, empfiehlt die Naturheilkundlerin Nalda Gosling einen **Lavendelaufguß**. Gießen Sie 500 ml kochendes Wasser über eine Handvoll der Blüten, Blätter und Stiele; abdecken, 10 Minuten ziehen lassen und durchseihen; vor dem Frühstück und vor dem Schlafengehen eine kleine Tasse trinken. Zusätzlich 2- bis 3mal am Tag die Haut damit waschen.
Trinken Sie viel betakarotin-reichen **Möhrensaft** und tupfen Sie die Flecken und Pickel damit ab.
Dämpfen Sie Ihr Gesicht 5–10 Minuten täglich mit einem starken, heißen **Lavendel-**, **Schafgarben-** oder **Ka-**

milleaufguß. Mit einem Tuch trockentupfen; dann eine Mixtur aus **Rosenwasser** und **Hamamelis** applizieren. Trinken Sie **Salbei**- oder **Schafgarbentee** und benutzen Sie einen Teil davon als Spülung. Aufgüsse mit **Ringelblumen, Beinwurzblättern** oder **Kamille** können ebenfalls auf aknebefallener Haut angewandt werden. Sie lindern, heilen und verhindern die Bildung von Narben.

Applizieren Sie jeden Abend **Gurkensaft**; nach 10 Minuten mit **Rosenwasser** entfernen.

Behandeln Sie Pickel und Pusteln mit dem desinfizierenden Öl des **Teebaums**. Tauchen Sie einen Baumwollbausch hinein und applizieren Sie es 3- bis 4mal täglich. Teebaumöl besitzt die Fähigkeit, in die Hautoberfläche einzudringen und sich die verhängnisvollen Beulen vorzunehmen, die später zu Pusteln reifen. Vorsicht: Experimentieren Sie zunächst mit einem einzelnen Pickel – Ihre Haut könnte auf Teebaumöl empfindlich reagieren.

Der kraftvolle, schwefelreiche Meerrettich ist nichts für zaghafte Menschen. Falls Sie es damit versuchen wollen, raspeln Sie einen Teil der Wurzel und lasen Sie sie 30 Minuten lang in heißer Milch ziehen; dann durchseihen und die Milch auf die Haut geben. Oder lassen Sie einen Eßlöffel davon eine Woche lang in einer Tasse Apfelessig einweichen; durchseihen und den Essig applizieren.

In Großbritannien leiden mindestens zwei Millionen Menschen an trockener, schuppiger, juckender Haut, die durch Ekzeme verursacht wird. Krankenhausversuche haben unzweifelhaft einen Zusammenhang zwischen Hautekzemen und Lebensmittelallergien ergeben. Milch und Milchprodukte, Weizen, Apfelsinen und Schokolade gehören zu den häufigsten Auslösern. Falls

Ihr Ekzem nur von Zeit zu Zeit auftritt, sollten Sie ein Ernährungstagebuch führen und versuchen, entsprechende Zusammenhänge zu ergründen. Streß kann ebenfalls ein entscheidender Faktor sein, wie bei allen Problemen mit einer allergischen Komponente, wobei es in Zeiten starker Belastung stets zu schlimmen Ausbrüchen kommt: siehe »Das Nervensystem«, S. 266.
Eine weitere verbreitete Ursache ist ein Mangel an lebenswichtigen Fettsäuren. In diesem Fall sollte man zum Öl der **Nachtkerze** greifen. Die Behandlung ist allerdings kostspielig. Essen Sie ölreichen Fisch wie Makrelen, Sardinen und Lachs sowie ganz reines Olivenöl erster Pressung, frische Haselnüsse und Walnüsse.
Klettenwurzel, **Brennessel**, **Wiesenklee** und wildes **Stiefmütterchen** – Kräuter, die von vielen Naturheilkundlern als spezifisch für Ekzeme angesehen werden – können dabei helfen, das Problem an der Wurzel zu packen; Dosierungen und Zubereitung siehe oben. Die **Vogelmiere** eignet sich wundervoll zum Lindern, Aufweichen, Reinigen und Heilen. Essen Sie davon reichlich (siehe »Wildpflanzen und -früchte, S. 99); oder zerstoßen, frisch auf die betroffenen Hautpartien applizieren und mit einer Binde umwickeln. Sie kann, genau wie Kohl, Unreinheiten herausziehen, deshalb sollten Sie den Wickel ab und zu erneuern.
Die Naturheilkundlerin Farida Davidson beschreibt, wie sie einmal von einer neuen Patientin angerufen wurde, die an einem schweren Ausschlag litt. »Als sie bei mir ankam, hatte ich schon ein Vogelmierenbad vorbereitet, und diese schluchzende Frau, der es überall brannte und juckte, stieg schnell hinein. Innerhalb von Sekunden ließ das Brennen und das schmerzhafte Jukken nach. ...« Tägliche Vogelmierenbäder, Kompressen mit einem Vogelmierenaufguß, ein Saftfasten und eine

systematische Behandlung der nervlichen Probleme vervollständigten den Heilungsprozeß.

Vogelmierenöl ist eine weitere Möglichkeit, die Kräfte dieser lindernden Pflanze zu nutzen. Waschen Sie eine gute Handvoll der frischen Pflanze und tupfen Sie sie so trocken wie möglich. Sehr klein schneiden und in einen Krug mit großer Öffnung geben. Mit Olivenöl abdecken und etwa eine Woche lang einweichen, dann durchseihen und in Flaschen abfüllen.

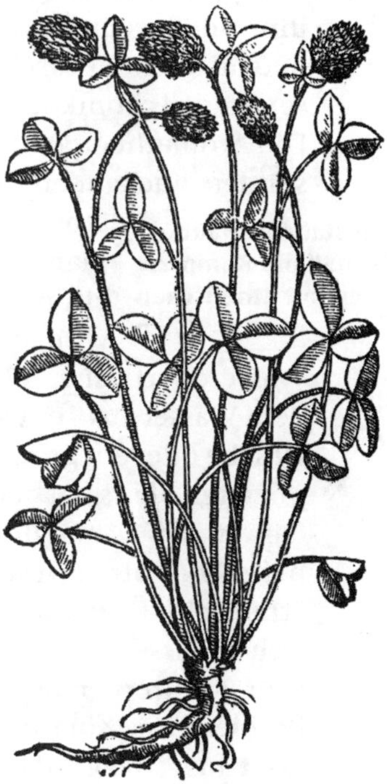

Wenn die Ekzeme sich über einen großen Teil des Körpers verbreiten, sollten Sie Ihrem Bad **Apfelessig** oder ein starkes Dekokt aus **Ringelblumen** oder **Kamille** zugeben. Lassen Sie eine Handvoll der Blüten 10 Minuten lang in einem Liter Wasser simmern.

Die Kamille hat sich als erfolgreiches Mittel bei der Behandlung von Ekzemen und Schuppenflechte sowie von sehr trockener, empfindlicher oder entzündeter Haut erwiesen.

Machen Sie einen Aufguß mit Ringelblumen oder Kamille; abkühlen lassen, in einen Pflanzenbefeuchter geben und auf die betroffenen Hautbereiche sprühen.

Essen Sie reichlich **Brunnenkresse**. Sie ist reich an Schwefel und Chlorophyll. Nalda Gosling empfiehlt, sie

auch als Wickel zu benutzen. In einer Menge Wasser, die gerade reicht, um die Pflanzen abzudecken, zum Kochen bringen, dann mit feinem **Hafermehlschrot** mischen und mit einer Bandage applizieren.
Der **Wegerich** ist ein anderes wundervolles Heilkraut. Waschen Sie eine Handvoll der frischen Blätter und pressen Sie sie aus. Wenn Sie keinen Entsafter haben, können Sie sie in einen Mixer geben und zu einem Brei verarbeiten. Applizieren Sie diesen auf die juckenden, schuppigen Hautflecke und wickeln Sie eine Binde darum. Oder machen Sie einen einfachen Aufguß – 25 g auf 500 ml kochendes Wasser –, durchseihen, abkühlen lassen und als Tonikum verwenden.
Die Aromatherapeutin Patricia Davis empfiehlt, auf besonders juckenden Bereichen kalte Kompressen mit ätherischen Ölen anzuwenden. Dazu füllt man eine Schüssel mit kaltem Wasser und ein paar Eiswürfeln, damit es richtig kalt wird, und gibt 4–5 Tropfen des Öls auf die Wasseroberfläche. Wringen Sie ein sauberes Tuch in dem Wasser aus – ein Stück Mullbinde, saubere alte Bettwäsche oder ein großes Baumwolltaschentuch – und applizieren Sie es auf dem betroffenen Bereich. Achten Sie darauf, daß Sie mit dem Tuch so viel Öl wie möglich aufnehmen. Patricia Davis hat herausgefunden, daß das ätherische Öl der **Kamille** am wirksamsten ist, obwohl sich **Melissenöl** in manchen Fällen noch besser eignet (nur 2–3 Tropfen benutzen).

Bei starkem Hautjucken: Kalte Kompressen mit ätherischen Ölen

Probieren Sie Kompressen mit einem starken **Salbei-Dekokt** aus – 100 g auf einen Liter Wasser, 10 Minuten simmern.
Viele der Arzneien, die bei Ekzemen helfen, sind auch gut gegen Dermatitis. Wenn die Hände befallen sind – durch Kontaktdermatitis – ist es sinnvoll, Gummihand-

schuhe zu tragen, wenn man Reinigungsmittel benutzt oder in Kontakt mit bekannten Auslösern kommt. In manchen Fällen verschlimmert sich das Problem durch Hitze, deshalb sollten Sie den Abwasch möglichst von jemand anderem machen lassen!

Vogelmierensalbe kann bei der Behandlung von Reizungen nützlich sein: Erhitzen Sie 450 ml Olivenöl und 50 g Bienenwachs in einem Heißwasserkessel (die Sorte, die man dazu benutzt, Kochtöpfe langsam zu erhitzen), und geben Sie soviel gründlich gewaschene und getrocknete, frische Vogelmiere dazu, daß sie von den anderen Zutaten noch soeben überdeckt wird. 6–8 Stunden auf kleiner Hitze stehenlassen, dann die Flüssigkeit durch Musselin pressen und in Salbenbehälter umfüllen. (Dies ist ein Rezept von Anne McIntyre aus »Herbs for Common Ailments« – Kräuter für verbreitete Leiden).

Die Haut ist in ihrer Funktion eng mit dem Nervensystem verbunden, und die Schuppenflechte wird, wie viele andere Hautkrankheiten, häufig durch starken Streß oder Nervenprobleme ausgelöst. Befolgen Sie die obigen allgemeinen Ratschläge und schlagen Sie darüber hinaus im Kapitel über das Nervensystem, S. 266, nach. Der Naturheilkundler David Hoffmann rät zu einem Tee, der zu gleichen Teilen aus den Wurzeln der **Klette**, des **Ampfers**, der **Sarsaparille** sowie aus **Labkraut** gemacht wird. Geben Sie 25 g dieser Mischung auf 750 ml Wasser, zum Kochen bringen und 10–15 Minuten simmern lassen. Durchseihen und 3mal täglich ein Glas davon trinken.

Salben aus **Beinwurz**, **Vogelmiere** und **Eibisch** helfen gegen die Entzündung und das Jucken der Haut. Verwenden Sie ein starkes **Ringelblumendekokt** als Badezusatz.

Laut Nalda Gosling »hat man herausgefunden, daß die **Schafgarbe** bei der Beseitigung von Schuppenflechte hilft – wenn man sie 2mal wöchentlich in ein warmes Bad gibt, fördert sie die Transpiration und beseitigt Unreinheiten durch die Poren. Man läßt 25 g des Krauts 15 Minuten in einem halben Liter Wasser ziehen, gibt die Flüssigkeit ins Badewasser und verwendet die Kräuter in einem Musselinbeutel als Kompresse sowie zum Schrubben der Flecken.«
Lippenherpes – diese lästigen kleinen Bläschen um den Mund herum – wird durch das gleiche Herpesvirus verursacht, das auch für Windpocken verantwortlich ist. Das Virus kann jahrelang im Körper schlummern, wenn Sie die Krankheit einmal hatten, und in dieser Form zum Ausbruch kommen, wenn Ihre Widerstandskraft geschwächt ist. Falls Sie wiederholt davon befallen werden, sollten Sie im Kapitel »Das Nervensystem«, S. 266, wegen eines guten Nerventonikums nachschlagen. In der Zwischenzeit sind diese kleinen Bläschen eine sehr unansehnliche Angelegenheit. Die moderne Forschung hat ein geniales Heilmittel dafür entdeckt: Der klebrige Rückstand, der in einem Glas oder in einer Karaffe zurückbleibt, nachdem der Wein fast gänzlich verdunstet ist. Darin ist konzentrierte Gerbsäure enthalten, und die ist nach Aussage eines kanadischen Wissenschaftlers das Geheimnis des Erfolgs.
Sie können auch Baumwollbäusche nehmen und damit eines der folgenden Mittel auf die Bläschen streichen: unverdünntes, ätherisches **Lavendel**- oder **Teebaumöl**; unverdünnten **Zitronensaft** oder je 5 Tropfen **Eukalyptus**- und Teebaumöl bzw. Zitrone und **Geranie** auf einen Eßlöffel Wodka, Gin oder gewöhnlichen Alkohol und vorsichtig auf den Lippenherpes applizieren.
Furunkel, Abszesse und Nagelgeschwüre an einem Fin-

ger sind allesamt Zeichen für ein geschwächtes Immunsystem oder eine schlechte Ausscheidungstätigkeit. Falls Sie darunter leiden, sollten Sie die am Anfang dieses Kapitels gegebenen Ratschläge befolgen. Es gibt eine Reihe von Kräutern, die dazu beitragen, daß sich ein Eiterpfropf bildet und daß die Stelle nachher gut ausheilt. Versuchen Sie einen Wickel mit gekochten **Zwiebeln**, der so heiß angewendet werden muß, wie Sie es eben nur aushalten können. Genausogut: **Gelbwurz** und **Ingwerpulver** zu gleichen Teilen mit einem entsprechenden Anteil Wasser zu einer Paste mischen. Oder säubern Sie die Stelle sorgfältig und applizieren Sie 2–3 Tropfen **Teebaumöl** (auch unter dem Namen »Australisches Teebaumöl« zu bekommen), das mit einem Teelöffel eines milden Öls verdünnt ist.

Anmerkung: Manche Menschen mit empfindlicher Haut reagieren auf Teebaum – gehen Sie zunächst sanft vor.

Versuchen Sie pulverisierte **Eibischwurzel** oder **Ulmapulver**. Mit kochendem Wasser zu einer steifen Paste mischen, mit Mull heiß applizieren und mit einem Verband befestigen. Ein- oder zweimal täglich erneuern.

Sie können auch ein Heilmittel aus der Bibel benutzen: Man backt eine Feige, bis sie heiß ist, und appliziert sie so heiß wie möglich; mit einer Baumwollbandage befestigen.

»Jesaia befahl Ihnen nun, sie sollten ein Stück Feige nehmen und dies als Verband auf die Wunde legen, auf daß er geheilt werde.«

Jesaia, XXXVIII, V. 21

Bei einem Nagelgeschwür am Finger gibt man eine **Ringelblumentinktur** in eine kleine, mit Wasser gefüllte Tasse. Das Wasser muß so heiß sein, daß Sie die Hitze gerade noch aushalten können. Tauchen Sie den Finger ei-

nige Minuten lang dort hinein. Schon nach wenigen Anwendungen kann man das Nagelgeschwür vorsichtig ausdrücken. Man sollte den Finger danach nochmals in einer frischen Tinktur-Wasser-Mischung säubern; zur Schmerzlinderung und zum Abheilen mit einem Ringelblumensalbenverband bandagieren.
Mehr über die Haut und wie man sie fest, rein und jugendlich erhält, finden Sie im Kapitel über die Haut in Teil 2 unter dem Stichwort »Schönheitspflege«, S. 184.

Besonderheiten für Frauen

Frauen bekommen Kinder. Dies wird durch eine Reihe von genialen anatomischen und hormonellen Voraussetzungen ermöglicht. Leider sind Frauen dadurch auch anfällig für gesundheitliche Probleme.
Millionen von Frauen leiden an Periodenschmerzen, an den Qualen, die sie mit sich bringen können. Sie haben gelernt, sie mit der Zeit als »normal« zu akzeptieren. Sie haben sich mit den Krämpfen, der Reizbarkeit, dem Völlegefühl und dem Unwohlsein abgefunden, die sich jeden Monat pünktlich einstellen, genau wie sie bei einer Schwangerschaft die morgendliche Übelkeit in Kauf nehmen. Und später werden auf sie dann die fliegende Hitze und die Depressionen der Wechseljahre warten.
Menstruation und Wechseljahre sind jedoch genau wie Schwangerschaft und Geburt völlig natürliche Vorgänge. Wenn sie Beschwerden, Schmerzen oder emotionale Labilität verursachen, sollte man nicht einfach nur gute Miene zum bösen Spiel machen oder schnell zu Tabletten greifen. Denken Sie statt dessen einmal ernsthaft über Ihre Gesundheit allgemein nach. Alle tieferliegenden Probleme werden in diesen Zeiten natürlich als ge-

steigertes Unwohlsein oder gesteigerte Spannungen zutage treten.
Ein sachkundiger Arzt kann viel Hilfe leisten. Es gibt eine Reihe von Kräutern, **Mönchspfeffer** (Vitex agnus-castus) und **Yamswurzel** gehören beispielsweise dazu, deren steroide Bestandteile den menschlichen Sexualhormonen ähnlich sind. Diese haben eine stärkende, normalisierende Wirkung auf den Fortpflanzungsapparat. Um einen maximalen Effekt zu erreichen, muß man die Dosen auf jede einzelne Frau genau abstimmen; sie eignen sich aber nicht zur Selbstbehandlung durch Laien. Andere Kräuter haben eine lindernde und heilende Wirkung auf entzündete Schleimhäute oder wirken antiseptisch. Ferner gibt es Kräuter, die als allgemeine Tonika auf die Fortpflanzungsorgane wirken. Mit anderen kann man spezifische Symptome wie Völlegefühl, Krämpfe und nervöse Spannungen behandeln.
Die Aromatherapie wird sowohl auf psychischer als auch auf körperlicher Ebene angewandt und kann enorm hilfreich sein. Machen Sie einen qualifizierten Aromatherapeuten ausfindig und holen Sie sich dort Rat.
Aus naheliegenden Gründen hat die Anti-Baby-Pille oft eine destabilisierende Wirkung auf den gesamten Fortpflanzungsapparat. Falls dies bei Ihnen zutrifft, sollten Sie sich ernstlich überlegen, eine andere Verhütungsmethode anzuwenden. Die Pille ist auch für die Senkung des Spiegels von mindestens drei Nährstoffen – der Vitamine C und E sowie von Zink – verantwortlich, und das muß erst einmal ausgeglichen werden. Wenn Sie die Pille nehmen, sollten Sie daher regelmäßig eine gute Multi-Vitamin- und Mineraltablette nehmen.
In zahlreichen klinischen Studien und Ernährungsuntersuchungen hat man einen Zusammenhang zwischen

Menstruations- bzw. Menopausenproblemen und schlechten Eßgewohnheiten sowie einem Mangel an wichtigen Nährstoffen festgestellt: zuviel Butter, Milch und Käse, zuviel Rind- und Lammfleisch, zuviel weißes Mehl und weißer Zucker, zuviel Alkohol, eine allgemein unausgewogene Ernährung. Alle diese Dinge sind mit einer bestimmten Art von Unwohlsein oder Schmerzen in Zusammenhang gebracht worden.

Koffein und andere in Tee und Kaffee vorhandenen Alkaloide können eine spezielle Gefahr darstellen. »... In jedem Fall, bei dem hormonelle (oder emotionale) Probleme auftreten«, rät der britische Naturheilkundler Simon Mills, »sollte man, bevor man irgend etwas anderes unternimmt, einfach mindestens eine Woche lang völlig auf Koffein verzichten (bei Menstruationsproblemen mindestens einen Monat lang). Dann kann man sehen, was von den Problemen noch übrigbleibt!« Künstliche Lebensmittelzusätze können ebenfalls ein Faktor sein. Man hat beobachtet, daß Monatsprobleme verschwinden, wenn man diese aus seinem Nahrungsplan verbannt. Lebensmittelfarbstoffe und die in Diätgetränken, -säften usw. enthaltenen künstlichen Süßstoffe gehören zu den Hauptverdächtigen.

Überprüfen Sie Ihre Eßgewohnheiten (siehe S. 48). Besonders wichtig sind viel frisches Gemüse und der Mineralreichtum von **Sesam-** und **Sonnenblumenkernen**. Achten Sie jedoch darauf, daß sie frisch sind – der Geschmack wird es Ihnen verraten. Sonnenblumenkerne sollten blaßgrau gefärbt sein. Wenn sie gelblich-braun werden, sollten Sie sie wegwerfen.

Eisenmangel ist bei vielen Frauen ein häufig anzutreffendes Problem, vor allem bei denjenigen, die sehr starke Monatsblutungen haben. Dies ist ein weiterer Grund, warum man nicht zuviel Koffein zu sich nehmen sollte, da Tee und Kaffee, zur Mahlzeit getrunken, die Aufnahme von Eisen und anderen Mineralien herabsetzen. Gute Quellen sind Fleisch, Fisch, Eier, **Mandeln**, Sonnenblumen- und Sesamkerne sowie auch **Brunnenkresse**, **Broccoli** und **Brennesseln**.

Eisenmangel kann sowohl der Grund als auch die Folge von übermäßigen Monatsblutungen sein. Ernährungsuntersuchungen haben ergeben, daß Frauen mit einem prämenstruellen Syndrom (PMS) häufig an Eisenmangel leiden. Eisen hilft unter anderem auch bei der Streßbekämpfung. In einer Studie hörten bei 74 von 83 Frauen die schweren Blutungen auf, nachdem sie eine tägliche Dosis von 100 mg Eisen zu sich nahmen. Eine zusätzliche Zufuhr von Vitamin C hatte etwa die gleiche Wirkung, vermutlich weil dieses Vitamin die Eisenaufnahme verbessert. Eine Zusatzdosis Vitamin E führte sogar in *allen* Fällen zu einer Besserung: man nehme 200 internationale Einheiten täglich. Auch Vitamin A stellte sich als wertvoll heraus; man nimmt es am besten in der Form von Beta-Karotin.

Viele Beschwerden – starke Blutungen, PMS – sind auf Eisenmangel zurückzuführen

Eisenpräparate sollten nur als letzter Ausweg genommen werden, wenn dies von medizinischer Seite angeraten wird. Essen Sie statt dessen eisenreiche Lebensmittel wie Fleisch, Fisch, dunkelgrünes Gemüse, Brunnenkresse, Löwenzahn, Brennesseln und Weintrauben. Frisches Grüngemüse und Obst liefern zudem Vitamin C zur Erhöhung der Eisenaufnahme.

Magnesiummangel kann für Flüssigkeitsretention verantwortlich sein, ein häufiges Symptom des PMS. Magnesium ist einer der wichtigen Nährstoffe, der bei der Verarbeitung von Vollkorn zu weißem Mehl nicht ersetzt wird – nur erbärmliche 15 Prozent davon überleben. Andere gute Quellen sind Samenkerne, Nüsse und Grüngemüse.

Schmerzkrämpfe, ausgelöst durch Krämpfe oder Kontraktionen der Gebärmuttermuskeln, sind eines der verbreitesten PMS-Syndrome. Eines der folgenden Mittel wird Ihnen helfen. Falls die Schmerzen in der Regel tagsüber und ohne Vorwarnung kommen - möglicherweise dann, wenn Sie außer Haus sind —, sollten Sie sich einen der empfohlenen Tees zubereiten; mit ein wenig Honig süßen und in eine Thermoskanne füllen. Nehmen Sie diese mit zur Arbeit, wo Sie häufig kleine Schlucke davon nehmen können.

Machen Sie Zitronenmelissentee zu Ihrem täglichen Getränk. Glücklicherweise ist er einer der angenehmsten Kräutertees. (Wenn Sie auf Ihr morgendliches Täßchen wirklich nicht verzichten könnten, sollten Sie versuchen, Ihren üblichen Tee zur Hälfte mit Zitronenmelisse zu »verschneiden« - ein alter Trick der Landbewohner Englands aus der Zeit, als der Tee noch Luxus war.)

Eine weitere hervorragende Arznei gegen Schmerzkrämpfe ist **Kamille**. Geben Sie einen Eßlöffel davon auf eine Tasse kochendes Wasser - dies ist eine besonders hohe Dosis -, eine Stunde lang mit ein wenig geraspelter **Ingwerwurzel** einweichen lassen (zum Warmhalten am besten in eine Thermosflasche füllen).

Kümmelkörner helfen ebenfalls bei der Linderung von Krämpfen und nervösen Spannungen. 25 g der Körner zerstoßen, in einen Porzellankrug oder eine Porzellanschüssel geben, 600 ml kaltes Wasser darüber gießen und über Nacht einweichen lassen. Bei Bedarf ein paar Eßlöffel des abgeseihten Wassers einnehmen.

Die **Krannbeere** ist eine weitere hilfreiche Arznei. Geben Sie 2 Teelöffel der getrockneten Rinde in einen Glas- oder Emailletopf, eine Tasse kaltes Wasser hinzugeben

und zum Kochen bringen, 10–15 Minuten sanft simmern lassen. Durch Zugeben von etwas pulverisierter oder frischer Ingwerwurzel können Sie die Wirkung verstärken.
Das **Johanniskraut** ist für seine entspannende Wirkung bei nervösen Spannungen und schmerzhaften Krämpfen bekannt. Nehmen Sie es in Form eines Tees ein: 1–2 Teelöffel des getrockneten Krauts auf eine Tasse kochendes Wasser geben und 10–15 Minuten ziehen lassen. 3mal täglich zwischen den Mahlzeiten trinken. Sie können es auch als Wein zu sich nehmen. Lassen Sie eine gute Handvoll der frischen Blütenköpfe und Blätter in einem Liter guten Weins 14 Tage lang einweichen, dann durchseihen. Jeden Tag vor der Hauptmahlzeit ein kleines Glas davon als Aperitif trinken.
Die **Angelikawurzel** ist ein wärmendes, stimulierendes Kraut und besonders nützlich für Frauen, die während ihrer Periode schmerzende Krämpfe haben, frösteln und sich matt und schwach fühlen. Außerdem hilft sie allgemein bei der Beseitigung von Menstruationsproblemen. Michael Tierra empfiehlt für diese Zeiten diesen Tee: je einen Teil Angelikawurzel, Krannbeere und Kamille; 1/4 Teil Ingwerwurzel. 25 g dieser Mixtur 15 Minuten lang abgedeckt in 600 ml Wasser simmern lassen. 2mal täglich eine halbe Tasse davon trinken.
Wenn man zur Schmerzlinderung den Unterleib über der Gebärmutter mit einem warmen Öl einreibt, kann dies zur Lösung der Krämpfe beitragen. Nehmen Sie dazu die Öle des **Johanniskrauts**, der **Kamille** und des **Lavendels**. Oder erhitzen Sie einen Eßlöffel **Mandel-** oder sonstiges Pflanzenöl und geben Sie 4–5 Tropfen des ätherischen Öls von Lavendel oder Kamille hinzu. Sie können auch eine Tasse Wasser erhitzen und 4 Tropfen von einem dieser Öle dazugeben; manchen Sie damit

eine heiße Kompresse für den unteren Bauchbereich oder den Rücken. Mit einem großen, weichen Baumwollbausch abdecken, um die Wärme so lange wie möglich zu konservieren, oder einfach mit einer Wärmflasche darüber ins Bett legen.

Löwenzahn ist eine weitere hervorragende Arznei aus unserer Nahrung. Er ist gut gegen PMS-Probleme, ein wichtiger Eisenlieferant und zudem eines der besten harntreibenden Mittel. Er sorgt für eine reichliche Zufuhr an Kalium, das dem Körper durch die meisten harntreibenden Mittel entzogen wird. Geben Sie die jungen, zarten Blätter in einen Salat – vielleicht in den köstlichen französischen auf S. 104 – oder dünsten Sie sie zusammen mit anderen grünen Blättern.

Das ätherische Öl der **Geranie** kann bei der Ausscheidung von überschüssigem Wasser förderlich sein. Geben Sie 2–3 Tropfen davon in ein morgendliches Bad. Ihre antidepressiven Eigenschaften sind das richtige Stimulans für Ihren Arbeitstag.

Nach alter naturheilkundlicher Philosophie bedeutet eine anormal starke Monatsblutung, daß Ihr Körper mit Giftstoffen überladen ist, seine normalen Ausscheidungskanäle überlastet sind und ein Teil des Überschusses zusammen mit dem normalen Menstruationsabfall ausgeschieden wird (siehe »Reinigung, Drainage«, S. 219). Reduzieren Sie Ihre Aufnahme an Rind- und Lammfleisch sowie Käse und Milchprodukten, falls Sie davon große Mengen zu sich nehmen, und essen Sie viel frisches Gemüse verschiedener Sorten. Wenn das Problem bestehenbleibt, sollten Sie Ihren Hausarzt aufsuchen.

Schafgarbentee lindert Menstruationskrämpfe. Er hat außerdem eine adstringierende Wirkung, die die Reduzierung übermäßiger Monatsblutungen unterstützt.

Gießen Sie 2 Tassen kochendes Wasser über einen Eßlöffel des getrockneten Krauts und lassen Sie das Ganze über Nacht in einer Thermoskanne einweichen. Durchseihen, sanft erhitzen und morgens auf nüchternen Magen sowie abends vor dem Schlafengehen jeweils eine Tasse trinken.

Das **Hirtentäschchen** ist ein weiteres nützliches Adstringens. Dr. Leclerc schrieb darüber: »Die Anwendung dieser Pflanze hat mir bewiesen, daß sie tatsächlich regulierend auf den Menstruationsfluß wirkt ..., besonders wirksam in den beiden extremen Abschnitten im Leben einer Frau, der Pubertät und der Menopause, wo es häufig zu übermäßigen Blutungen kommt ...« Lassen Sie 125 g der getrockneten Pflanze 2 Stunden lang in einem Liter Wasser einweichen; dann zum Kochen bringen, eine Minute simmern und weitere 15 Minuten ziehen lassen. In den letzten 10 Tagen vor der Periode täglich 3–4 Tassen davon trinken.

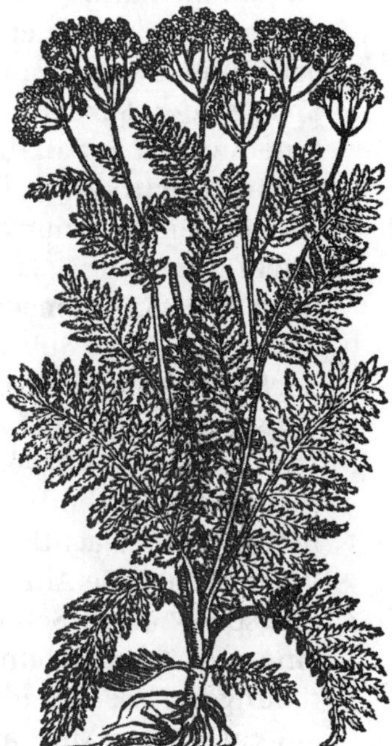

Bei den Frauen, die in den letzten Tagen vor ihrer Periode angespannt, nervös und emotional labil sind, hat man herausgefunden, daß sie meißt große Mengen an Milchprodukten und Industriezucker essen. Häufig haben sie auch einen Mangel an B-Vitaminen und Magnesium. Streß führt ebenso zur Erschöpfung der B-Komplex-Reserven im Körper. Sorgen Sie also dafür, daß in Ihrer Ernährung genügend Lieferanten von B-Vitaminen und Magnesium vorhanden sind. Vollkorn, vor allem **Hafer**, **Hirse** und **Weizenkeime**, frische Nüsse und Grüngemüse sind allesamt gute Quellen. Schränken Sie Ihren Alkohol- und Koffeingenuß ein (siehe »Das Nervensystem«, S. 266).

Streß, Vitamin-B-Mangel und eine hohe Aufnahme an gesättigten Fetten – wie auch an sogenannten Transfats (Transportfetten), die in den meisten Margarinen und industriell verarbeiteten, mehrfach ungesättigen Ölen vorkommen und somit in einer breiten Palette von Fertiggerichten – können zu einem Mangel an wichtigen Fettsäuren beitragen, welche für einen ausgeglichenen Spiegel der Sexualhormone mitverantwortlich sind. Eine Antwort auf all diese Probleme bietet die wunderschöne **Nachtkerze**, so genannt, weil ihre zitronengelben Blüten sich nur abends öffnen. Die Keimöle der Nachtkerze liefern Gamma-Linolsäure, die im Körper zu einer Substanz namens Prostaglandin PGE1 umgewandelt wird. Diese Substanz unterstützt allem Anschein nach das hormonelle Gleichgewicht. In einer Krankenhausstudie wurden 61 Prozent der Frauen, die Nachtkerzenöl gegen ein schweres PMS ausprobierten, völlig von ihren Symptomen befreit. Vielleicht kann Ihr Arzt Ihnen auch ein Nachtkerzenölpräparat verschreiben.

Wiederkehrende Anfälle von Übelkeit können die Anfangsphase einer Schwangerschaft für viele Frauen zu einer negativen Erfahrung werden lassen. Neuere Forschungen lassen allerdings darauf schließen, daß dies ein natürlicher Mechanismus zum Schutz des Babys in der Gebärmutter vor toxischen Substanzen sein kann, die in den Blutkreislauf der Mutter eindringen und die

plazentale Barriere überschreiten. Dies ergibt Sinn, weil das ungeborene Baby in den ersten Monaten seines Lebens noch keine Leberfunktion und keine eigenen Abwehrmechanismen besitzt.
Untersuchungen von Frauen, die an morgendlicher Übelkeit leiden, ergeben zudem häufig, daß deren eigene Leberfunktion gestört ist, möglicherweise aufgrund eines Mangels an B-Vitaminen. Dies unterstreicht wieder einmal die Bedeutung einer guten Ernährung, vor allem während dieser Monate.
Falls Sie regelmäßig an Übelkeitsanfällen leiden, sollten Sie zur Linderung dieses Zustands eine der unten aufgeführten einfachen Arzneien nehmen. Es ist jedoch ebenso wichtig, den Grund für die Übelkeit herauszufinden. Alkohol, Nikotin sowie das in Kaffee, Tee und Colagetränken enthaltene Koffein stehen dabei unter dringendem Verdacht. Verbannen Sie Lebensmittelzusätze so weit wie möglich aus Ihrer Ernährung, insbesondere Farbstoffe und künstliche Süßstoffe. Noch besser ist es, industriell verarbeitete Lebensmittel völlig zu vermeiden. Rufen Sie sich an den Vormittagen, an denen die Übelkeit sehr stark ist, in Erinnerung, was Sie am Vorabend oder im Laufe des vorhergehenden Tages gegessen haben. Ergänzen Sie Ihre Vitaminaufnahme, falls notwendig, durch Vitamin-B-Präparate.
Kamillen-, **Pfefferminz-** oder **Lindenblütentee** können hilfreich sein; mit ein wenig geraspelter **Ingwerwurzel** vermag man die Wirkung noch zu verbessern.
Fenchelsamen-Tee ist ein hervorragendes Mittel gegen Menstruations- und Schwangerschaftsprobleme. Gießen Sie 2 Tassen kochendes Wasser über einen Teelöffel der zerstoßenen Samen, abgedeckt 10 Minuten ziehen lassen.
Die makrobiotische Lehre (Lehre von der Vollwerter-

nährung) betrachtet morgendliche Übelkeit als Symptom für einen Säureüberschuß im Körper: Wenn Sie ein Verlangen nach sauren – aber alkalisierenden – Früchten wie Zitronen und Grapefruit oder nach sauren Nahrungsmitteln wie Sauerkraut haben, trifft dies höchstwahrscheinlich bei Ihnen zu. Verringern Sie Ihre Aufnahme an säurebildender Nahrung. Dazu gehören: weißes Mehl (Vollkorn ist weit weniger säurebildend) sowie weißer Zucker und zuckerhaltige Lebensmittel wie Kuchen, Kekse und Erfrischungsgetränke. Essen Sie eher Fisch als Fleisch sowie Obst und viel frisches Gemüse. **Umeboshi-Pflaumen** bekommt man in Naturkostläden, die makrobiotische Nahrung anbieten. Sie sind äußerst alkalisierend – und äußerst sauer! Man kann sie kauen oder in **Banchatee** simmern und den Tee schlürfen. Seetang ist ebenfalls in hohem Maße alkalisierend.

Essen Sie darüber hinaus viel frische **Sesamkörner**. Sie sind reich an wichtigen Nährstoffen für schwangere Frauen und an alkalisierenden Mineralsalzen. Geben Sie sie als Zutat in Ihr Frühstücksmüsli, das Sie über Nacht einweichen lassen. Nehmen Sie statt normalem Salz – das zu Flüssigkeitsretention führen kann – Gomasio, ein Salz-Sesam-Gemisch, das in Naturkostläden verkauft wird.

Das ätherische Öl der **Orangenblüte**, auch **Neroli** genannt, wirkt in den späteren Schwangerschaftsmonaten beruhigend und lindernd. Es hilft auch bei der Verhinderung von Schwangerschaftsstreifen. Geben Sie 4–5 Tropfen auf 10 ml **Mandel**- oder **Sonnenblumenöl** und massieren Sie diese Mischung sanft in die Haut über Ihrem Magen.

Schwangerschaftsstreifen entstehen durch erschlaffendes Bindegewebe. Essen Sie gutes Vollkorn, organisch

angebaute Früchte und organisch angebautes Gemüse mit Schale bzw. Haut (gründlich reinigen), um die wichtige Versorgung mit Nährstoffen wie Silizium zu gewährleisten. Diese erhalten Ihre Haut fest und geschmeidig. Vitamin C und das in **Sonnenblumen-** und **Sesamkernen** enthaltene Zink sind ebenso wichtig.
Falls Sie keine sportliche, durchtrainierte Frau sind – andernfalls sollten Sie ihn möglichst meiden —, ist **Himbeerblätter-Tee** das klassische Hilfsmittel für die Wehen sowie Tonikum und Stimulans für alle Fortpflanzungsapparate. Trinken Sie ihn während der letzten 6 Wochen, bevor Sie Ihr Baby erwarten, und die Geburt wird Ihnen sicherlich leichter fallen. Gießen Sie 550 ml kochendes Wasser über 30 g des getrockneten Krauts; abgedeckt 15 Minuten lang ziehen lassen und im Laufe des Tages trinken. Falls Sie möchten, können Sie das Ganze mit ein wenig Honig süßen.
Infektionen der Vagina kommen sehr häufig vor. Einer Studie zufolge leiten 72 Prozent der jungen, sexuell aktiven Frauen an irgendeiner Form von Vaginitis (Scheidenkatarrh). Und da der Harnweg bei Frauen anfälliger für Infektionen von außerhalb ist, bekommen Frauen weit häufiger eine Blasenentzündung als Männer.
Falls Sie einen stärkeren vaginalen Sekretfluß bemerken und falls der Ausfluß eine seltsame Farbe hat oder riecht oder falls Sie Schmerzen oder Unwohlsein verspüren, besteht die Möglichkeit, daß Sie an Vaginitis oder einer Entzündung der Scheide leiden. Jucken, Brennen oder eine Reizung beim Wasserlassen sind weitere Symptome.
Anmerkung: In Fällen, wo die Schmerzen oder das Unwohlsein ungewöhnlich stark sind, sollte der Hausarzt konsultiert werden, denn wenn die Ursache dafür eine Infektion ist, besteht die Gefahr, daß diese sich nach

oben ausbreitet und zu schlimmeren Beschwerden wie einer ernsten Niereninfektion, einer Beckenentzündung oder sogar zu Unfruchtbarkeit führt. Jede zugrundeliegende Ursache des Problems muß geklärt werden. Vaginitis kann durch eine sexuell übertragene Infektion entstehen, aber auch durch irgendeinen der verbreiteten Organismen ausgelöst werden, die in der Nähe des menschlichen Körpers lauern. Sie kann selbst dann auftreten, wenn die empfindlichen Häute Ihrer Vagina durch Chemikalien gereizt werden, die beispielsweise in diesem Teufelszeug, den sogenannten »Intimdeodorants«, enthalten sind.

Wenn Sie sich gerne stundenlang in heißen Schaumbädern aalen, immer engsitzende Jeans, Nylonstrumpfhosen über Nylonunterhosen oder sogar Kunststoffslips im Bett tragen, schaffen Sie die perfekten Bedingungen für das Gedeihen infektiöser Mikroorganismen (Übrigens: Schlüpfer überhaupt sind eine sehr moderne und nicht immer segensreiche Erfindung.)

Falls Ihr Arzt Ihre Vaginitis zu einem leichten Fall erklärt, können Sie selbst eine Menge tun, um das Problem zu lösen. Versuchen Sie, es ohne Antibiotika in den Griff zu bekommen: Sie könnten sonst das übermäßige Pilzwachstum verschlimmern, das in erster Linie die Ursache des Problems sein kann (siehe unten).

Hygiene ist von größter Wichtigkeit. Wählen Sie nur Baumwollunterhosen und tragen Sie niemals Unterhosen im Bett. Falls Sie Strumpfhosen tragen, sollten Sie solche nehmen, die einen Baumwollkeil haben. Während des Strandurlaubs sollten Sie nie lange in nasser Nylonbadekleidung herumsitzen. Ziehen Sie, wenn Sie aus dem Wasser kommen, einen anderen Badeanzug an, am besten einen aus Baumwolle. Bleiben Sie nicht zu lange in der Badewanne sitzen und machen Sie das Wasser nicht zu heiß. Geben Sie 5–6 Tropfen verdünntes, ätherisches **Lavendel-** oder **Rosmarinöl** in Ihr Bad. Wenn Sie ein Bidet besitzen, sollten Sie dieses täglich zum gründlichen Waschen benutzen; spritzen Sie ein paar Tropfen des wundervollen antiseptischen **Teebaumöls** in das Wasser. Wenn Sie Toilettenpapier benutzen, sollten Sie damit von vorne nach hinten wischen, damit Sie Ihre Scheide nicht zusätzlichen Keimen aussetzen, auf die sie wirklich verzichten kann.

Nehmen Sie zerstoßene Fenchelsamen und kochen Sie sie gut in Gerstenextrakt. Lassen Sie Ammen und stillende Frauen häufig davon trinken, im Winter warm, im Sommer kalt, und sorgen Sie dafür, daß sie nicht viel starkes Bier, Ale oder starken Wein trinken, weil diese Getränke ein Austrocknen der Milch zur Folge haben. Dies gilt genauso für alle Gewürze und zuviel Salz oder salziges Fleisch.

»The Queen's Closet Opened« (W. M., 1659)

Eine der häufigsten Formen von Vaginitis ist Soor oder »Schwämmchen«. Diese Krankheit wird durch einen Hefepilz namens Candida albicans verursacht, der ein häufig anzutreffender Bewohner des Darmtraktes ist. Wenn er sich jedoch so stark vermehrt, daß er außer Kontrolle gerät, kann er eine Vielzahl von Problemen verursachen. Ein qualifizierter Naturheilkundler kann Ihnen sagen, was man dagegen tut.

Bei der Bekämpfung einer Vaginitis sollten Sie, ganz gleich welche Ursache sie hat, eine besonders gute Diät befolgen, um Ihre Widerstandskraft zu stärken. Zucker fördert den Befall durch Candida, auch in Form von Fruchtsäften; Alkohol tut das gleiche: Verzichten Sie also mindestens ein paar Tage lang auf diese Dinge, falls

Vermeiden Sie Zucker und Alkohol, wenn Sie anfällig für Pilzinfektionen sind

Sie ein Problem damit haben. Essen Sie viel **Knoblauch**. Er hilft gegen die meisten Bakterien-, Viren- und Pilzinfektionen. Sie können, um eine starke lokale antiseptische Wirkung zu erreichen, eine in etwas Mull eingewickelte, geschälte Knoblauchzehe in Ihre Scheide legen.

Falls Sie schwanger sind, sollten Sie keine Spülung benutzen, wenn Sie jedoch sicher sind, daß dies nicht der Fall ist, sollten Sie eine der folgenden ausprobieren:

Spülen Sie Ihre Scheide 1- oder 2mal wöchentlich mit 700 ml gekochtem, abgekühltem Wasser, in das sie 2 Tropfen **Lavendel-**, **Myrrhe-** oder **Teebaumöl** geben. Patricia Davis empfiehlt, das Öl vorher mit einem Teelöffel Wodka zu verdünnen. Sie können die gleiche Lösung zum Einweichen eines Tampons benutzen; nehmen Sie die Sorte, die zum problemlosen Einführen mit einer Papphülle versehen sind, da er sich sonst zu schnell ausdehnen würde. Lassen Sie den Tampon 1- oder 2mal pro Woche 4–5 Stunden lang im Körper.

Anmerkung: Manche Menschen reagieren sehr empfindlich auf Teebaumöl. Sie sollten zunächst einen Tropfen des puren Teebaumöls auf Ihre Haut auftragen und es nur dann weiter benutzen, falls es keine Reizungen verursacht.

Essen Sie ferner viel Joghurt aus lebenden Kulturen und nehmen Sie Azidophil-Kapseln: Dies trägt zur Wiederherstellung der normalen Population von Mikroorganismen in Ihrer Scheide bei und hilft Ihnen somit, die Infektion zu überwinden und einer neuen zu widerstehen.

Nehmen Sie **Kamille-** oder **Thymiantee** für eine Spülung oder zum Einweichen eines Tampons. Jedes dieser Kräuter kann auch – als starker Aufguß – in einem seich-

ten Bad verwendet werden, in das man sich 10 Minuten lang setzt.
Shirley Price rät dazu, 6 Tropfen **Teebaumöl** und 2 Tropfen Myrrheöl in ein warmes Bad zu träufeln. Knien Sie sich hinein und schaufeln Sie das Wasser mehrmals in Richtung Scheide, bevor Sie sich hineinsetzen.
Sie wissen, wann Sie an einer Blasenentzündung leiden: Der brennende Schmerz beim Urinieren, der häufige Harndrang, obwohl nichts kommt - vor allem nachts - und der meist übelriechende, dunkle Urin sind allesamt untrügliche Zeichen.
Blasenentzündung oder Zystitis ist bei Frauen immer häufiger anzutreffen. Wenn man sie mit Antibiotika erfolgreich behandeln könnte, würden wir nicht so viel über Selbsthilfe für die daran Leidenden hören. Leider macht der wiederholte Gebrauch von Antibiotika - wie auch bei Scheideninfektionen - die Sache meist schlimmer statt besser, und die Patientin gerät in einen aussichtslosen Kreislauf von Infektion, Behandlung mit Antibiotika und wiederkehrender Infektion.
Naturheilmediziner raten meist zu Urin-Antiseptika. Davon gibt es verschiedene. Falls Sie das Glück haben, einen Fachmann zu kennen, sollten Sie ihn unverzüglich aufsuchen. Je früher die Behandlung beginnt, desto wirksamer ist sie in der Regel.
Es gibt jedoch eine Rehe von Arzneien, die Sie bedenkenlos zu Hause ausprobieren können.
Alle Bemerkungen über die bei einer Vaginitis einzuhaltende Hygiene (vgl. oben, S. 318) gelten auch bei einer Zystitis. Das gleiche gilt für die Ernährungstips.
Es gibt ein Nahrungsmittel, das geradezu spezifisch für eine Blasenentzündung konzipiert ist: **Preiselbeersaft**. Eine in der Preiselbeere enthaltene Substanz scheint zu verhindern, daß sich Bakterien an den Wänden des

Harntrakts festsetzen, wo sie sich normalerweise niederlassen und von dort aus verbreiten. Wenn sie Preiselbeersaft ausgesetzt sind, verlieren sie den Halt und werden fortgespült. Der gleiche Faktor könnte auch in **Blau-** bzw. **Heidelbeeren** vorhanden sein. Falls Sie einen Entsafter besitzen, können Sie Ihren eigenen Preiselbeersaft machen; trinken Sie 2mal täglich ein kleines Glas davon. Der in Supermärkten angebotene Preiselbeersaft hat leider einen hohen Zuckergehalt – äußerst unerwünscht bei Harninfektionen. Sie können jedoch auf Märkten manchmal frische Preiselbeeren kaufen. Wenn Sie keinen Entsafter haben, verarbeiten Sie die Beeren mit ein wenig Wasser in einer Küchenmaschine zu Brei, 2mal täglich einen Eßlöffel einnehmen. In einem klinischen Versuch verabreichte man 60 Patienten mit akuten Harnweginfektionen täglich 500 ml davon, was etwa 3 Gläsern entspricht. Bei mehr als der Hälfte von ihnen besserte sich der Zustand erheblich, und nach 6 Wochen waren 17 Patienten völlig kuriert. Nehmen Sie zusätzlich noch einige der hier empfohlenen Hausmittel und Sie können zu den Glücklichen gehören, die sich kurieren können.

Essen Sie reichlich **Rüben**, **Sellerie**, **Fenchel** und **Zwiebeln**. Zwiebeln sind ein großartiges Harntreibmittel, das die Harnbildung in Bewegung hält. Falls Sie keine rohen Zwiebeln mögen, können Sie auch Zwiebelsuppe essen. Oder Sie schneiden 3–4 Zwiebeln in einen Liter heißes Wasser, lassen dies über Nacht stehen und trinken es im Laufe des Tages.

Kirschstiel-Tee ist ein altes französisches Hausmittel gegen Blasenentzündung, das man während der Kirschsaison einmal ausprobieren sollte. Waschen Sie die Stiele besonders gründlich, wiegen Sie etwa 40 g davon ab und lassen Sie sie 12 Stunden in kaltem Wasser liegen. Dann in einen Topf geben, zum Kochen bringen und ein paar Minuten simmern lassen. 20 Minuten ziehen lassen und dann durchseihen. Täglich 4–5 kleine Tassen trinken. Sie können auch den heißen Tee über 225 g ganze Kirschen gießen (ebenfalls gründlich gewaschen) oder über in Ringe geschnittene Äpfel; ebenfalls 20 Minuten ziehen lassen, durchseihen, die Früchte essen und den Tee trinken.

Gerstenextrakt ist ein jahrhundertealtes Heilmittel gegen Reizungen und Entzündungen der Schleimhäute, unabhängig davon, in welchem Teil des Körpers sie auftreten. Menschen, die an einer Blasenentzündung leiden, sollten reichlich davon trinken (vgl. S. 323; dort steht, wie man es macht). Ungesüßt trinken.

Die britische Naturheilkundlerin Nalda Gosling empfiehlt in ihrem ausgezeichneten Buch »Successful Herbal Remedies« (»Erfolgreiche Kräuterarzneien«) die Anwendung der **Bärentraube** – eines der besten Harnantiseptika – in einer Kombination, die auf dem Wege der Urinausscheidung eine antiseptische Wirkung auf das Harnsystem hat. Ihr Rezept besteht zu gleichen Teilen aus Bärentraube, **Schachtelhalm** – ein bekanntes, mineralienreiches Harntreibmittel – und **Eibisch**, berühmt für seine lindernden Eigenschaften. Gut vermischen und einen Eßlöffel davon auf eine große Tasse voll kochendes Wasser geben; abgedeckt 5 Minuten simmern und dann abkühlen lassen. 2- bis 3mal täglich trinken.

Bei Hormonproblemen sollte die Behandlung mit Kräutern durch einen Spezialisten erfolgen

Keines dieser Mittel gegen Blasenentzündung wirkt bei jedem Menschen. Sie sollten anfänglich mit Vorsicht angewandt werden.

Die Wechseljahre müssen nicht mit Qualen verbunden sein. Viele Frauen bemerken sie scheinbar kaum. Die anderen, weniger glücklichen, können monate-, manchmal jahrelang an Unwohlsein, Depressionen und Ängsten leiden – an fliegender Hitze und nächtlichen Schweißausbrüchen sowie Herzklopfen oder Schlaflosigkeit. Sie benötigen professionelle Hilfe.

Ein Naturheilkundler kann eine Reihe von Kräutern verordnen, die bei der Beseitigung der Probleme helfen, welche durch sprunghafte Östrogen- und Progesteronanstiege bzw. einen Mangel an diesen Hormonen ausgelöst werden. Die wirksamsten dieser Kräuter sind gleichzeitig diejenigen, die am notwendigsten einer sorgfältigen und genauen, auf den individuellen Fall abgestimmten Verordnung durch einen Spezialisten bedürfen.

Alle Bemerkungen zur Ernährung, die in Zusammenhang mit Menstruationsproblemen gemacht wurden, gelten genauso für die Wechseljahre. Der Verzicht auf Koffein kann besonders hilfreich sein. Statt dessen sollten Sie einen der im folgenden aufgeführten Tees trinken.

Charmanterweise werden die **Weißdornblüte** – fast ein Synonym für den Frühling – und die hochzeitlichen **Orangenblüten** und **Passionsblumen** von Naturheilkundlern bei der Behandlung von Frauen mit Wechseljahrproblemen besonders geschätzt.

Die Weißdornblüte kräftigt Ihr Herz. Sie hilft gegen Herzklopfen, Reizbarkeit und fliegende Hitze und sorgt für einen festen Schlaf. Auf dem Land können Sie im Mai Ihre eigenen Weißdornblüten ernten – aber bitte stets abseits des Sprühradius der Landwirte. Schütten Sie die Zweige einfach in eine Papiertüte oder kaufen Sie gebrauchsfertige Teebeutel. Wenn Sie die frischen Blütenblätter nehmen, sollten Sie einen guten Kaffeelöffel davon auf eine Tasse kochendes Wasser geben und das

Ganze 10 Minuten ziehen lassen. Eine gelegentliche Tasse Weißdorntee wird Ihnen jedoch nicht viel helfen. Sie müssen ihn regelmäßig ein paar Wochen lang trinken, bevor Sie seine gute Wirkung richtig spüren. Glücklicherweise kann man diesen Tee bedenkenlos ein ganzes Leben lang trinken, ohne daß es zu negativen Auswirkungen kommt.

Die Passionsblume hilft bei der Beruhigung des Nervenflatterns während der Menopause. Trinken Sie morgens, zur Teezeit und vor dem Schlafengehen jeweils eine Tasse. Geben Sie etwa 40 g auf einen Liter Wasser. Sanft erhitzen, eine Minute kochen und 10 Minuten ziehen lassen.

Orangenblüten liefern ein weiteres Beruhigungsmittel – gut bei Herzklopfen, Krämpfen und allgemeiner Nervosität. Nehmen Sie ein paar Teelöffel auf eine Tasse kochendes Wasser und lassen Sie das Ganze 10 Minuten ziehen. Trinken Sie davon täglich 2–3 Tassen.

Die **Lindenblüte** ist noch ein anderes Heilkraut in Blütenform. Sie ist ein großartiges beruhigendes, sedierendes und krampflösendes Mittel. Da sie auch für ihre kühlende Wirkung bekannt ist, hilft sie Frauen, die an fliegender Hitze leiden. Nehmen Sie nach den Mahlzeiten eine gute Prise davon auf eine Tasse kochendes Wasser. Sie können auch Lindenblüten und Orangenblüten mischen.

Alle **Minzgewächse** sind berühmt für ihre kühlende Wirkung. Wenn Sie an fliegender Hitze leiden, sollten Sie sie reichlich in Salate geben. Trinken Sie **Pfefferminztee** und verwenden Sie ein paar Tropfen des ätherischen Öls der Pfefferminze als Badezusatz – das Bad sollte jedoch weder zu heiß sein noch zu lange dauern. Die Aromatherapeutin Shirley Price rät bei fliegender Hitze, ein paar Tropfen Pfefferminzöl auf ein Taschentuch zu

träufeln und tief zu inhalieren. Tragen Sie stets ein Fläschchen davon bei sich, damit Sie es bei einem Anfall zur Hand haben.
Die leuchtend-orangen Blütenblätter der **Ringelblume** tun Frauen während der Wechseljahre gut. Geben Sie sie als Zutat in Suppen und garnieren Sie einen Salat damit.
Machen Sie auch freizügigen Gebrauch von **Zitronenmelisse**, vor allem wenn Sie an fliegender Hitze leiden. Sie werden ihre kühlenden Eigenschaften als wohltuend empfinden. Geben Sie die frischen Blätter mit ihrem zitronigen Geschmack in Suppen, Salate, grüne Soßen, Omelettes und Obstsalate.
Wenn Sie von nächtlichen Schweißausbrüchen geplagt werden, sollten Sie jeden Tag zwei Tassen **Salbeitee** trinken. Geben Sie 3 Teelöffel der Blätter in einen Topf und gießen Sie 2 Tassen kochendes Wasser darüber; abdecken und 5 Minuten simmern lassen. Machen Sie dies am Morgen, füllen Sie alles in eine Thermosflasche und schlürfen Sie es im Laufe des Tages. Salbei ist außerdem ein stärkendes Tonikum. Sie können ihn auch als Wein trinken; geben Sie 75 g der frischen Blätter auf eine Flasche guten Rotwein und lassen Sie das Ganze 10–14 Tage einweichen. Dies ist starker Stoff: kippen Sie ihn nicht wie irgendein Getränk hinunter, sondern nehmen Sie nach dem Essen ein winzigkleines Likörglas voll.
Brennesseln, **Löwenzahn** und **Wegerich** können in gekochtes grünes Gemüse oder Salate gegeben und in reichlichem Maße gegessen werden.
Die ätherischen Öle von **Rosmarin** und **Lavendel** können als Zusätze für stimulierende oder lindernde Bäder verwandt werden.

Kräuterheilmittel für Kinder

Als unsere Töchter sich im Kleinkindalter befanden, war ich darüber entsetzt, wie häufig ihre kleinen Freunde mit Antibiotika behandelt wurden - oft bei so relativ harmlosen Problemen wie Bauchschmerzen, Husten und Verstopfung, also Beschwerden, für deren Behandlung mir solche Medikamente ungeeignet erschienen. Meiner Erfahrung nach können die meisten normalen medizinischen Probleme, die im Kindesalter auftauchen - Schnupfen, Schlaflosigkeit, Magenverstimmung, leichtes Fieber und aufgeschürfte Knie - alle sicher und wirksam mit sanften Kräuterheilmitteln und ein wenig gesundem Menschenverstand zu Hause behandelt werden.
Bei komplizierten Problemen wie Asthma oder Ekzemen benötigt man die Hilfe eines Spezialisten. Machen Sie in Ihrer Nähe einen erfahrenen Naturheilkundler ausfindig, der im Laufe der Jahre mit Ihren Kindern und deren Konstitution sehr vertraut werden wird. Sie sollten natürlich darüber hinaus auch einen Allgemeinmediziner konsultieren.
Kinder reagieren schon auf sehr kleine Dosen, und es gibt eine ganze Reihe von Kräutern - extrem sanft und extrem sicher - die sich ganz besonders für Kinder, Kleinkinder und Babys eignen: **Katzenminze**, **Zitronenmelisse**, **Kamille**, **Pfefferminze**, **Thymian**, **Lavendel**, **Ringelblume**. Selbst wenn Sie nur ein kleines Fleckchen Garten, einen Balkon, einen Innenhof oder eine Terrasse haben, lohnt es sich schon, diese Kräuter selbst anzupflanzen.
Wenn Ihr erstes Baby noch eine winzige Kreatur ist, die die meiste Zeit schläft, erfordert es ein gewisses Maß an Mut, ein Kräuterheilmittel anzuwenden, statt den Arzt

oder den Apotheker aufzusuchen. Daher ist es sehr beruhigend zu wissen, daß die meisten dieser Arzneien nicht zum Schlucken bestimmt sind. Eine warme Kompresse zur Entspannung der Krämpfe einer Bauchkolik, ein heißes Fußbad, ein einzelner Tropfen eines mit Milch verdünnten ätherischen Öls, das vor dem Schlafengehen in ein Bad gegeben wird, oder eine lindernde Massage mit einer geringen Menge eines speziellen Öls sind häufig ebenso wirksam. Andere medizinische Probleme verlangen nach echter Küchenmedizin, wie etwa ein Möhrenpüree gegen leichten Durchfall oder Gerstenextrakt gegen Fieber.

Ihr Vertrauen wird wachsen, wenn Sie feststellen, daß Ihre Kinder auf diese äußerst sanften Heilmittel ansprechen. Führen Sie Buch über die von Ihnen angewandten Arzneien und wie Ihre Kinder darauf ansprechen. Man vergißt im Laufe arbeitsreicher Monate leicht, womit man eine Magenverstimmung beim letzten Mal kuriert hat. Auch für Ihre Kinder könnten diese Aufzeichnungen eines Tages von Nutzen sein. Ich hoffe, daß meine Generation einen ausgezeichneten, uralten Brauch wieder einführt, nämlich daß die Mütter ihre in jahrelanger Praxis gesammelten Erfahrungen mit Kräutern an ihre Töchter weitergeben.

Anmerkung: Kinder, Kleinkinder und Babys benötigen nicht die gleichen Mengen eines Kräuterheilmittels wie ein Erwachsener und sollten sie auch nicht bekommen. Grob gesagt, wenn die Dosis für einen Erwachsenen mit einer Tasse angegeben ist, benötigt ein zehnjähriges Kind nur eine kleine Kaffeetasse voll, ein Kleinkind 1 oder 2 Eßlöffel und ein Baby ein paar Schlückchen. Sie können sich für die Behandlung Ihres Babys mit Kräuterheilmitteln auch eine eigens da-

Achtung: Ätherische Öle bei Babys und Kindern niemals unverdünnt anwenden!

für angebotene Tropferflasche besorgen (sie wird in Apotheken verkauft). Füllen Sie den entsprechenden Aufguß hinein und verabreichen Sie von Zeit zu Zeit einen Spritzer in den Mund.
Ätherische Öle können eine wunderbar wirksame Behandlung für eine ganze Reihe von Kinderbeschwerden sein, aber sie sind harter Stoff. Verwenden Sie sie niemals unverdünnt in einem Bad für ein Baby oder ein Kleinkind, da diese sie durch Fingerlutschen versehentlich in sich aufnehmen könnten – eine gefährliche Sache für einen Babybauch. Nehmen Sie nie mehr als einen Tropfen – gewöhnlich Lavendel oder Kamille –, und vermischen Sie das Öl mit ein paar Eßlöffeln Milch, bevor Sie sie ins Bad geben.

Asthma

Asthma kommt wie Ekzeme oder Heuschnupfen meist in Familien vor, in denen es schon früher häufig solche Allergieprobleme gegeben hat. Asthmatische Kinder sind oft auch sehr aufgeregte, nervöse Kinder. Sie gehören in die Hände eines Facharztes und benötigen darüber hinaus die Hilfe eines kompetenten Naturheilkundlers. Sie können aber auch selbst eine Menge tun, um den Körper Ihrer Kinder zu stärken, die Beschwerden zu lindern und die Angst vor einem Anfall zu verringern.
Im Haus sollte nicht geraucht werden. Ein asthmatisches Kind sollte in einem Raum mit viel frischer Luft schlafen und möglichst mit Baumwolldecken und -laken zugedeckt werden statt mit einem Federbett. Viel Bewegung sorgt für die Entwicklung kräftiger Lungen – Schwimmen ist besonders gut.
Überempfindlichkeiten gegen Hausstaub, Milben oder

chemische Umweltgifte sind oft charakteristisch. Völlig beseitigen kann man sie nie, aber Sie sollten Ihr Bestes dagegen tun. Kräuter können dabei eine Hilfe sein – siehe zum Thema: »Kräuter rund ums Haus«, S. 16.

Überempfindlichkeiten gegen bestimmte gebräuchliche Lebensmittel sind oft ebenfalls ein wichtiger Faktor: Milch scheint ein weitverbreitetes Problem zu sein, vor allem, da ihre schleimbildenden Eigenschaften Verstopfungen in den Lungen verschlimmern. Wenn Sie Milch aus der Ernährung Ihres Kindes verbannen, sollten Sie jedoch daran denken, daß Sie es aus anderen Quellen mit Proteinen und Kalzium versorgen müssen. In der täglichen Nahrung Ihres Kindes sollten in reichlichem Maße **Zwiebeln**, **Lauch**, **Brunnenkresse**, grünes Gemüse einschließlich **Kohl** sowie viel frisches Obst enthalten sein. Geben Sie Ihrem Kind möglichst wenige dieser kleinen Tröster aus Zucker wie Kuchen und Kekse. Ersetzen Sie weißes Mehl und weißen Reis möglichst durch **Vollkornmehl**, braunen **Reis** und andere Getreide, die das Nervensystem stärken, besonders durch **Hafer**.

Asthmaanfälle ereignen sich oft in der Nacht, was für Kinder auf Dauer besonders anstrengend ist. Bereiten Sie ihnen daher vor dem Schlafengehen ein beruhigendes und therapeutisches Bad. Geben Sie einen richtig starken **Thymianaufguß** hinein – dies hat eine beruhigende, krampflösende Wirkung – oder **Lindenblüten** zur Beruhigung der Nerven. Sie können es auch mit einem Tropfen **Lavendelöl** versuchen, das krampflösend wirkt und – wie auch Thymian – bei einem Infektionsrisiko hilft.

Allergien

Falls Ihr Kind als Baby mit Ekzemen zu tun hat, häufig

Koliken oder einen Blähbauch bekommt, große dunkle Ränder unter den Augen oder eine ständig verstopfte Nase hat, besteht der Verdacht auf eine Allergie. Es gibt viele nützliche Bücher für Eltern von Kindern mit Allergieproblemen. Sie finden diese in der Bibliographie (siehe S. 382). Das Wichtigste, an das Sie dabei denken sollten, ist die Tatsache, daß Sie mit Ihrem Kind an der Entwicklung seiner Widerstandskraft und seiner allgemeinen Gesundheit arbeiten können. Irgendwann werden sich wahrscheinlich die Allergien auswachsen, und was heute ein riesiges, hoffnungslos kompliziertes Problem zu sein scheint, wird dann nicht mehr lebensbestimmend sein. Ein guter Naturheilkundler kann dabei helfen, indem er Kräuter zur Verbesserung der Widerstandsfähigkeit und zur Beseitigung von Verdauungsbeschwerden verordnet.

Bettnässen

Dies kann der Hilferuf eines einsamen oder zurückhaltenden Kindes sein, oder es mag eine leichte Reizung der Blase oder ein wenig von beidem vorliegen. Gehen Sie sehr locker damit um. Versuchen Sie, es anderen Familienmitgliedern gegenüber möglichst nicht zu erwähnen, und lassen Sie dem Kind viel beruhigenden Körperkontakt zuteil werden. Verhindern Sie den Genuß zuckerhaltiger Nahrungsmittel und sorgen Sie dafür, daß das Kind am Abend nicht mehr soviel trinkt. Geben Sie Ihrem Kind keine Cola: ihr Koffeingehalt kann die Blase reizen und das Nervensystem belasten.

Viel Bewegung zur Verbesserung des Blutkreislaufs ist wichtig. Und sorgen Sie dafür, daß Ihr Kind nicht durchgefroren ist oder nasse, kalte Füße hat. Ein beruhigendes Bad mit einem Tropfen **Lavendelöl** oder ein starker **Lin-**

denblütenaufguß werden helfen. Dies gilt auch für die schlückchenweise Einnahme von **Johanniskraut-** oder **Maisfasertee** während des Tages. Machen Sie einen normalen Aufguß und geben Sie kleinen Kindern vor dem Schlafengehen einen Eßlöffel davon. Johanniskraut-Tee wirkt beruhigend und stärkend auf das Nervensystem. Maisfasern sind ein Tonikum für Nieren und Blase. **Zitronenmelisse** ist ein weiteres großartiges Beruhigungsmittel mit einem angenehmen Geschmack.
Falls nichts davon hilft und das Problem bestehen bleibt, sollten Sie Ihren Hausarzt aufsuchen.

Prellungen

Ein schwerer Sturz kann eine schmerzhafte und sich stark verfärbende Prellung verursachen. Leichte Prellungen bestreicht man mit verdünnter **Arnika-Tinktur**, ein Wunder wirkendes Mittel, das man in Apotheken findet, die auf homöopathische Arzneimittel spezialisiert sind. Geben Sie 2 Teelöffel davon auf eine Tasse kaltes Wasser. Sie können statt dessen auch destillierten **Hamamelis** nehmen. Falls der betroffene Bereich stark schmerzt, appliziert man eines der oben genannten Mittel in Form einer Kompresse und hält diese durch fortgesetztes Tränken mit Arnika oder Hamamelis feucht. **Beinwurzöl** ist ebenfalls ein hochwirksames Mittel zur Behandlung von Prellungen.

Erkältungen, Husten und Halsentzündungen

Kleine Kinder bekommen oft eine Erkältung nach der anderen. Solange Sie sie sofort behandeln und sich nicht zu einer bösen Brustinfektion entwickeln lassen, sind sie eigentlich ein nützliches Training für das sich

entwickelnde Immunsystem. Die meisten Kinder genießen es auch, einen Tag schulfrei zu haben und etwas bemuttert zu werden. Ich selbst nahm immer gerne die Gelegenheit wahr, um sie ein bißchen zu verwöhnen.
Handeln Sie beim ersten Schniefen oder Frösteln. Geben Sie dem Kind eine Tasse heißen, mit Honig gesüßten **schwarzen Holundertee** und **Pfefferminztee**, halten Sie es warm, und schicken Sie es mit einer weiteren kleinen Tasse Tee früh ins Bett. Das Bad vor dem Schlafengehen sollte nicht zu lang sein und ein paar Tropfen **Lavendelöl** oder einen starken **Thymian**- oder **Rosmarinaufguß** enthalten. Mit etwas Glück ist dies schon das Ende der Erkältung. Kinder lieben meist auch **Leintee**.

Füllen Sie einen Pflanzenbefeuchter mit warmem Wasser, geben Sie 2 Tropfen **Lavendel** und **Eukalyptus** hinein und versprühen Sie das Ganze im Raum, bevor Ihr Kind zu Bett geht. Falls Sie einen aromatherapeutischen Ölbrenner oder eine Aromalampe haben, können Sie statt dessen auch diesen im Schlafzimmer stehenlassen, bis das Kind schläft.
Ein kratzender oder heiserer Hals bedeutet, daß das Virus sich festgesetzt hat und sich zu einer Brustinfektion entwickeln kann. Geben Sie dem Patienten schulfrei und halten Sie ihn im Bett oder lassen Sie ihn in einem warmen Raum spielen. Die Mahlzeiten sollten so leicht wie möglich sein, mit viel frischem Obst und Grüngemüse. Lassen Sie Milch und Käse vorerst weg. Servieren Sie rohe **Möhrensalate** oder ein sehr leicht gekochtes Möhrenpüree. **Äpfel** sind besonders gut; man füllt sie mit Rosinen, Honig, mit Gewürznelken sowie mit Mandeln: backen, bis sie weich sind und vor dem Servieren mit **Zimt** bestreuen. Verabreichen Sie statt Fruchtsäften heißen Tee aus **schwarzen Johannisbeeren**; bereiten Sie

ihn zu, indem Sie heißes Wasser auf einen großen Schlag schwarze Johannisbeermarmelade geben. Heiße **Zitrone** und Honig sind eine weitere Möglichkeit, den Heilungsprozeß zu beschleunigen.

Bringen Sie Ihr Kind dazu, mit **Salbeitee** oder **Propolis** (Wabenbaustoff der Bienen) zu gurgeln (siehe »Der Atmungsapparat«, S. 281). Sie werden es jedoch dabei beaufsichtigen müssen.

Ein Fußbad mit **schwarzem Senf** vor dem Schlafengehen ist oft höchst wirksam (siehe S. 285 f.). Die medizinischen Kräfte von Kräutern werden durch die Haut der Füße extrem schnell absorbiert. Ein altmodisches Rezept für Babys mit Keuchhusten – die Fußsohlen mit Knoblauch einreiben – war daher eine ziemlich vernünftige Sache. Bereiten Sie Fußbäder mit einem starken Aufguß aus **Rosmarin**, **Thymian** oder **Salbei** – allesamt stark antiseptisch wirkende Kräuter.

Wenn das Kratzen sich zu einem Husten entwickelt, sollten Sie teelöffelweise **Knoblauch**- oder **Rübensirup** verabreichen. Er wird folgendermaßen gemacht: Nehmen Sie 3–4 dicke Knoblauchzehen, schälen Sie sie und geben Sie sie in eine kleine Tasse; ein paar Eßlöffel Honig hinzufügen, abdecken und ein paar Stunden stehenlassen. Oder nehmen Sie eine gute, frische Rübe, schneiden Sie ein ziemlich großes Loch hinein und füllen Sie es mit Honig oder braunem Zucker. Nach etwa 2 Stunden wird das Ganze zu einem köstlichen dicken Sirup.

Geben Sie nachts einen Tropfen Eukalyptus- oder Lavendelöl auf das Kopfkissen des Kindes.

Machen Sie ein Massageöl aus einem Eßlöffel eines beliebigen Mandelöls und je einem Tropfen Lavendel und Eukalyptus und reiben Sie die Brust des Kindes und den Bereich zwischen den Schulterblättern sanft damit ein.

Koliken bei Babys

Für die frischgebackene Mutter kann es ganz schön angsteinflößend sein, wenn ihr Baby eine schwere Kolik bekommt: die winzigen Fäuste geballt, der angespannte Bauch, das gequälte Schreien. Es gibt jedoch eine Menge wirksamer Kräuterheilmittel. Wenn es nur selten passiert, brauchen Sie sich keine Sorgen zu machen. Falls die Kolik regelmäßig auftritt, sollten Sie versuchen, die Ursache zu ergründen. Wenn Sie dem Kind die Brust geben, könnte es etwas sein, das Sie selbst gegessen oder getrunken haben. Alkohol, stark gewürzte Speisen, Knoblauch, etwas Kohl aus der Brassica-Familie – Blumenkohl, Kohl, Broccoli –, zu viel Kaffee oder Tee, zu viel rohe Früchte? Oder – falls es in Ihrer Familie eine Tendenz zu Allergien gibt, worauf man durch das Auftreten von Heuschnupfen, Ekzemen und Asthma schließen kann – könnte das Baby auf häufige Allergene wie Weizen, Apfelsinen und Kuhmilch in Ihrer Nahrung reagieren? Versuchen Sie es in diesem Fall mit einer Ernährungsumstellung. Wenn Sie mehr zu diesem Thema wissen wollen, schlagen Sie im Literaturverzeichnis, S. 382, nach.

Überprüfen Sie Ihre Ernährung, wenn Ihr Baby nach dem Stillen häufig unter Koliken leidet

In der Zwischenzeit verrate ich Ihnen, wie man die Kolik behandelt. Versuchen Sie es mit einem Aufguß **Kamillen-**, **Dill-**, **Katzenminze-** oder **Zitronenmelissentee**, einen halben Teelöffel der Kräuter auf ein Glas kochendes Wasser und abgedeckt 5 Minuten ziehen lassen. Durchseihen, abkühlen lassen und schlückchenweise mit einem Teelöffel oder aus der Flasche verabreichen.
Oder einen halben Teelöffel **Angelikawurzelkörner**, **Fenchelkörner**, **Kümmelkörner** oder **Anissamen** mit einer kleinen Tasse kochendem Wasser 5 Minuten sim-

mern, dann abgedeckt weitere 5 Minuten ziehen lassen; abkühlen, durchseihen und in ganz kleinen Dosen verabreichen.
Sie können es auch damit probieren, ein wenig aufgegossenes **Kamilleöl** ganz sanft in den Bauch des Babys zu reiben. Oder lassen Sie ein Stück Mull mit Tee vollsaugen und, solange er noch warm ist, applizieren Sie das Ganze als Kompresse auf dem Bauch des Babys. Dekken Sie es warm zu und entfernen Sie die Kompresse, bevor sie kalt wird.
Eine weitere Möglichkeit besteht darin, einen starken Aufguß mit **Lindenblüten**, Kamille, Zitronenmelisse oder **Hopfen** in das Bad des Babys zu geben.

Verstopfung

Sie kann bei einem schon entwöhnten Baby durch eine Nahrungsmittelunverträglichkeit verursacht werden. Versuchen Sie ein paar Tage lang auf Milch und Weizen zu verzichten und geben Sie statt dessen Ziegenmilch sowie gekochten braunen **Reis**, **Hafermehl/-schrot** oder **Hirse**. Das Problem könnte nämlich in einer Ernährung mit zu vielen faden, industriell verarbeiteten und behandelten Lebensmitteln liegen. Viele der Baby-Gläschen enthalten in hohem Maße modifizierte Stärke, die für einen winzigen Verdauungsapparat schwer zu bewältigen sein kann. Geben Sie dem KInd viel püriertes, leicht gekochtes frisches Obst und Gemüse, vor allem **Möhren** und **Äpfel**. Falls das Problem bestehenbleibt, sollten Sie die Hilfe eines Fachmanns in Anspruch nehmen.
Anmerkung: Kleine Babys und Kleinkinder sollten keine Abführmittel verwenden.

Rekonvaleszenz

Die Bekämpfung einer Virusinfektion bedeutet harte Arbeit für das Immunsystem eines kleinen Menschen, daher brauchen die Kleinen viel Ruhe, um sich davon zu erholen. Das heißt nicht, daß sie verwöhnt und in Dekken gepackt werden sollen. Damit ist vielmehr gemeint, daß man dafür sorgt, daß sie die ersten 1 oder 2 Tage ruhig angehen, nachdem sie die schlimmste Phase einer fiebrigen Erkältung überwunden haben. Halten Sie sie ruhig und lassen Sie dösen oder schlafen, solange sie wollen.

Geben Sie ihnen viel frisches Obst, leicht verdauliche Nahrung wie **Möhren-** oder **Spinatpürees**, mageres Hühnerfleisch oder Gemüse und Gerstensuppe sowie Schleimsuppen mit **Pfeilwurz** oder **Ulma**, wenn sie blaß und abgespannt aussehen.

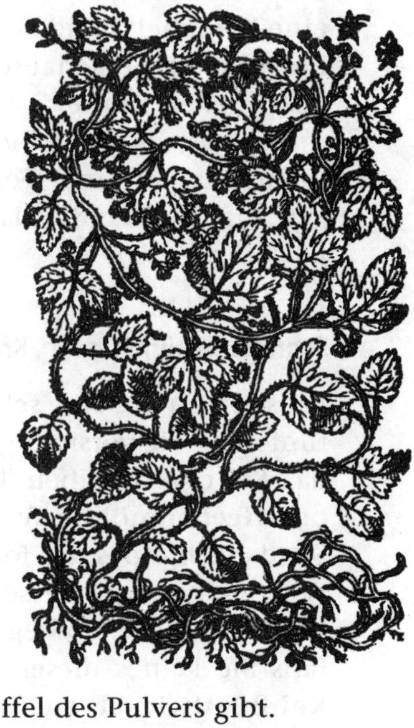

Pfeilwurz, die pulverisierte Wurzel einer Pflanze, ist nahrhaft, leicht verdaulich und wirkt in hohem Maße beruhigend auf einen gereizten Verdauungstrakt. Sie wird zu einem warmen, cremigen Schleim verarbeitet, indem man eine Tasse voll Flüssigkeit auf einen Teelöffel des Pulvers gibt.

Die Flüssigkeit, die man dazu nahm, war traditionell Milch, aber wenn Ihr Kind Anzeichen einer Empfind-

lichkeit oder Unverträglichkeit zeigt, sollten Sie es statt dessen mit **Kamillen-** oder **Zitronenmelissentee** versuchen. Nehmen Sie gerade soviel, daß das Pulver zu einem lockeren Brei wird, und geben Sie dann in kleinen Mengen nach und nach den Rest der Flüssigkeit hinzu. Rühren, bis das Ganze eine lockere Konsistenz aufweist, mit ein wenig Honig süßen und ein bißchen **Zimt**, **Muskatnuß** oder **Ingwerpulver** dazugeben. Statt Honig können Sie auch eine Stange **Naturlakritz** bzw. **Süßholz** in der Flüssigkeit simmern, mit der Sie das Ganze machen.
Ulma wirkt beruhigend und heilend auf den Verdauungstrakt. Sie ist besonders nützlich, wenn es sich um eine Krankheit handelt, bei der der Magen betroffen ist. Bereiten Sie sie genauso zu, wie es zuvor für Pfeilwurz beschrieben wurde.
Anmerkung: Sowohl Pfeilwurz als auch Ulma werden manchmal in einer Fertigmischung mit Milchpulver verkauft. Achten Sie also auf die Beschriftung der Verpackung.

Schnitte, Schürfwunden, Kratzer, kleine infizierte Wunden

Falls es sich um eine schmutzige Schürfwunde handelt, tupfen Sie sie vorsichtig mit warmem Wasser sauber, in das Sie einen halben Teelöffel **Ringelblumentinktur** oder **Teebaumöl** im Verhältnis 1:10 mischen. Benutzen Sie danach eines der folgenden Mittel: Ringelblumensalbe, eine Kompresse mit einer Teebaumöllösung, **Beinwurzsalbe**, aufgegossenes **Johanniskrautöl** oder, falls Sie keines dieser Mittel zur Hand haben, einen **Kohlblattwickel**, auch Krautwickel genannt. Sie können die Wunde auch mit Honig bestreichen.
Als ich ein kleines Mädchen war, zeigten wir selbst sehr

schlimme Schnitte oder Abschürfungen nur äußerst ungern den Erwachsenen. Dann pflegte nämlich die Jodflasche mit ihrem qualvoll brennenden Inhalt herausgeholt zu werden – der zwar desinfizierte, aber nicht gegen die Schmerzen und das Brennen half und oft Narben zurückließ. Das gelbe Markenzeichen des Jods ist inzwischen von rotem Label des Merfen verdrängt worden. Aber warum überhaupt eines von beiden benutzen? Jedes der hier erwähnten Heilmittel desinfiziert nicht nur sicher und beschleunigt die Heilung, sondern lindern auch die Schmerzen mit erstaunlicher Geschwindigkeit und verhindert die Bildung von Narben.

Durchfall

Durchfall bei einem Baby kann einen ganz schön in Atem halten. Auch bei einem Kleinkind ist es eine unangenehme Sache, aber besorgniserregend ist er allemal. Bei einem Baby kann er durch eine Überempfindlichkeit gegen Milch, Weizen oder Orangensaft verursacht werden. Wenn Sie stillen, kann es auch an den Nahrungsmittel liegen, die Sie selbst gegessen haben (siehe oben, unter dem Stichwort Kolik).

Als erste Maßnahme darf der Patient nichts mehr essen, weil das den Zustand weiter verschlimmern könnte. So vermag sich der Verdauungsapparat zu erholen, sobald der krankmachende Stoff ausgeschieden ist. Geben Sie ihm trotzdem viel Flüssigkeit und wenden Sie danach die folgende Küchenmedizin an.

Ein Baby sollte außer **Möhrenpüree** nichts zu essen bekommen, bis der Durchfall beseitigt ist. 500 g Möhren schaben, schneiden und in einem Liter Wasser zu einem Püree kochen; dann in einem Mixer schlagen. Soviel kochendes Wasser hinzugeben, daß es wieder ein Liter wird, und zum Schluß eine gute Prise Meersalz darüber streuen. Mindestens 24 Stunden in den Kühlschrank stellen. Diese feste Nahrung wird löffelweise verabreicht. Wenn der Durchfall nachgelassen hat, 1 oder 2 Tage lang abwechselnd mit Milch und Möhrenpüree füttern. Dies ist auch eine hervorragende Kur für ältere Kinder.

Sie können Kompressen mit warmem **Kamille**- oder **Ingwertee** auf den Magen des Kindes applizieren oder die gleichen Mittel als Badezusatz verwenden.

Alternativ können Sie aber auch eine Schleimsuppe aus braunem **Reis** machen, die in viel Wasser mit ein wenig **Zimtrinde** oder zerstoßenen **Kümmel**- oder **Korianderkörnern** sehr langsam zu einem cremigen Püree gekocht wird.

Versuchen Sie es mit einem Püree aus geriebenen rohen **Äpfeln**: Sie können es mit ein wenig Wasser und ein paar Tropfen **Zitronensaft** in einem Mixer zubereiten. Der Zitronensaft soll verhindern, daß die Äpfel braun werden. Oder probieren Sie eines der folgenden Dinge: Naturjoghurt, **Bananenbrei**, **Pfeilwurz** oder **Ulma** (siehe oben, unter Rekonvaleszenz) bzw. ein sehr dünnes **Kartoffelpüree**.

Falls irgendwie möglich, sollten die hier genannten Obst- und Gemüsesorten organisch angebaut sein.

Ohrenschmerzen

Siehe unter »Erste Hilfe«, S. 365.

Ekzeme

Siehe die Bemerkungen zu Allergien. Ihr Arzt verschreibt Ihnen vielleicht kortisonhaltige Salbe. Diese

beseitigt das Ekzem und den Juckreiz erfreulich schnell, aber die Behandlung hat ihren Preis. Bei längerer Anwendung wird das Immunsystem Ihres Kindes belastet, und seine Haut wird im Anwendungsbereich dünner. Sie tragen außerdem nichts zur Lösung des zugrundeliegenden Problems bei. Dieses sollten Sie unbedingt ermitteln. Mit gesundem Menschenverstand, der Küchenmedizin und den Heilkräutern werden Sie es schon schaffen.
Eine Reihe von klinischen Versuchen hat ergeben, daß Lebensmittelallergien die häufigsten Auslöser sind, wobei Milch, Weizen, Apfelsinen und Schokolade zu den Hauptverdächtigen gehören. Es kann jedoch auch etwas so Ungewöhnliches wie Tomaten oder Erdnüsse sein. Führen Sie ein paar Wochen lang ein Ernährungstagebuch, in dem Sie alles notieren, was Ihr Kind ißt und trinkt (auch die kleinen Zwischenmahlzeiten bei Freunden nicht vergessen), und beobachten Sie, ob es Korrelationen gibt. Versuchen Sie dann, die Problemnahrung durch etwas anderes zu ersetzen, und verfolgen Sie, ob sich eine Verbesserung einstellt. In der Zwischenzeit muß der Verdauungsapparat Ihres Kindes und seine Widerstandskraft mit einer besonderen Diät gestärkt werden: Viel frisches Gemüse, frisches Obst, Vollkorn sowie ein Minimum an zuckerhaltigen Leckereien und extrem fettigen Imbissen. Wenn das Ekzem verschwunden ist, können die verdächtigen Lebensmittel nach und nach wieder in die tägliche Nahrung einbezogen werden, und Sie werden vermutlich feststellen, daß sie keine Krankheit mehr auslösen. Ein gesunder Schlaf sowie viel frische Luft und Bewegung sind zudem überaus wichtig.
Eine weitere mögliche Ursache könnte ein Mangel an essentiellen Fettsäuren sein: Fragen Sie Ihren Arzt, ob er Ihnen eine Kur mit **Nachtkerzenöl** verschreibt. Es kann

durch die Haut absorbiert werden, dazu sollten Sie die Kapseln ausdrücken und das enthaltene Öl sanft in die trockenen, schuppigen Hautbereiche reiben. Bei Babys reicht dies häufig aus, um die Beschwerden zu beseitigen. Auf trockener, schuppiger Haut kann man auch eine **Vogelmierensalbe** anwenden, die bei Kleinkindern und älteren Kindern wunderbar lindernd wirkt. Oder kaufen Sie in der Apotheke einen kleinen Topf Feuchtigkeitscreme (Wassercreme) und geben Sie 3–5 Tropfen des ätherischen Öls von **Kamille** oder **Melisse** dazu.

Ein Tropfen **Lavendelöl** im Bad hilft bei der Beruhigung von Haut und Nerven. Die gleiche Wirkung hat ein starker Aufguß mit Kamille oder **Pfefferminz**. Oder versuchen Sie es mit **Apfelessig**, geben Sie einen Löffel davon in das Bad eines Babys und eine halbe Tasse in das Bad eines älteren Kindes.

Bereiten Sie selbst einen Aufguß aus **Johanniskraut-** oder **Kamillenöl** und applizieren Sie ihn auf die juckenden, schuppigen Hautbereiche. Oder versetzen Sie kalte Kompressen mit **Hamamelis** oder mit Wasser, das einen Teelöffel **Ringelblumentinktur** enthält.

Falls das Ekzem sich nicht bessert, sollten Sie einen Arzt oder Heilpraktiker aufsuchen.

Fieber

Fieber kann der Anfang einer klassischen Kinderkrankheit wie Mumps oder Masern sein oder durch irgendein nicht identifizierbares Virus entfacht werden. Rufen Sie einen Arzt, sobald das Kind schlecht aussieht und die Temperatur mehr als ein halbes oder zwei Grad über den Normalwert klettert. In der Zwischenzeit sollten Sie dem Kind Bettruhe verordnen und ihm vorerst nur sehr wenig zu essen geben, wie einfache Obst- oder Gemüsepürees und verdünnte Obst- oder Gemüsesäfte bzw. Quellwasser mit frischem **Zitronensaft.**

Wir machten gerade mit der ganzen Familie Urlaub in Spanien, als Ninka acht Monate alt war und sich einen schrecklichen Bazillus einfing. Ihr war schlecht, heiß und elend. Ich ging mit ihr über die Straße zu einem wundervollen alten spanischen Doktor, der selber acht Kinder hatte. Er untersuchte sie eine Minute lang und sagte dann nur »Manzanilla«. Es stellte sich heraus, daß dies das spanische Wort für **Kamillentee** war. Ich bereitete eine Tasse davon zu, ließ sie abkühlen und gab ihr davon etwas in ihre Flasche zum Nippen. Innerhalb von Stunden war sie wieder normal temperiert und schlief friedlich: Am nächsten Morgen lächelte sie schon wieder so, wie wir es von ihr gewohnt waren.

Katzenminze- und Zitronenmelissentee sind bei Kindern ebenfalls hervorragende Mittel gegen Fieber.

Wenn das Fieber hoch ist, sollten Sie die Temperatur mit Kompressen (Umschlägen) herunterbringen, die mit kühlem – niemals kaltem – Wasser getränkt sind. In das Wasser gibt man vorher einen Tropfen ätherisches **Lavendel-** oder **Pfefferminzöl**. Die Umschläge sollten, sobald sie sich erwärmen, entfernt und erneuert werden. Decken Sie den übrigen Körper des Kindes leicht zu – es darf nicht frieren. Zur Abwehr einer Infektion benutzt man die Kompressen auf die gleiche Weise, statt kühlem Wasser nimmt man jedoch einen abgekühlten Aufguß aus **Rosmarin**.

Geben Sie ein paar Tropfen **Eukalyptus-** oder **Teebaumöl** in einen Pflanzenbefeuchter, der zur Hälfte mit warmem Wasser gefüllt ist, und sprühen Sie damit von Zeit zu Zeit im Zimmer herum.

Bei den meisten Kinderinfektionen sind Antibiotika ungeeignet, und viele Hausärzte verschreiben sie auch nicht mehr. Falls Ihr Arzt ziemlich schnell mit dem Rezeptblock zur Hand ist, sollten Sie ernsthaft darüber nachdenken, sich nach einem anderen umzusehen.

Kopfschmerzen

Die Versuchung, einem weinerlichen, über Kopfschmerzen klagenden Kind ein sofortwirkendes Analgetikum zu geben, kann groß sein, aber in den meisten Fällen ist dies nicht notwendig. Nach der Erfahrung, die ich in meiner eigenen Familie gemacht habe, sind vereinzelt ohne besonderen Grund auftretende Kopfschmerzen häufig auf den Genuß von Nahrungsmitteln mit künstlichen Farbstoffen oder auf eine besonders üppige Mahlzeit zurückzuführen. Oft helfen schon ein paar Schlückchen warmes Wasser in Verbindung mit etwas Bettruhe in einem dunklen Raum. Eine Tasse **Kamillen-** oder **Lindenblütentee** kann genauso erfolgreich sein. Darüber hinaus können Sie diese Aufgüsse auch für warme Bauchkompressen verwenden.

Legen Sie bei schlimmen Kopfschmerzen eine kalte Kompresse mit **Hamamelis** auf die Stirn oder in den Nacken. Eine kleine zärtlich-liebevolle Massage an den Schläfen – vielleicht mit einem Tropfen **Lavendelöl** in einem Teelöffel **Mandelöl** – kann sehr guttun. Ein Fußbad, das so heiß ist, wie das Kind es aushalten kann, tut es häufig auch.

Die Ursache für wiederkehrende Kopfschmerzen ist in etlichen Fällen eine Lebensmittelallergie. Bei einem Versuch, der am Great Ormond St. Hospital durchgeführt wurde, setzte man Kinder, die an schweren, chronischen Migräneanfällen litten, auf eine Diät und überwachte diese, um die Lebensmittel her-

Chronische Migräneanfälle bei Kindern werden häufig durch eine Lebensmittelallergie ausgelöst

auszufinden, auf die sie allergisch reagierten. Als diese über eine bestimmte Versuchszeit hinweg aus der Diät verbannt wurden, trat bei 78 von den 88 Kindern eine vollständige Besserung ein, bei vieren besserte sich der Zustand erheblich und nur sechs sprachen gar nicht darauf an. Normalerweise war es auch ziemlich leicht, den Sündenbock herauszufinden. Die häufigsten Auslöser waren wieder einmal: Kuhmilch, Eier, Schokolade, Apfelsinen und Weizen sowie der Lebensmittelfarbstoff Tartrazin - E102.

Kopfläuse

Siehe S. 165.

Nerven

Manche Kinder sind eben mit einer Veranlagung zu Nervosität und Weinerlichkeit geboren. Sie sind sehr schreckhaft und haben häufig Alpträume. Eine entspannte Atmosphäre innerhalb der Familie, viel Liebe und viel Körperkontakt tragen mehr als alles andere zur Besserung dieses Zustands bei.
Sorgen Sie dafür, daß die tägliche Nahrung Ihrer Kinder reich an Stoffen ist, die das Nervensystem für ein gutes Funktionieren benötigt. Gute Vollkornnahrung - **Hafer**, **Hirse**, **Gerste** und brauner **Reis** - sollte zu den Hauptbestandteilen gehören. **Mandeln**, **Sonnenblumenkerne** und **Sesam**körner sind ebenfalls hervorragend geeignet. Reduzieren Sie Zucker auf ein Minimum, und verbannen Sie Cola-Getränke aus dem Haus: Das letzte, was ein nervöses Kind braucht, ist Koffein. Daher sind Tee und Kaffee ebenso ungeeignet für Kinder.
Tees aus **Lindenblüten**, **Pfefferminz**, **Zitronenmelisse**

und **Johanniskraut** stärken das Nervensystem. Finden Sie eine Kombination heraus, die Ihr Kind gerne trinkt. Geben Sie zum Süßen **Anissamen**, **Süßholz** oder ein wenig Honig dazu und machen Sie eine morgendliche Zeremonie daraus. Bereiten Sie Ihrem Kind vor dem Schlafengehen ein Zitronenmelissenbad (siehe S. 139).
Falls Ihr Kind Einschlafprobleme haben sollte, sehen Sie unter dem Stichwort »Schlaflosigkeit« nach.

Windelausschlag

Ringelblumensalbe ist bei kleinen entzündeten Hinterteilen so wirksam, daß Sie vermutlich nie etwas anderes ausprobieren müssen. Andere gute Heilmittel sind Ölaufgüsse aus **Beinwurz** und **Kamille** oder **Aloe-Vera-Gel**. Falls Sie Wegwerfwindeln benutzen, sollten Sie versuchen, eine Zeitlang auf die altmodischen Stoffwindeln umzusteigen – wenn man eine Waschmaschine und eine Möglichkeit zum Aufhängen hat, stellt das kein allzu großes Problem dar. Beim Wechseln der Windeln sollte der wunde Po soviel frische Luft wie möglich bekommen. Lassen Sie das Baby auf einem Handtuch mit darunterliegendem Gummituch umherrollen. Ob es nun Windelausschlag hat oder nicht, Babys lieben es über alles, nackt zu sein.

Schlaflosigkeit

Konkurrenzlos ist nach wie vor die alte Methode des Wiegens, wenn ein Baby nicht schlafen kann oder will. Wenn Sie keine Wiege besitzen – was leider bei den meisten Leuten der Fall ist – versuchen Sie es mit einer kurzen, sanften Massage. Babys wollen gern gestreichelt werden. Geben Sie einen Tropfen ätherisches **Lavendel-**

öl auf einen Teelöffel milden Öls und streichen Sie dies sanft auf den Bauch, den Hals, die Schultern und die Wirbelsäule Ihres Kindes. Ein Gute-Nacht-Bad kann einschläfernd wirken: Geben Sie einen Aufguß aus **Zitronenmelisse, Hopfen, Kamille** oder **Lindenblüten** hinein.
Kurz vor dem Schlafengehen sollten Sie dem Baby ein paar kleine Spritzer Zitronenmelisse-, Kamille- oder Lindenblütentee in den Mund flößen.
Bei älteren Kindern kann zu spätes oder zu üppiges Essen den Schlaf stören. Das gleiche gilt für aufregende Fernsehprogramme und wilde Spiele – »vor dem Schlafengehen wird es Tränen geben«, pflegten mein Mann Henri und ich bei solchen Gelegenheiten zu sagen.
Machen Sie das Baden vor dem Schlafengehen zu einer Zeit, in der Ruhe einkehren soll. Probieren Sie dabei eines der oben genannten Kräuter aus. Versuchen Sie es zudem mit einer Gute-Nacht-Tasse mit einem der folgenden Kräuter: **Kamille**, **Lindenblüten**, **Zitronenmelisse**, **Katzenminze** oder eine Mischung aus zweien oder dreien davon mit ein wenig Honig. (Unsere älteste Tochter Bibi – aufgeweckt, ruhelos, phantasievoll und gelegentlich von Alpträumen heimgesucht – putzte während ihrer Kindheit Kamillentee literweise weg. Vielleicht hatte das Ganze auch einen psychologischen Effekt. Häufig, wenn sie nicht schlafen konnte, kam sie herunter und fragte nach Tee. Wenn ich damit fertig war und nach oben kam, schlief sie oft schon fest.)
Sie können es auch mit einem Schlafkissen versuchen. Ein Tropfen ätherisches **Majoranöl** auf einem normalen Kopfkissen oder in einem aromatherapeutischen Brenner kann ebenfalls hilfreich sein.

Schock

Ein besonders schlimmer Sturz, ein unangenehmer Zahnarztbesuch, schlechte Nachrichten, großer gefühlsmäßiger Aufruhr – alle diese Dinge können dafür verantwortlich sein, daß ein Kind blaß und angespannt wirkt. Ich benutzte in solchen Fällen stets Dr. Bachs Rescue Remedy – ein paar Tropfen auf die Zunge – und stellte fest, daß sie Wunder wirkte.

Zahnen

Hierbei helfen sowohl **Kamille**- als auch **Katzenminzetee**, wenn man sie teelöffelweise verabreicht oder ein wenig davon sanft in den Gaumen reibt. Kühlen Sie eine Möhre oder ein Stück **Eibischwurzel** und lassen Sie Ihr Kind darauf kauen.

Würmer

Falls Ihr Kind ein starkes Jucken am Po verspürt, blaß und kränklich aussieht oder ungewöhnlich reizbar, ruhelos und müde ist, große, dunkle Ränder unter den Augen hat oder an Durchfall, Verstopfung bzw. beidem leidet, kann es Würmer haben. Sie treten heutzutage manchmal epidemieartig auf. Um sich Gewißheit zu verschaffen, sieht man sich den Stuhlgang des Kindes an und wirft 1 oder 2 Stunden nach dem Einschlafen einen Blick auf seinen Anus; dann sehen Sie eventuell die winzigen, weißen Fadenwürmer hervorkommen, um ihre Eier abzulegen – ein höchst unangenehmer Anblick.

Es besteht jedoch kein Anlaß, Ihrem Kind das übelschmeckende rosa Zeug zu verabreichen, das Ihr Apotheker in solchen Fällen empfiehlt. Es gibt eine Menge

Heilpflanzen, die die Würmer genauso erfolgreich ausmerzen. Sie müssen morgens direkt nach dem Aufstehen auf nüchternen Magen genommen werden, wenn sie eine maximale Wirkung auf die Würmer haben sollen, und dürfen nicht verdünnt werden. Würmer hassen unter anderem: **Knoblauch, Zwiebeln, Möhren, Kohl, Zitronen** und **Kürbiskerne.** Der Stoff, den sie besonders lieben und auf dem sie gedeihen, ist Zucker in jeglicher Form. Stellen Sie die Ernährung Ihres Kindes darauf ein. Versuchen Sie eines der folgenden Rezepte: Ein halbes Glas **Möhrensaft** an 3 Morgen hintereinander auf nüchternen Magen trinken und das Ganze einen Monat später wiederholen. Oder **Kohlsaft** auf die gleiche Art einnehmen. Morgens direkt nach dem Aufstehen **Kürbiskerne** kauen. Man kann sie auch zerstoßen und mit ein wenig Wasser mischen. Abends eine **Zwiebel** in ein Glas schneiden und mit warmem Wasser übergießen. Morgens dann das Kind mit irgend etwas bestechen, damit es davon trinkt. Tagsüber viel rohen Knoblauch in Salate geben sowie ein oder zwei dieser Nahrungsmittel, die Würmer vernichten.

Vor dem Schlafengehen eine Knoblauchzehe zerstoßen und einen Tropfen des Safts auf einen Teelöffel Vaselinesalbe geben. Schmieren Sie dies um den Anus des Kindes – das ist eine Art *cordon sanitaire*. Ein Tropfen **Lavendelöl**, mit ein paar Teelöffeln eines milden Öls verdünnt, hat die gleiche Wirkung.

Überprüfen Sie den Stuhl des Kindes, um sicherzugehen, daß Ihre Hausmittel den gewünschten Effekt hatten, und wiederholen Sie die Kur nach einem Monat.

Wie man Kräuterarzneien herstellt

Die Sprache der Kräutermedizin kann für den Neuling verwirrend sein. Da ist von Tinkturen, Kompressen und flüssigen Extrakten die Rede. In der Praxis benötigt man für die häusliche Naturheilkunde nur eine kleine Anzahl extrem einfacher Techniken. Alles, was komplizierter ist - zum Beispiel das Aufgießen von Kräuterölen oder das Zubereiten von Salben —, läßt sich fast immer von Kräuterheilmittelanbietern beziehen, obwohl es vielleicht billiger ist und Sie auch eher befriedigt, wenn Sie Ihre Mittel selber herstellen.

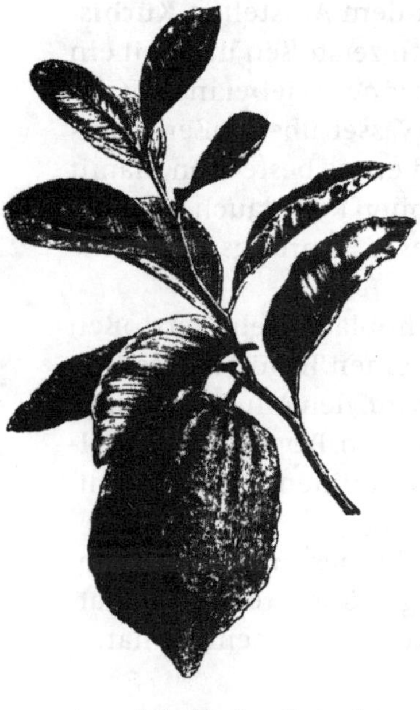

Kräuter können durch langes Einweichen in kaltem Wasser oder in Glyzerin erfolgreich extrahiert werden. Manche können in kalter oder heißer Milch extrahiert werden, was in der Ayurveda-Medizin sehr beliebt ist. Dort wird die Milch wegen ihrer kühlenden, lindernden Eigenschaften geschätzt. Eine andere Möglichkeit bietet der Essig; in diesem Abschnitt des Buches finden Sie etliche Anweisungen zur Herstellung einer Reihe von Kräuteressigen. Von Kraut zu Kraut können jedoch unterschiedliche Extrahierungsmittel am besten geeignet sein, daher ist es nicht ganz einfach, verbindliche Regeln festzulegen.

Aufguß
Dies ist die am häufigsten benutzte Darreichungsform von Kräuterhausmitteln. Im Prinzip machen Sie jedesmal einen Kräuteraufguß, wenn Sie kochendes Wasser in die Teekanne gießen, um sich schnell eine Tasse Tee zuzubereiten, und viel mehr ist es auch nicht. Der Hauptunterschied besteht darin, daß man einen Kräuteraufguß länger ziehen läßt, um ein Maximum an medizinischer Wirksamkeit zu erzielen.

Wenn Sie Blüten, Blätter, Knospen und die feinen Stiele verwenden – den über der Erde wachsenden Teil der Pflanze – nehmen Sie etwa einen Teelöffel des getrockneten Krauts oder 2 Teelöffel des frischen auf eine Tasse Wasser. Geben Sie die Pflanzenteile in einen speziell für solche Zwecke reservierten Krug oder eine Teekanne und gießen Sie die abgemessene Menge Wasser darüber. Abdecken und 5–10 Minuten stehenlassen. Dann durchseihen, abgedeckt lassen und einmalig im Kühlschrank kalt stellen – maximal 48 Stunden und am besten nicht länger als 24 Stunden.

Der Aufguß kann ganz sanft wieder erhitzt werden, darf aber nicht mehr kochen. Man kann ihn auch in einer Thermosflasche warm halten. Sie können ihn, wenn Sie mögen, mit ein wenig Honig süßen.

Bei Erkältungen und Brustinfektionen können Sie eine Stange **Süßholz** in den Aufguß geben, da dies nicht nur süßt, sondern auch lindert. Bei Verdauungsproblemen kann man ein paar **Anissamen**, 1 oder 2 zerdrückte **Gewürznelken** oder 2,5 cm **Zimtrinde** hinzugeben, um Geschmack und Wirkung zu verbessern.

Die Dosis beträgt normalerweise 3mal täglich eine kleine Tasse zwischen den Mahlzeiten, wenn es nicht anders angegeben ist.

Dekokt
Für Wurzeln, Rinden und Beeren benötigt man mehr Hitze, um ihre harte, holzige Konsistenz aufzubrechen und ihre medizinischen Eigenschaften zu nutzen. Deshalb läßt man sie zur Herstellung eines Dekokts in kochendem Wasser simmern. Vorher ein wenig zerdrücken oder zerstoßen. Nehmen Sie einen Teelöffel der getrockneten Wurzeln, Rinde oder Beeren auf etwas mehr als eine Tasse Wasser – ein Teil des Wassers verdunstet – oder 25 g auf 250 ml kaltes Wasser. Beides in einen Emaille- oder Glastopf geben, zum Kochen bringen und auf kleiner Hitze 15 Minuten simmern lassen. Dann durchseihen.
Dosierung wie oben, wenn nicht anders angegeben.
Tinkturen
Alkohol extrahiert die Wirkstoffe von Kräutern äußerst erfolgreich. Naturheilkundler, die große Mengen von Kräutern verwenden und diese für wochen- oder monatelange Behandlungen verordnen, benutzen Kräutertinkturen, bei denen die Kräuter in Alkohol extrahiert werden. Diese Tinkturen halten eine lange Zeit und sind leichter einzunehmen – kleine Dosen in ein wenig Wasser aufgelöst – als eine ganze Tasse eines Aufgusses oder Dekokts. Da sie jedoch wesentlich konzentrierter sind, ist es schwieriger, die richtige Dosis herauszufinden. Im großen und ganzen sollte man den Umgang mit Tinkturen einem Spezialisten überlassen.
Kräuterweine
Kräuterheilmittel in Form von Weinen, Ales oder Bieren sind eine fast so alte Tradition wie das Weinmachen und das Brauen. Es ist eine besonders angenehme Methode zum Einnehmen von Medizin.
Hand- und Fußbäder
Ein großer Teil der medizinischen Wirkstoffe von Heil-

kräutern kann nicht nur über den Mund aufgenommen und durch den Verdauungstrakt absorbiert, sondern auch durch direkte Applikation auf die Haut verabreicht werden. Diese Methode ist bei Babys natürlich von Vorteil – oder wenn das Verdauungssystem bereits überlastet ist. Der französische Naturheilkundler Maurice Messegue wandte seine Kräuter häufig in Form von Hand- oder Fußbädern an. Die Fußsohlen und die Handinnenflächen haben eine besonders poröse Haut.
Zur Zubereitung eines Hand- oder Fußbades macht man einen doppelt starken Aufguß oder Dekokt. Gießen Sie ihn in eine Schüssel oder in einen Eimer und füllen Sie das Ganze mit warmem Wasser auf. Weichen Sie Ihre Hände bis zu den Handgelenken bzw. Ihre Füße bis zu den Waden darin ein. Ein klassisches Beispiel für diese Therapie ist das Senffußbad (siehe S. 285 f.).

Bäder

Kräuter können auch in einem therapeutischen Bad verwendet werden, indem man entweder ein paar Tropfen eines ätherischen Öls (siehe unten) hinzugibt oder einen Aufguß oder Dekokt von doppelter Stärke und natürlich auch in größerer Menge macht. Die Kräuter – ob Blätter, Blüten, Wurzeln oder Rinde – sollten in diesem Fall über Nacht oder einen ganzen Tag lang in kaltem Wasser eingeweicht werden, bevor man sie zum Kochen bringt und 10 Minuten ziehen läßt. Danach durch ein Sieb seihen und in das schon gefüllte Bad gießen. Falls Sie Fertigteebeutel benutzen, benötigen Sie 4 oder 5 davon. Bei einem Kleinkind genügen 3 und bei einem Baby 2. **Lindenblüten** oder **Zitronenmelisse** beruhigen und entspannen vor dem Schlafengehen, **Rosmarin** bringt Sie morgens in die Gänge, **Ingwer** hilft bei Schmerzen, **Eukalyptus** und **Thymian** helfen bei Infektionen. All diese Kräuter weisen eine wundervolle therapeutische Wirkung auf.

Ölaufguß

Zur äußerlichen Anwendung können Kräuter auch in Form eines Ölaufgusses angewandt werden. Er ist viel einfacher herzustellen als man glaubt und eine wundervoll wirksame Art der Kräuteranwendung: **Ingwer** für schmerzende Muskeln, **Kamille** zur Linderung von Schmerzen, Nerven und Fieber, **Johanniskraut** oder **Ringelblume** bei Schnitten, Schürfwunden und infizierten wunden Stellen, **Salbei, Rosmarin** und **Thymian** zum Bestreichen von Hals oder Brust als Infektionsbekämpfung sowie **Wollkrautblüten** gegen Ohrenschmerzen.

Für einen Ölaufguß nimmt man eine gute Handvoll der frischen Kräuter, gibt sie in einen sauberen Krug mit weiter Öffnung – er sollte etwa zu einem Drittel gefüllt sein – und gießt ein gutes, mildes Pflanzenöl darüber: Mandel-, Weintraubenkern-, Sonnenblumen- oder Olivenöl (Sesamöl ist gut gegen Gelenkprobleme, da es ein besonders wärmendes Öl ist). Dicht verschließen, während einer Schönwetterperiode auf einen sonnigen Fenstersims stellen und etwa 2 Wochen stehenlassen. Von Zeit zu Zeit schütteln. Danach durch ein Stück Musselin in einen sauberen Krug seihen und den Musselin auswringen, um die letzten starken Tropfen herauszuquetschen. Zur Haltbarmachung 2–3 Vitamin-E-Kapseln darin ausdrücken oder ein wenig **Benzoe** hineingeben – es ist in jeder Apotheke erhältlich. Dann verschließen und an einem kühlen, dunklen Ort aufbewahren.

Kompresse

Kräuter können auch in Form einer Kompresse angewandt werden, wenn man ein Problem örtlich behandeln will. Weichen Sie ein Stück Mull, Gaze oder Baumwolle in einem Kräuteraufguß Ihrer Wahl ein und applizieren Sie es auf den zu behandelnden Bereich. Falls notwendig erneuern.

Inhalieren

Dies ist eine wundervolle Art und Weise, die lindernden, antiseptischen und entspannenden Eigenschaften von Kräutern tief in gestreßte, entzündete oder verstopfte Lungen zu bringen. Machen Sie aus dem geeigneten Kraut einen Aufguß oder ein Dekokt, geben Sie ihn in eine Schüssel mit fast kochendem Wasser, hängen Sie ein Handtuch über Ihren Kopf und die Schüssel und inhalieren Sie ein paar Minuten lang sehr langsam und sehr tief. Ätherische Öle kann man auf die gleiche Weise anwenden (siehe unten).

Wickel, Salben, Cremes

Der Amateur kann Kräuter auch mit Wickeln, Salben und Cremes zur Anwendung bringen oder als Sirup verabreichen. Es gibt hervorragende Bücher, in denen diese Techniken beschrieben werden (vgl. S. 382). In meinem eigenen turbulenten Leben habe ich jedoch herausgefunden, daß es Möglichkeiten gibt, die mit weniger Aufwand und Arbeit verbunden und genauso wirksam sind, vor allem da es viele dieser Dinge fertig zu kaufen gibt.

Ätherische Öle

Der größte Teil der therapeutischen Kräfte aromatischer Pflanzen ist in deren ätherischen Ölen enthalten. Dr. Valnet hat sie richtigerweise als »die Atomkraft der Medizin« bezeichnet. Man darf nie vergessen, daß dies äußerst starke, hochkonzentrierte Substanzen sind und daß jeder Tropfen davon die therapeutische Kraft vieler Pflanzen beinhaltet. Kaufen Sie Ihre ätherischen Öle bei seriösen Anbietern, denn es sind zahlreiche gepanschte oder verfälschte Öle auf dem Markt. Im Rahmen der Selbstbehandlung sollten sie nie innerlich angewandt werden. Wenn man sie in ein Bad, ein Öl oder eine Creme gibt, sollte man immer nur die Mindestdosis benutzen, da sie selbst bei einer Absorption durch die Haut eine starke Wirkung haben. Sie sollten stets verdünnt werden, entweder in einem Trägeröl oder - wesentlich einfacher und effektiver - in ein wenig Milch, bevor man sie als Zusatz im eigenen Bad oder im Bad eines Kindes verwendet. Dies ist insbesondere bei Kindern wichtig, die an ihren Fingern lutschen. Selbst die kleinste Menge eines puren ätherischen Öls, die auf diesem Weg über das Badewasser aufgenommen wird, kann sehr schädlich für den Mund und den Verdauungstrakt sein. Die meisten Aromatherapeuten verfügen über lange Listen ätherischer Öle, die nicht von schwangeren Frauen benutzt werden sollten. Gehen Sie auf Nummer Sicher und nehmen Sie in den ersten Monaten überhaupt keine ätherischen Öle. Ab ungefähr dem fünften Monat können Sie **Lavendel**, **Kamille** und **Rosmarin** in kleinen Mengen gefahrlos benutzen.

In den ersten Monaten der Schwangerschaft sollten Sie keine ätherischen Öle verwenden!

Ätherische Öle können auch zum Inhalieren verwendet werden - siehe oben: Sie benötigen 3–4 Tropfen. Bei einem Massageöl gibt man 3–4 Tropfen auf 2 Teelöffel eines milden Öls. Sie können jedoch auch einen einzelnen Tropfen eines sedativen Öls wie **Lavendel** nachts auf ein Kissen träufeln oder ein paar Tropfen auf ein Taschentuch geben und durch dieses einatmen.

Anmerkung: Ätherische Öle sollten wie alle Arzneien sicher und für Kinder unzugänglich aufbewahrt werden.

Erste Hilfe

Nach meinen Erfahrungen sind Erste-Hilfe-Arzneien

auf Kräuterbasis den von der pharmazeutischen Industrie zur Verfügung gestellten in allen Belangen überlegen. Sie sind billiger und man hat sie stets zur Hand, so daß man nicht erst loslaufen muß, um sie zu kaufen. Sie haben keine unangenehmen Nebenwirkungen, über die man sich Sorgen machen müßte, und – ihr größter Vorteil – sie sind erstaunlich wirksam.
Viele der Probleme, die normalerweise in Erste-Hilfe-Ratgebern behandelt werden, sind in diesem Buch unter anderen Stichwörtern aufgeführt – in Teil 3 beispielsweise unter »Arzneien«. Falls Sie Ihr Problem hier nicht erwähnt finden, sollten Sie daher im Register nachschlagen.
Einige Notfälle gehören sofort in die Hände eines Mediziners und sollten möglichst nicht von einem Laien behandelt werden. Dazu gehören: Schwere Verbrennungen, Verdacht auf einen Bruch (Brüche sollten so bald wie möglich durch einen Spezialisten untersucht und eventuell geröntgt werden), schwere Lebensmittelvergiftungen, starker oder lang anhaltender Durchfall, alle ungewöhnlichen Schwellungen sowie alle plötzlichen und unerklärbaren Blutungen.
Alle Arten von Lebensmittelvergiftung müssen dringend fachmännisch behandelt werden. Bewahren Sie die Telefonnummer der nächsten Giftberatungsstelle (Sie können sie bei Ihrem Hausarzt erfahren) an einem Ort auf, wo sie sofort auffindbar ist, und rufen Sie in allen Zweifelsfällen dort an. Falls es sich eindeutig um eine Vergiftung handelt, muß der Patient so schnell wie möglich in die Notfallabteilung des nächstgelegenen Krankenhauses gebracht werden.
Am Ende dieses Kapitels finden Sie eine Liste der Erste-Hilfe-Arzneien auf Kräuterbasis, die ich gerne griffbereit habe. Viele dieser Arzneien können fertig zubereitet in

Apotheken, Reformhäusern, Naturkostläden und bei Kräuteranbietern erworben werden. (Die Liste der entsprechenden Fachhändler finden Sie unter »Nützliche Adressen« am Ende des Buches.) Andere wachsen vielleicht in Ihrem Garten oder auf Ihrem Fenstersims und wieder andere finden sich in Ihrem Gemüseregal oder Gewürzbord.

Prellungen

Durch einen Sturz oder einen Schlag verursachte Prellungen können äußerst schmerzhaft sein. Geben Sie zur Linderung **Wollkrautöl** auf den betreffenden Bereich oder bestreichen Sie ihn mit **Ringelblumen-**, **Hamamelis-** oder **Arnikatinktur** – Sie erhalten diese Mittel in Apotheken, die auf homöopathische Heilmittel spezialisiert sind. Falls Sie sehr leicht blaue Flecken bekommen, sollten Sie im Kapitel »Der Blutkreislauf«, S. 227, nachschlagen und zur vermehrten Aufnahme von Vitamin C mehr Obst und Frischgemüse essen.

Verbrennungen

Bei schweren Verbrennungen muß sofort ein Arzt gerufen werden, da der Patient wahrscheinlich gegen Schock und Dehydration behandelt werden muß. In der Zwischenzeit besteht die oberste Priorität darin, den verbrannten Bereich so schnell wie möglich zu kühlen, während man auf Hilfe wartet. Tauchen Sie die verbrannte Körperstelle mindestens 10 Minuten lang in kaltes Wasser oder lassen Sie, falls dies nicht möglich ist, kaltes Wasser darüber laufen. Wenn Sie die Möglichkeit zum Eintauchen haben, geben Sie 2–3 Teelöffel **Ringelblumentinktur** in das Wasser.

Leichte Verbrennungen können, nachdem sie gekühlt worden sind und die schlimmsten Schmerzen nachgelassen haben, wirksam mit Kräuterarzneien behandelt werden. Bedenken Sie jedoch, daß das Infektionsrisiko bei stark geschädigter Haut sehr hoch ist. Applizieren Sie kalte Kompressen, die in einer Flüssigkeit aus abgekochtem Wasser und 2–3 Teelöffeln Ringelblumentinktur eingeweicht worden sind. Oder machen Sie einen **Kamillenaufguß**: abkühlen lassen und applizieren.

Das Gel aus den dicken, gräulich-grünen Blättern der **Aloe Vera** wird seit Jahrhunderten als Volksarznei für Verbrennungen, Schnitte und Hautprobleme benutzt. Zur Zeit ist diese Pflanze Gegenstand intensiver Forschungen von Dermatologen. Eine der Theorien besagt, daß die Aloe Vera das eng am Kern einer schweren Verbrennung gelegene Gewebe retten kann, indem sie das Freiwerden einer bestimmten Substanz hemmt, die für das Absterben von Zellen und die Bildung bleibender Narben verantwortlich zu sein scheint. Aloe beschleunigt ferner den Heilungsprozeß und stimuliert das Wachstum von neuem Gewebe.

Sie können auch unverdünntes ätherisches **Lavendelöl**, **Beinwurz**- oder Ringelblumensalbe anwenden. **Teebaumöl** hat eine milde analgetische Wirkung, die bei Verbrennungen und Verbrühungen für sofortige Linderung sorgen kann. Seine antiseptische Eigenschaft verhindert Infektionen. Benutzen Sie entweder das unverdünnte Öl oder, bei einem leichten Fall, eine Teebaumcreme. Das folgende Rezept stellt eine wirksame Therapie der Volksmedizin gegen Verbrennung dar: Man nimmt dazu **Kohlblätter**, entfernt die Strünke in der Mitte, taucht die Blätter in kochendes Wasser, zerdrückt sie anschließend mit einer Teigrolle und befestigt das Ganze mit einer Bandage an der betroffenen Stelle.

Auch die Anwendung von **Johanniskraut** ist zu empfehlen.

Erkältungen

Es gibt einen Zeitpunkt, an dem man eine Erkältung im Keim ersticken kann: Wenn man das erste warnende Frösteln verspürt. Handeln Sie sofort, und die Erkältung stellt sich vielleicht gar nicht erst ein. Sie müssen zur Erhöhung der Körpertemperatur und zur Transpirationsförderung nur rasch Ihren Kreislauf ankurbeln, und mit ein bißchen Glück schwitzen Sie die Erkältung aus, bevor sie sich im Körper festsetzt. Es gibt zu diesem Zweck zahlreiche bewährte Methoden – treffen Sie Ihre Wahl. Jean Palaiseul berichtet, daß die Griechen mit einer Tasse sehr heißem, schwarzem Kaffee zu Bett gehen, in den sie den Saft einer **Zitrone** geben. Sie können auch eine große **Zwiebel** zerhacken und sie mit einem Stückchen Butter, etwas Salz und einem halben Liter Wasser in eine Pfanne geben. Bis zum Kochen simmern lassen, eine Prise **schwarzen Pfeffer** oder **Cayenne** hinzugeben und so heiß wie möglich essen.
Versuchen Sie es einmal mit der folgenden Rezeptur aus der Ayurveda-Medizin: 2 1/2 Zentimeter frische **Ingwerwurzel** 10 Minuten lang in 500 ml Wasser abgedeckt simmern lassen und mit Honig süßen. Trinken Sie davon alle 2–3 Stunden eine heiße Tasse. Oder simmern Sie 2–3 Eßlöffel getrockneten Ingwer in einem Liter Wasser, geben Sie das Ganze in ein sehr heißes Bad und gehen Sie danach sofort mit einem Aufguß **schwarzen Holunder**tees ins Bett – noch besser ist es, wenn man zu gleichen Teilen schwarzen Holunder, **Pfefferminz** und **Schafgarbe** nimmt. Inhalieren Sie mit ätherischem **Eukalyptusöl**, um eine Ausbreitung der Infektion auf Ra-

chen und Lungen zu verhindern, oder verwenden Sie zum gleichen Zweck **Benzoe** bzw. **Lavendel**.
Nehmen Sie vor dem Schlafengehen ein Fußbad mit **schwarzem Senf** (siehe »Der Atmungsapparat«, S. 281). Fußbäder mit schwarzem Holunder oder **Lindenblüten** sind ebensogut. Man macht dazu einen doppelt starken Aufguß mit einem der Kräuter oder mit beiden und gibt sie statt des Senfs in das Fußbad. Essen Sie reichlich **Zwiebeln**, **Knoblauch**, **Lauch** und **Möhren**.

Lippenherpes

Dieser wird durch das Herpes-Simplex-Virus ausgelöst, das sich im Körper eines jeden befindet, der einmal Windpocken hatte. Der Ausbruch von Herpes ist gewöhnlich ein Zeichen dafür, daß Sie überlastet sind. Ich bin Patricia Davis zu Dank verpflichtet, in deren Buch »Aromatherapy: an A-Z« ich das einzige Mittel gegen Lippenherpes gefunden habe, das mir immer sofort geholfen hat.
Geben Sie 6 Tropfen ätherisches **Teebaum-** und **Eukalyptusöl** auf ein paar Teelöffel Gin oder Wodka. Tragen Sie diese Mixtur beim ersten Verdacht auf dieses ominöse leichte Brennen 3- bis 4mal täglich mit einem Baumwollbausch auf. Die Bläschen trocknen bald aus, und die Heilung kann mit einer Lotion unterstützt werden, die aus ein wenig in Wasser aufgelöster **Ringelblumen-** oder **Johanniskrauttinktur** besteht.
Was dem einen hilft, wirkt beim anderen noch lange nicht, daher gebe ich Ihnen noch ein paar weitere Tips zum Experimentieren: Versuchen Sie unverdünntes **Aloe-Vera-Gel** oder unverdünnten Aloe-Vera-Saft, unverdünntes **Lavendelöl** sowie **Hamamelis** in Verbindung mit **Myrrhetinktur**.

Genitalherpes, das Werk eines nahe verwandten Bazillus, ist ein Fall für den Arzt. Falls das Jucken und Brennen Sie zum Wahnsinn treibt, sollten Sie pures **Teebaumöl** auf die kleinen Bläschen tupfen. Sie können auch 25–30 Tropfen des Öls in ein Bad geben oder 10–12 Tropfen davon auf 500 ml abgekochtes oder gereinigtes Wasser und den gesamten befallenen Bereich damit einsprühen.

Erkältungen

Erkältungen müssen im Keim erstickt werden, sonst können Sie als schlimmer Fall von Bronchitis enden. Dampfinhalationen mit ein paar Tropfen in Wasser aufgelöstem ätherischem Öl wirken nicht nur lindern auf die gereizten Schleimhäute, sondern hemmen auch die Verbreitung von Bakterien und Viren. Die erste Wahl ist **Eukalyptus**, gefolgt von **Lavendel** und **Benzoe**. Und die folgende Medizin ist in Rußland sehr beliebt: Zerkleinern Sie 2–3 dicke **Knoblauchzehen**, geben Sie sie in eine Tasse, setzen Sie 3–4 Eßlöffel Honig hinzu und lassen Sie das Ganze ein paar Stunden oder über Nacht stehen. Der dünne, seltsam schmeckende Sirup soll teelöffelweise alle 2–3 Stunden eingenommen werden.
Die Wurzel des **Echten Alant** ist ein unschätzbares Kraut bei allen Problemen mit den Atemwegen. Sie ist ein starkes Antiseptikum, das lindert, beruhigt und den Schleim löst, sowie ein gutes Allgemeintonikum gegen Mattigkeit und Schwäche. Ferner ist sie ein nützliches Harntreibmittel, das durch die Förderung der Ausscheidungstätigkeit bei der Beseitigung von Infektionen hilft. Simmern Sie 10–20 g der Wurzel 15 Minuten lang abgedeckt in einem Liter Wasser und trinken Sie davon täglich 2–3 Tassen mit Honig gesüßt. Oder gurgeln Sie

mit warmem Wasser, in das Sie vorher 4–5 Tropfen **Propolistinktur** gegeben haben.

Schnitte, Wunden, wunde Stellen und verschmutzte Schürfwunden

Im Laufe der Jahre habe ich garantiert schon kiloweise **Ringelblumensalbe** verbraucht. Sie stoppt den Schmerz, desinfiziert, hemmt Entzündungen und beschleunigt den Heilungsprozeß, wie jedes Mitglied meiner Familie Ihnen aus eigener Erfahrung bestätigen kann. Sie hilft bei einem Dutzend verschiedener Notfälle, wie z. B. bei infizierten Ohrlöchern, Papierschnitten – sie können äußerst schmerzhaft sein – aufgeschürften Knien, nässenden Ekzemen an den Fingern und bei der Nachbehandlung von Abszessen. Eine hervorragende Wirkung hat auch **Beinwurzsalbe**, da sie eine schnelle Heilung fördert und die Bildung von Narben verhindert. Das antiseptisch wirkende **Teebaumöl** schmerzt weder, noch beschädigt es das Gewebe – im Gegensatz zum Jod, vor dem wir als Kinder so schreckliche Angst hatten —, sondern stimuliert lokal die Blutzirkulation, wodurch die Heilung beschleunigt wird. Da es auch eine leicht betäubende Wirkung hat, beseitigt es zudem die Schmerzen.

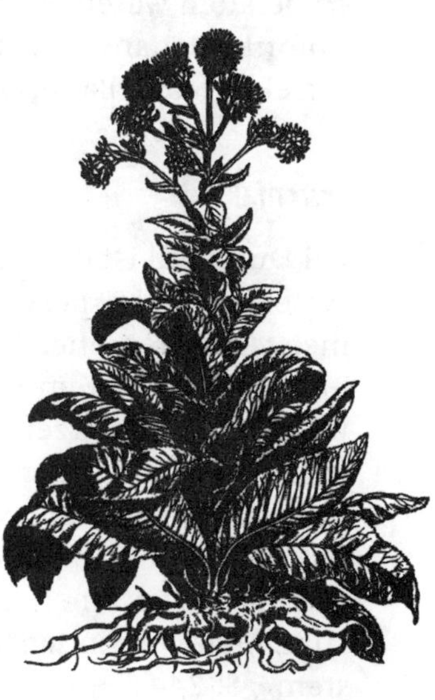

Danach bedeckt man die Verletzung mit Kompressen, die in einer Lösung aus Teebaum und Wasser eingeweicht werden. Man kann zur leichteren Anwendung auch ein paar Tropfen Teebaumöl mit einer milden Creme mischen. Ein weiteres nützliches Antiseptikum ist **Propolistinktur**.

Wenn Sie zur Behandlung der Wunde oder Abschürfung keines dieser Mittel zur Hand haben, sollten Sie Honig nehmen, ein altes Volksheilmittel für offene Geschwüre und infizierte Wunden. Jean Carper berichtet von einem britischen Chirurgen, der 1970 öffentlich machte, daß er regelmäßig nach Krebsoperationen Honig auf die offenen Wunden gab. Er beobachtete, daß die Wunden schneller heilten und in geringerem Maße von Bakterien befallen waren als diejenigen, die mit normalen Antibiotika behandelt wurden. Im Reagenzglas tötete Honig eine große Bandbreite von Infektionserregern ab.

Durchfall

Bei Durchfall ist das leistungsfähige Abfallentsorgungssystem Ihres Körpers in Aktion. Er bringt daher in den meisten Fällen eher eine Lösung als ein weiteres Problem. Bei schwerem Durchfall, wenn Blut im Stuhl ist, wenn sich Schmerzen oder Fieber einstellen oder wenn er länger als 2 Tage anhält, sollten Sie einen Arzt aufsuchen. Leichtere Fälle werden in der Regel durch fremde Bakterien im Trinkwasser verursacht und durch lange Nächte sowie einen unsoliden Lebenswandel begünstigt. Arzneien finden Sie im Kapitel »Das Verdauungssystem«, S. 244.

Hier sind noch ein paar andere Mittel, die Sie ausprobieren können. Essen Sie Heidelbeeren, falls Sie welche finden oder kaufen können. Trinken Sie Ihren normalen

Tee kalt, ohne Milch und Zucker – seine adstringierenden Gerbsäuren können hilfreich sein. Essen Sie **Knoblauch** oder schlucken Sie Knoblauchkapseln, um bakteriellen Infektionen entgegenzuwirken. Oder trinken Sie **Preiselbeersaft**. Simmern Sie 25 g sorgfältig gewaschenen braunen **Reis** etwa eine Stunde lang in einem Liter Wasser, in das Sie einen Teelöffel Salz geben. Dann durchseihen und das milchige Wasser schlürfen – alle 2–3 Stunden eine kleine Tasse voll. (Vgl. »Das Verdauungssystem«, S. 244.)

Ohrenschmerzen

Ohrenschmerzen müssen beim allerersten Anzeichen behandelt werden, wenn sie mit Hilfe der folgenden Arzneien rasch beseitigt werden sollen: dem Öl des **Wollkrauts** oder dem Inhalt einer **Knoblauchperle**. Sterilisieren Sie einen Teelöffel und eine Pipette in einem Topf mit kochendem Wasser. Geben Sie 4–5 Tropfen von einem der Öle auf den Teelöffel, warten Sie, bis das Öl angenehm warm – nicht heiß – ist und tröpfeln Sie es dann in das betroffene Ohr. Das Ohr mit einem kleinen Wattepfropfen verschließen und die Prozedur nach 3 Stunden sowie vor dem Schlafengehen wiederholen.
Die amerikanische Naturheilkundlerin Brigitte Mars macht sich jeden Sommer ihre Ohrentropfen selbst. Sie gibt die frisch gepflückten gelben Blüten des Wollkrauts zusammen mit Knoblauchstückchen in einen sauberen Glaskrug und deckt das Ganze mit **Olivenöl** ab. Der Krug wird mit indischer Baumwolle verschlossen, mit einem Gummiband gesichert und 2 Wochen lang in die Sonne gestellt. Danach seiht sie die Flüssigkeit durch und füllt sie gebrauchsfertig in

Wollkraut in Kombination mit Knoblauch und Olivenöl hilft wirksam gegen Ohrenentzündungen

bernsteinfarbene Tropferflaschen um. Im Kühlschrank gelagert, können sie bis zu 2 Jahre lang aufbewahrt werden. Falls in Ihrer Familie häufig Ohreninfektionen vorkommen, sollten Sie sich dieses Mittel zubereiten, damit Sie es stets zur Hand haben. Manche Anbieter von homöopathischen Arzneien haben Wollkrautöl vorrätig.

Heiße Kompressen mit **Kamillentee** auf dem Ohr lindern die Schmerzen und helfen gegen eine Infektion. Die gleiche Wirkung hat ein wenig Öl, das man mit 1–2 Tropfen ätherischen **Lavendelöls** vermischt und sehr sanft in den Bereich um das Ohr reibt. Erwärmen Sie das Öl vorher, da Wärme bei dieser Art von Schmerzen lindernd wirkt.

Falls diese einfachen Arzneien keine fast unmittelbare Wirkung zeigen und bereits Schmerzen und eine örtliche Entzündung bestehen, sollten Sie unverzüglich die Hilfe eines Arztes in Anspruch nehmen, denn es könnte zu ernsten Komplikationen kommen.

Wenn Sie einen Urlaub am Meer mit Kindern planen, sollten Sie sich vorher Wollkraut- oder Knoblauchöl für die Reise besorgen, weil man beim Schwimmen leicht eine Infektion bekommen kann.

Augen, wund oder gerötet

Die beste Erste Hilfe sind in eiskalten Hamamelis getauchte Baumwollbäusche, die man mindestens 5 Minuten lang auf die geschlossenen Augen legt, während man liegt. Ganz normale, gebrauchte Teebeutel erfüllen den Zweck fast genauso gut. Falls es in Ihrer Familie einen Heuschnupfengeplagten gibt, sollten Sie sich angewöhnen, sie zum Kühlen im Kühlschrank zu sammeln. (Vgl. zum Thema: »Augen«, S. 167.)

Lebensmittelvergiftung

Siehe Durchfall, S. 364.

Kater

Der Grund, warum sprudelnde Getränke gegen die Leiden eines Katers helfen, besteht darin, daß sie alkalisierend sind. Den Morgen danach befinden Sie sich in einem sehr »sauren Zustand«. Es gibt jedoch auch andere Methoden. Michael von Straten - ein Naturheilkundiger mit Verständnis für menschliche Schwächen - erzählte mir von der **Knoblauchkur**, zu der man im alten Rom nach bacchantischen Orgien griff. Schälen Sie alle Zehen einer schönen großen Knoblauchzwiebel und geben Sie sie in einen Topf mit 300 ml Rotwein. Zum Kochen bringen, 20 Minuten simmern lassen, durchseihen und mit Ihrem Leidensgenossen oder Ihrer Leidensgenossin teilen. Der Erfolg dieser Methode beruht nicht darauf, daß man mit dem anfangen soll, womit man aufgehört hat: Der Alkohol verdampft nämlich dabei. Die verbleibenden Gerbsäuren und der wundertätige Knoblauch sind das Geheimnis.
Eine makrobiotische Kur besteht darin, eine **Umeboshi-Pflaume** - die in der Tat sehr alkalisierend ist - 5 Minuten lang in heißem Wasser oder in Bancha-Tee einweichen zu lassen. Danach den Tee bzw. das Wasser schlürfen und die Pflaume essen.
Ein Aufguß mit **Lavendelkraut** und -blüten kann auf vielfältige Weise helfen. Er lindert das angsterregende Klopfen, beruhigt den Darm, unterstützt die Leberfunktion und wirkt positiv auf den angeschlagenen Körper und die schlechte Stimmung. Das Öl der **Nachtkerze** ist extrem wirksam bei der Vorbeugung eines Katers, wenn man vor dem Schlafengehen 4–6 Kapseln davon nimmt.

Noch besser ist es, schon vor dem Ausgehen 4 zu schlucken und ein paar weitere auf dem Weg nach Hause. Am nächsten Morgen eingenommen, sind sie nicht ganz so effektiv, können aber trotzdem eine Menge Schaden abwenden.

Kopfschmerzen

Kopfschmerzen haben vielerlei Ursachen. Nach meiner Erfahrung sind Kopfschmerzen bei Kindern häufig die Folge einer Verdauungsstörung, und schon das langsame Schlürfen von warmem Wasser kann dagegen helfen. **Kamillen**-, **Lindenblüten**- oder **Pfefferminz**tee sind noch bessere Heilmittel.
Falls Sie die Zeit dazu haben, sollten Sie sich in ein warmes Bad legen, in das Sie einen doppelt starken Aufguß mit Rosmarin oder Lavendel, die ätherischen Öle einer der beiden Pflanzen oder das ätherische Öl der **Pfefferminze** geben. Ein sehr heißes Fußbad hilft häufig, weil es das Blut aus dem Kopf nach unten zu den Füßen zieht. Mischen Sie Rosmarin-, Lavendel- oder Lindenblütentee hinein. Eiskalte Kompressen auf Stirn und Nacken lindern ebenfalls. Geben Sie 1 oder 2 Tropfen Lavendel-, Rosmarin- oder Pfefferminzöl in das Wasser, das Sie für die Umschläge verwenden.
Wenn die Kopfschmerzen von einem schlimmen Sturz oder Schlag herrühren, sollten Sie unverzüglich professionelle Hilfe in Anspruch nehmen, vor allem bei ungewöhnlich scharfen oder starken Schmerzen.
Zu dem Thema: »Migräne oder Kopfschmerzen« siehe S. 278.

Schluckauf

Essen Sie **Fenchelsamen**, oder bereiten Sie sich ein Dekokt daraus und schlürfen Sie dieses langsam. Essen Sie sehr langsam einen Teelöffel Zucker. Kauen Sie das Blatt eines **Teestrauchs**, es wirkt krampflösend. Versuchen Sie es mit einem Aufguß **Katzenminzetee**. Falls ein Freund oder eine Freundin in der Nähe ist, können Sie auch sehr langsam einen Teelöffel Apfelessig schlürfen, während man Ihnen die Ohren zuhält.

Heiserkeit

Sie kann die Folge eines schlimm entzündeten Rachens (siehe unten, S. 375) oder ein Problem bei der Stimmerzeugung sein. Gurgeln Sie mit **Selleriesaft**. Halten Sie ihn so lange wie möglich in Kontakt mit Ihrem Rachen. Geben Sie 2–3 Eßlöffel des Safts auf ein Glas heißes Wasser und trinken Sie dies 3mal täglich.
Versuchen Sie das gleiche mit **Möhrensaft**. Trinken Sie **Thymiantee**: Kochen Sie einen Zweig dieses Krauts eine Minute lang in einer Tasse voll Wasser, stellen Sie den Herd ab und lassen Sie das Ganze abgedeckt 10 Minuten ziehen. Mit Honig süßen und 3mal täglich trinken.
In einem kleinen Buch mit dem Titel »The Complete Cider Vinegar« habe ich eine Arznei gegen einen heiseren Rachen gefunden, die angeblich für sofortige Abhilfe sorgt, wenn Sie in der Öffentlichkeit auftreten müssen »und Ihre Stimme ist kaum lauter als ein Flüsterton«. Nehmen Sie dazu 275 ml Apfelessig, 100 g Honig, 25 g roten Salbei und 15 g Selbstheiler (Händlernamen finden Sie unter »Nützliche Adressen«, S. 384). Erhitzen Sie den Apfelessig mit den Kräutern bis kurz vor dem Kochen, nehmen Sie ihn dann von der Hitzequelle und lassen Sie ihn abkühlen.

Nach 24 Stunden abseihen, den Honig hinzugeben, durch Verrühren auflösen, in eine Flasche abfüllen und sicher verschließen. Verwenden Sie 2 Teelöffel auf ein halbes Glas Wasser. (Selbstheiler ist ziemlich schwierig zu bekommen, daher müssen Sie es vielleicht mit rotem Salbei allein probieren.)

Verdauungsstörungen

Falls Sie häufig an Verdauungsstörungen leiden, sollten Sie Ihre Ernährung grundsätzlich unter die Lupe nehmen. Lesen Sie das Kapitel »Das Verdauungssystem« auf S. 244 durch.
Wenn es Sie nur hin und wieder einmal erwischt, können Sie je nachdem, was Sie gerade zur Hand haben, eines der folgenden Mitteln nehmen. Eine Tasse **Kamillentee** beruhigt und lindert. **Pfefferminztee** hilft gegen Krämpfe, Blähungen und Völlegefühl. Abgedeckt in einer Tasse voll Wasser gesimmerte **Dillsamen** lindern eine Kolik. Den gleichen Zweck erfüllt eine 2,5 cm große **Zimtstange**, die man abgedeckt in einer Tasse voll Wasser 10 Minuten simmern läßt. Schlürfen Sie einen **Rosmarinaufguß** gegen Magenschmerzen, einen **Mädesüßaufguß** gegen Sodbrennen und einen **Fenchelaufguß** zur Unterstützung der Verdauung nach dem Essen.

Grippe

Zu Anfang dieses Jahrhunderts war die **Zimtkur** den Ärzten als wirksame Methode zur Unterdrückung einer Grippe im Anfangsstadium wohlbekannt. In »Britischen Pharmazeutischen Kodex« von 1911 ist Zimtöl als Mittel mit antiseptischen Eigenschaften aufgeführt. Es heißt

dort: »Es wird auf Zucker oder als Spiritus Cinnamonii gegen Erkältungen und Grippe verabreicht, und man hat festgestellt, daß große Dosen (etwa 10 Minims - brit. Apothekermaß = 0,059 ml - alle 2 Stunden) bei Grippe innerhalb von 12 Stunden für Besserung sorgen.«
In seinem Buch »Kitchen Physic« (Küchenarzneien), das 1910 veröffentlicht wurde, erläutert Dr. Fernie die Zimtbehandlung und zitiert dabei einen Dr. Ross aus Manchester: »In den Fällen, bei denen innerhalb 4–5 Stunden nach Beginn des Anfalls mit der Zimtbehandlung begonnen wurde, habe ich festgestellt, daß die Patienten gewöhnlich innerhalb von 48 Stunden wieder Ihren Pflichten nachgehen konnten... Meine Erfahrung hat mich zu der Überzeugung geführt, daß kein Patient länger als allerhöchstens 5–6 Tage auf der Krankenliste stehen muß, wenn er sofort und systematisch behandelt wird, selbst wenn es sich um einen sehr starken Fall handelt ... in jedem auf diese Weise und innerhalb von 24 Stunden nach Ausbruch der Krankheit behandelten Fall ist der Patient spätestens 5 Tage nach Beginn der Behandlung an seinen Platz in der Gesellschaft zurückgekehrt, und es hat keinen Fall gegeben, der mir durch Komplikationen irgendwelcher Art Probleme bereitet hat.« Die Behandlung besteht aus den folgenden Maßnahmen: Man verabreicht 1–2 Teelöffel einer Tinktur in 2 Eßlöffeln Wasser oder 12 ml des Dekokts über die Dauer von 2 Stunden, und zwar jede halbe Stunde. Danach stündlich, bis die Temperatur sich normalisiert. Die Tinktur wird hergestellt, indem man 75 g zerstoßene Zimtrinde auf eine Flasche Branntwein gibt und eine Woche lang einweichen läßt.
Dr. Valnet empfiehlt eine andere Version der Zimtbehandlung. Geben Sie eine halbe ausgepreßte Zitrone, einen Eßlöffel Honig und ein großes Glas heißes Wasser,

in dem ein kleines Stück Zimtstange sowie eine Gewürznelke 2–3 Minuten lang gekocht wurden, auf ein Schlückchen Whisky – 20 Minuten ziehen lassen. Wie Dr. Ross und der Britische Pharmazeutische Kodex herausstellen, betont jedoch auch Valnet, daß diese Behandlung nur dann gegen Erkältungen und Grippe wirkt, »wenn damit sofort nach Auftreten der ersten Symptome begonnen wird«.

Eine Grippe beginnt genau wie eine Erkältung häufig mit einem Kälteschauer. Falls dies er Fall ist, befolgen Sie die obigen Ratschläge gegen Erkältungen. Trinken Sie zur Linderung der mit einer Grippe verbundenen Schmerzen **Wasserdost-Tee**. Oder simmern Sie 2 Teelöffel **Fenchelsamen** 10 Minuten lang in einer Tasse Wasser und trinken Sie dies. Auch **Ingwer-, schwarzer Holunder-, Lindenblüten-** und **Pfefferminztee** helfen.

Für die Halsentzündung, die häufig mit einer Grippe verbunden ist, siehe S. 375.

Insektenbisse und -stiche

Ich gehöre zu den vom Pech verfolgten Menschen, die jede Mücke und Stechmücke in der Umgebung anzuziehen scheinen, während mein Mann stets unbehelligt bleibt. Ich habe daher auch reichlich Gelegenheit gehabt, verschiedene Mittel gegen Insektenbisse an mir selbst auszuprobieren. Unter Berücksichtigung der Tatsache, daß – wie bei Lippenherpes – nicht alle Mittel, die dem einem helfen, auch dem anderen helfen, möchte ich Ihnen im folgenden meine persönlichen Erfahrungen vorstellen. Als das beste Mittel erwies sich für mich eines, das ich schließlich während eines Urlaubs mit besonders schlimmer Mückenplage selbst entwickelt habe.

Wegerich ist, wie Sie in allen alten Kräuterbüchern nachlesen können, ein großartiges Kraut zur Giftbekämpfung und somit eine wundervolle Arznei gegen alle möglichen Bisse und Stiche. Es ist außerdem das am weitesten verbreitete Unkraut. Ähnlich häufig ist der Ampfer zu finden – und jedes Kind weiß, wie gut Ampfer gegen Brennesselstiche ist. Ich pflückte also eine Handvoll der jüngsten und grünsten Wegerich- und Ampferblätter, wusch und trocknete sie, schnitt sie klein, gab sie in ein Gefäß mit Schraubverschluß, füllte ihn mit Wodka auf und ließ das Ganze eine Woche lang einweichen, wobei ich den Krug von Zeit zu Zeit schüttelte. (Alkohol vom Apotheker wäre billiger gewesen, aber es war keiner in der Nähe.) Der Wodka verwandelte seine Farbe langsam in ein tiefes Smaragdgrün. Die so hergestellte Arznei stellte sich als sehr wirksam heraus, nachdem ich sie auf die Einstichstellen gestrichen hatte, und auch die auf die Stiche geriebenen zerstoßenen Blätter erfüllten ihren Zweck. Wenn ich einen Mixer zur Hand gehabt hätte, hätte ich einige Blätter mit 2 Eßlöffeln Wodka dort hinein gegeben und dann eine zusätzliche Menge Wodka eingefüllt, bevor das Ganze in den Krug gekommen wäre.

Eiskalter **Hamamelis** wirkt gerade dann extrem lindernd, wenn das Stechen und Brennen am schlimmsten ist. Reines **Lavendelöl** kann auch helfen. Oder geben Sie je 5 Tropfen **Lavendel-** und **Teebaumöl** auf einen Eßlöffel Oliven-, Sonnenblumen- oder Mandelöl und reiben Sie den Biß sanft damit ein.

Mutterkraut-Tinktur soll bei Schmerzen und Schwellungen durch Insekten- oder Ungezieferbisse für sofortige Linderung sorgen. Sie wird genau wie meine oben beschriebene Ampfer- und Wegerichtinktur hergestellt.

Laut Dr. Vogel ist auch eine **Efeutinktur** ein gutes Mittel. Pflücken Sie ein paar frische, junge Blätter, hacken oder schneiden Sie sie sehr klein und lassen Sie sie 1 oder 2 Wochen lang in Alkohol ziehen. Dann durch ein Sieb pressen, filtern, in eine Flasche füllen und bei Bedarf auf die betroffene Stelle tupfen. Sie können es auch mit frisch gepreßtem **Ingwersaft** versuchen oder die Körperstelle mit einer **Zwiebelscheibe** einreiben. Zerstoßene **Gartenrautenblätter** sollen ebenfalls sehr wirksam sein. Das gleiche gilt für den Saft des **Hauswurz** (Dachwurz), wenn man auf einer Seite der dicken Blätter die dünne Haut abzieht. In purem Zustand appliziertes Teebaumöl wirkt bei manchen Menschen Wunder. Auch das ätherische Öl der **Geranie** hilft in einigen Fällen – man nimmt dazu 2–3 Tropfen und vermischt sie mit ein wenig Öl. **Ringelblumentinktur** zeigt sich in allen Fällen lindernd und beruhigend. Falls Sie **Johanniskrautöl** haben, sollten Sie es auch damit versuchen.

Junges Efeu wirkt Wunder gegen Insektenbisse oder -stiche

Manche Menschen reagieren sehr heftig auf Bienen- und Ameisenstiche und benötigen eventuell medizinische Hilfe. Behandeln Sie Bienenstiche – der Stachel muß entfernt werden – mit Zwiebelsaft, Lavendelöl, Hamamelis, doppelkohlensaurem Natron in eiskaltem Wasser (tauchen Sie den betroffenen Bereich hinein), Apfelessig oder der oben erwähnten Wegerich- und Ampfertinktur. Behandeln Sie Wespenstiche mit Teebaumöl, Zitronensaft, der Wegerich- und Ampfertinktur oder Lavendelöl.

Falls Sie sich nach einem Stich oder einer Reihe von Moskitobissen wirklich krank fühlen sollten, da das Gift sich rasch in Ihrem Körper verteilt, ist ein Aufguß mit Wegerichblättern das probateste Gegenmittel. Trinken Sie täglich 2–3 Tassen davon.

Das beste Mittel gegen Bisse und Stiche ist natürlich, sie von vornherein zu verhindern (siehe dazu: »Insektenvertreiber«, S. 23).

Nasenbluten

Machen Sie nach dem folgenden Rezept einen starken **Schafgarbenaufguß**. 2 Teelöffel 10 Minuten in einer Tasse mit heißem Wasser ziehen und abkühlen lassen. Ein Stück Baumwollstoff oder Watte in dem Aufguß einweichen lassen und die Nase damit verschließen. 2–3 **Brennesselblätter** zerstoßen, den Saft mit einem Stück Baumwolle auftunken und den Baumwollstoff (Watte) vorsichtig in das Nasenloch einführen. Oder eine kalte **Hamameliskompresse** auf die Nase legen und eine weitere in den Nacken. Sie können auch ein Stück Baumwolle in die Nase einführen, das Sie vorher in frisch gepreßtem **Zitronensaft** eingeweicht haben. Falls die Blutung anhält oder falls Sie häufiger damit zu tun haben, sollten Sie ärztliche Hilfe in Anspruch nehmen.

Gifte

Fragen Sie Ihren Hausarzt nach der Adresse der nächstgelegenen Giftberatungsstelle.

Halsschmerzen

Die klassische Arznei gegen Halsschmerzen ist **Roter Salbei**. Einen Aufguß machen, durchseihen, einen Schuß Apfelessig hinzugeben und 5 Minuten lang gurgeln, wobei die Flüssigkeit möglichst engen Kontakt zum Hals haben sollte. Trinken Sie ferner Salbeitee. **Schwarze Johannisbeeren** wirken infektions- und entzündungshemmend. Lassen Sie einen Löffel voll gründlich zerstoßener Beeren 10 Minuten lang in einer Tasse voll heißem Wasser einweichen. Langsam trinken und die Früchte essen. **Propolis** hat starke antiseptische Eigenschaften, wirkt örtlich betäubend und beschleunigt die Regeneration des Gewebes. Es ist besonders für seine Wirksamkeit im gesamten Mund- und Rachenbereich bekannt.

Verstauchungen und gezerrte Muskeln

Falls das gestauchte Gelenk sehr stark anschwillt oder die Schmerzen sich nach einigen Behandlungen nicht bessern, sollte es ärztlich untersucht werden, um sicherzugehen, daß es sich nicht um eine Fraktur handelt. Eine Eispackung sorgt für sofortige Linderung. Michael van Straten rät seinen Patienten, einen Beutel sorgfältig markierter, gefrorener Erbsen zu verwenden – und wiederzuverwenden. Danach soll man einen Baumwollbausch applizieren, der in einem der folgenden Mittel eingeweicht worden ist: Purer **Hamamelis**, eine Lösung mit **Arnika-**, **Ringelblumen-** oder **Johanniskrauttinktur**, 2 Teelöffel eines dieser Kräuter in einer Tasse sehr kaltem Wasser oder ein **Wegerichaufguß**.

Befestigen Sie den Bausch mit einem Verband und befeuchten Sie ihn von Zeit zu Zeit erneut mit der Lotion. Wenn die stärksten Schmerzen abgeklungen sind, sollten Sie das folgende ausprobieren: 2–3 Tropfen **Lavendel-** oder **Kamillenöl** auf ein wenig mildes Öl geben und sanft auf die Haut streichen. Oder applizieren Sie einen Wickel mit zermahlener und ein wenig Wasser oder einem Kamillenaufguß zu einer Paste gemischten **Beinwurzwurzel**. Mann kann auch 2–3 **Kohlblätter** waschen, die mittlere Rippe entfernen, die Blätter sanft mit

einer Teigrolle zerdrücken und mit einem Verband befestigen. Diese Wickel sollten fest, aber nicht zu eng bandagiert und mehrere Stunden oder über Nacht anbelassen werden.
In Indien, wo die **Gelbwurzel** ein beliebtes Hausmittel ist, mischt man einen Teelöffel zerstoßene Gelbwurzel mit ein wenig Honig und bestreicht die Verstauchung damit 2mal täglich.
Ein Newcomer auf diesem Gebiet ist die **Aloe Vera**, die in den USA inzwischen von vielen Trainern zur Behandlung von zahlreichen Sportverletzungen wie Verstauchungen und Zerrungen benutzt wird. Man ist der Meinung, daß sie sehr schnell in die Haut eindringt und die Entzündungsgefahr verringert. Verbessern Sie die Zellheilung, indem Sie bei den ersten eiskalten Kompressen Aloe-Vera-Gel benutzen und es zusätzlich 2- bis 3mal täglich auf die verletzte Stelle reiben.

Steifheit

Wenn Sie mit einem steifen Nacken oder einer Schulter aufwachen, ist **Ingwer** eine erstklassige Arznei. Erwärmen Sie ein wenig Öl in einer Pfanne und raspeln Sie etwas frische Ingwerwurzel hinein, falls Sie sie zu Hause haben. Ansonsten können Sie auch einen Teelöffel Ingwerpulver nehmen. Belassen Sie es 10 Minuten lang in dem warmen Öl und reiben Sie es dann in die Haut. Oder nehmen Sie ein wenig erwärmtes **Johanniskrautöl** oder einen Eßlöffel irgendeines milden Öls, in das Sie 6 Tropfen ätherisches Lavendel- oder Rosmarinöl geben.

Sonnenbrand

Siehe unter Verbrennungen. Sonnenbrände zieht man sich jedoch fast immer dann zu, wenn man weit weg von zu Hause ist (nehmen Sie beim nächsten Mal eine Reiseapotheke mit Kräuterarzneien mit). Zuallererst muß der Bereich gekühlt werden. Falls ein großer Teil Ihres Körpers betroffen ist, stellen Sie sich 10 Minuten unter eine kalte Dusche. Dies verhindert zumindest, daß der Sonnenbrand sich verschlimmert. Lassen Sie sich von einem Freund oder einer Freundin **Kamillentee** besorgen – die meisten Bars am Mittelmeer haben ihn. Lassen Sie den Tee abkühlen und bestreichen Sie die verbrannten Bereiche damit. Die meisten Apotheker in Frankreich, Italien und Spanien führen **Lavendelöl** – ebenfalls ein hilfreiches Mittel.

Zahnschmerzen

Zahnschmerzen haben häufig gar nichts mit den Zähnen zu tun: Es ist der Gaumen, der infiziert ist und schmerzt. Doch über kurz oder lang braucht man doch einen guten Zahnarzt, daher sollten Sie sich umgehend um einen Termin bemühen.

Bei Entzündungen im Mund- und Rachenbereich verschafft Salbeitee Linderung

In der Zwischenzeit können Sie eine der beiden folgenden Arzneien ausprobieren, von denen noch keine bei mir oder irgendjemandem, dem ich sie empfohlen habe, versagt hat.
Weichen Sie einen kleinen Wattebausch in **Ringelblumentinktur** ein und drücken Sie ihn gegen den betroffenen Zahn oder Gaumen. An Ort und Stelle festhalten und von Zeit zu Zeit neu befeuchten, bis die Schmerzen verschwinden. Sie werden um den betupften Bereich vermutlich ein etwas komisches Gefühl in ihrer Mund-

schleimhaut verspüren, das aber vergeht. Es ist nichts, über das man sich Sorgen machen müßte.
Nelkenöl aus der Apotheke ist sehr stark. Meiner Erfahrung nach ist es sicherer und genauso wirksam, wenn man es durch Beißen und Kauen aus einer ganzen Nelke herauslöst. Nehmen Sie die Nelke an der schmerzenden Stelle zwischen die Zähne und knabbern Sie solange darauf herum, bis Sie sie ganz zerkleinert haben. Spukken Sie den Rest aus, und nehmen Sie, falls notwendig, eine neue Nelke, um sie ebenso zu zermahlen.
Anmerkung: Nehmen Sie nie mehr als 2 Nelken.
Ringelblumen wirken antiseptisch, schmerzlindernd und entzündungshemmend. Nelken sind ein sehr starkes Antiseptikum. Sie wirken sogar wie eine örtliche Betäubung – ich kenne deutsche Zahnärzte, die benutzen in der Tat ein Betäubungsmittel auf Nelkenbasis.
Beide Arzneien packen das Problem in jeglichem Sinne des Wortes an der Wurzel und beseitigen häufig Infektionen im Zahn oder im Gaumen, im Gegensatz zum gewöhnlich verabreichten Aspirin, das Ihnen nur über ein paar Stunden hilft. Machen Sie trotzdem einen Termin beim Zahnarzt aus.

Reisekrankheit

Ingwer ist so außergewöhnlich wirksam gegen jede Art von Reisekrankheit, daß es sich kaum lohnt, noch etwas anders zu erwähnen. Eine bequeme Anwendungsart ist die folgende: Man macht eine kleine Thermoskanne voll **Kamillentee** mit 2 Teebeuteln und 2 Tassen Wasser – 6 Minuten ziehen lassen. Beim Einfüllen in die Thermoskanne durchseihen, etwa 2,5 cm frische Ingwerwurzel hineinraspeln und verschließen. Trinken Sie davon eine kleine Tasse vor der Reise, nehmen Sie die Kanne mit und schlürfen Sie langsam eine weitere Tasse, falls Ihnen übel wird.

Der Kräuterarzneischrank für die ganze Familie

Die im folgenden aufgeführten Arzneien habe ich gerne immer zur Hand. Lagern Sie sie aber stets an einem sauberen, kühlen Ort, außerhalb der Reichweite von Kleinkindern. Sorgen Sie dafür, daß der Erste-Hilfe-Kasten eine Schere, eine Tropferflasche, Verbandsmittel, Packungen mit sterilem, saugfähigem Mull, saugfähige Scharpie, Mulltupfer, Bandagen, ein sauberes Augenwasser und reichlich Watte in Krankenhausqualität enthält.

Ringelblumentinktur: Gegen Verbrennungen, Zahnschmerzen, Schnitte, Abschürfungen und Furunkel. Machen Sie Ihre eigene oder kaufen Sie eine fertig zubereitete: Sie wird unter der Bezeichnung Calendula, dem botanischen Namen für die Ringelblume, verkauft. Die Firma Weleda stellt eine hervorragende Tinktur her, die aus biodynamisch angebauten Pflanzen gewonnen wird.

Ringelblumensalbe: Gegen Schnitte, infizierte, wunde Stellen, Abschürfungen und Wunden. Kaufen Sie sie als anwendungsfertiges Präparat. Auch hier ist die Weleda-Salbe zu empfehlen.

Lavendelöl gegen Schlaflosigkeit: Geben Sie ein paar Tropfen davon ins Bad. Es hilft ferner gegen Insektenbisse, Verbrennungen und Verbrühungen.

Knoblauchperlen oder **Wollkrautöl** bzw. das auf S. 365 beschriebene Wollkraut- und Knoblauchöl: Gegen Ohrenschmerzen und zur Vorbeugung oder Behandlung von Darminfektionen.

Das Öl der **Nachtkerze** in Kapselform: Gegen PMS, Kater und Ekzeme.
Destillierter **Hamamelis:** Gegen Prellungen, Verstauchungen, Insektenbisse, gerötete, juckende Augen - z. B. bei Heuschnupfen - und bei leichten Sonnenbränden. Bei jedem Apotheker erhältlich. Ich bewahre eine große Flasche davon im Kühlschrank auf.
Propolistinktur: Zum Gurgeln gegen Halsschmerzen oder zur Behandlung von schmerzhaften kleinen Geschwüren im Mund und auf der Zunge.
Ätherisches **Eukalyptusöl:** Zum Inhalieren bei Erkältungen, Husten, Rachen- oder Brustinfektionen.
Zusätzlich zu diesen wichtigen Vorräten im Arzneischrank habe ich die folgenden Dinge stets in meiner Küche (zum Kochen und als Medizin):
Getrocknete Kräuter für Aufgüsse: **Brombeer-** oder **Heidelbeerblätter** gegen Durchfall. **Kamille** gegen leichte Verdauungsstörungen und Schlaflosigkeit. **Lindenblüten** für die Nerven, gegen »Schmetterlinge im Bauch« und gegen Schlaflosigkeit. **Schwarzer Holunder** - in Verbindung mit **Pfefferminz** zu Beginn einer Erkältung einnehmen. Wenn Sie genug Platz haben, sollten Sie diese Kräuter in losem Zustand kaufen und in etikettierten Tongefäßen vor Licht geschützt aufbewahren. Alle genannten Kräuter sind auch als Teebeutel erhältlich.

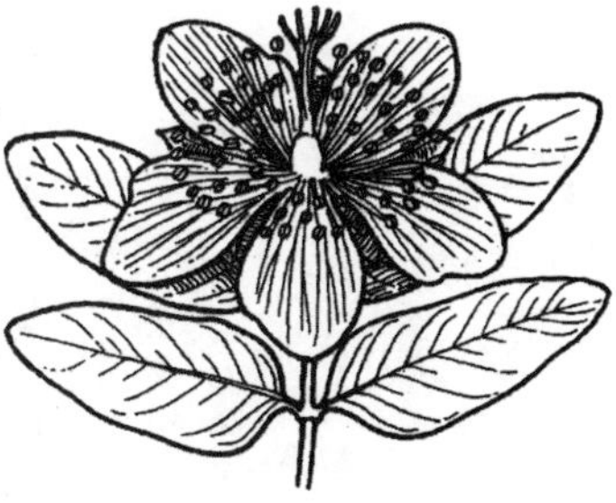

Im Gewürzbord: **Zimtstange** - als Beigabe zu Wintergetränken, zu Beginn einer Erkältung oder Grippe. **Nelken** als Notfallbehandlung bei Zahnschmerzen und als Zu-

satz in heißen Getränken. **Süßholzwurzel** als Beigabe für Wintergetränke, vor allem bei Halsentzündungen.
Frische oder getrocknete Kräuter: **Salbei** zum Gurgeln bei einer Halsentzündung. **Rosmarin** gegen Kopfschmerzen und Niedergeschlagenheit. **Thymian** für die Zubereitung eines antiseptischen Tees, wenn eine Erkältung oder eine Grippe im Anzug ist.
Zusätzlich: **Zwiebeln**, **Knoblauch**, **Möhren**, **Kartoffel**, **brauner, ungeschälter Reis**, frische **Ingwerwurzel.**

Zusammenfassung

Das Wissen um die Heilkraft der Pflanzen wird von Generation zu Generation weitergeben. In den früheren Zeiten waren es oft die Frauen, die diese Aufgaben hatten. Die Schulmedizin mit ihrem enormen wissenschaftlichen Fortschritt hat das alte Wissen lange Zeit verdrängt.
Mittlerweile hat man erkannt, daß auch die Phytologie durchaus daneben bestehen kann, denn sie spricht den Menschen in seiner Ganzheit an und heilt in vielen Fällen genauso gut, aber sanfter. Viele Pflanzen sind zur Behandlung mehrerer Krankheiten und Befindlichkeitsstörungen geeignet. Und sie sind nachweisbar wirksam.
Aufgrund dieser Tatsache können sie auch Nebenwirkungen zeigen. Es ist so von entscheidender Bedeutung, die richtige Auswahl zu treffen und die vorgeschriebene Dosierung einzuhalten. Heilpflanzen sind Arzneien, und lokalisiert sind die Wirkstoffe ganz unterschiedlich: in Blüten, Blättern, Wurzeln, Samen, Früchten oder Rinden.
Die Anwendungsgebiete sind vielfältig, und oftmals können sie die schulmedizinische Behandlung unterstützen oder ergänzen. In jedem Fall ist verantwortlicher Umgang mit Arzneien Grundvoraussetzung. Im Zweifelsfall sollte immer der Arzt oder Heilpraktiker befragt werden.

Anhang

Bibliographie

1. Natürlich essen und kochen

Danner, Helma, Vitalstoffreiche Vollkost – Was ist das?, Düsseldorf 1992
Kallenbach, Ute, Vollwerternährung und Ökolandbau, h.h.
Neumann-Adrian, Edda und Michael, Bio-Einkaufsführer für naturbelassene Lebensmittel, München 1994

2. Aromatherapie und Naturheilverfahren

Au, Franziska von, Hausrezepte gegen alle Krankheiten, München 1994
Bankhaus, Manfred, Naturheilmittel gegen Umweltgifte, München 1991
Frawley, David und Windpferd A., Die Ayurveda-Pflanzenheilkunde, Yoga der Kräuter, Heilbronn 1987
Garland, Der duftende Kräutergarten, München 1988
Henglein, Martin, Die heilende Kraft der Wohlgerüche und Essenzen, München 1985
Hertzka, Gottfried et al., Große Hildegard-Apotheke, Freiburg 1992

Hobbythek, Gesundheit mit Kräutern und Essenzen, Köln 1992
Leibold, Gerhard, Naturheilmittel bei Kinderkrankheiten, Düsseldorf 1992
Messegue, Maurice, Heilpflanzen, München 1988
Meyer-Camberg, Ernst, Das praktische Lexikon der Naturheilkunde, München 1993
Müller, Irmgard, Die pflanzlichen Heilmittel bei Hildegard von Bingen, Freiburg 1990
Pahlow, Manfried, Heilpflanzen, München 1993
ders., Das große Buch der Heilpflanzen, München 1979
Willford, Richard, Gesundheit durch Heilkräuter, München 1991

3. Naturkosmetik

Burczyk, Aggy und Frank, Kosmetiklexikon, Natürliche und synthetische Grund- und Inhaltsstoffe, München 1989
Faber, Susanne, Geheimnisse der Heilkosmetik, München 1993
dies., Das Rezeptbuch für Naturkosmetik, München 1992
Fischer, Monika et al., Kosmetik aus dem Garten, Stuttgart 1993
Hobbythek, Cremes und sanfte Seifen, Köln 1992
Hünemann, Monika et al., Aromakosmetik, h.h.

4. Potpourris

Hillier, Malcom, Potpourri, Köln 1991
Janitek, Valerie, Duftende Geschenke, Köln 1991

Nützliche Adressen

The Herb Society, P.O. Box 599, London SW114RW (Dort können Sie sich Informationen rund um das Thema Kräuter einholen. Die Gesellschaft versendet Broschüren und gibt Lieferadressen weiter. In der Bundesrepublik gibt es leider keine vergleichbare Institution.)
Den erwähnten Kaktus, der die meisten Giftstoffe aus der Luft filtert, können Sie über Abbey Brook Cactus Nursery, Dept. CP., Bakewell Road, Matlock, Derbyshire DE42QJ, Tel. 0044/629/580306 bekommen, und zwar unter dem Stichwort »Cereus peruvianus«. Fragen Sie ansonsten in Ihrer Gärtnerei nach, auf Bestellung ist er auch in Deutschland überall beziehbar.

Potpourris und ihre Lieferanten

Angela Flanders Aromatics, P.O.Box 2222, London E27QB, ist Spezialistin für Potpourris. Sie stellt sie selbst her, und sie genügen daher höchsten Ansprüchen. Achten Sie bei der Auswahl Ihres Potpourris sehr darauf und greifen Sie nicht zu den synthetisch parfümierten, die Sie häufig in Supermärkten oder Drogerien finden.
Zu empfehlen sind auch die Potpourris von Crabtree & Evelyn. Zu beziehen über Firma Heinemann, Büchel 26, 40460 Neuss, Tel. 02131/28116, oder Woodstock Hill, CT 06281, USA

Heilkräuter

G. Baldwin & Co, 173 Walworth Rd, London SE 17 1RW. Tel. 0044/71/703 5550
The Herbary, Prickwillow, Ely, Cambs CB 7 4SJ. Tel. 0044/353/88 456

Cheshire Herbs, Fourfields, Forest Road, Little Budworth, Nr Tarporley, Cheshire CW 6 9ES. Tel. 0044/829/760578

Culpeper Ltd., Hadstock Road, Linton, Cambridge CB1 6NJ. Tel. 0044/223/894054

Barwinnock Herbs, Barrhill, Ayershire KA 26 O RB. Tel. 0044/46/5822338

Neals's Yard Remedies, 3 Golden Cross, Cornmarket St., Oxford OX1 3EU. Tel. 0044/8565/245436

Hewthorn Herbs and Wild Flowers, Simkins Farm, Adbolton Lane, West Bridgford, Notts NG2 5AS. Tel. 0044/602/812861

Die genannten Lieferanten haben in der Regel einen Katalog, den man anfordern kann. Zu bestellen sind dort die Kräuter selbst und alle möglichen Produkte, die die Anwendung leichter machen.

Für Deutschland siehe Adressen unter »Biokost und organisch gewachsenes Gemüse«.

Aromatherapie

Cosmeda Kosmetik- und Ökoprodukte, 47495 Rheinberg (Versand, Produktliste)

Cosmeda, Friedrich-Ebert-Straße 24–26 (bei Karstadt), 45127 Essen, Tel. 0201/229308

Neumarkt 4, 40460 Neuss, Tel. 02131/277212

Altmarkt 17, 46535 Dinslaken, Tel. 02064/15178

Gonellastraße 13, 45772 Meerbusch, 02150/6625

Römerstraße 16, 47495 Rheinberg, Tel. 02843/6116

Spinnrad-Zentrale, Klosterstraße 13, 45879 Gelsenkirchen, Tel. 0209/1700011, Fax 1700040.

Läden dieser Firma gibt es über ganz Deutschland verteilt. Auch Versand möglich. Bitte fordern Sie die Liste mit den Geschäftsadressen an.

Von der Gathen, Schumannstraße 59, 40237 Düsseldorf, Tel. 0211/666121
Schweiz
Interwega Handels AG, Zürcher Straße 65, CH-9500 Wil, Tel. 0041/73/221977
Österreich
Naturgarten, Hauptstraße 254, A-8462 Gamlitz, Tel. 034/53/4846 oder 4847, Fax 4746
Forum Essenzia, Verein für Förderung, Schutz und Verbreitung der Aromatherapie und Aromapflege e.V., 92709 Moosbach-Sulzberg, Panoramastraße 17
Dort können Sie Informationen und Adreßmaterial anfordern.

Biokost und organisch gewachsenes Gemüse

Bundesverband Naturkost, Robert-Bosch-Straße 6, 50354 Hürth, Tel.: 02233/67233
Naturland-Verband für naturgemäßen Landbau e.V., Kleinhardener Weg 1, 81266 Gräfelfing, Tel: 089/8545071
Demeter Bund e.V., Baumschulenweg 11, 64295 Darmstadt, Tel. 06155/4061
Bioland Verband für den organisch-biologischen Landbau e.V., Barbarossastraße 14, 73066 Uhingen, Tel. 07161/31012

Kosmetik

Weleda, Postfach, 73525 Schwäbisch Gmünd
(Eine neue Schriftenreihe der Weleda Edition macht mit neuen Themen vertraut, auch mit der Firmenphilosophie und dem Themenkreis Mutter und Kind)

Aveda, über Ulrich Graf, Hans-Sachs-Straße 10, 80469 München, Tel. 089/2607067

Sonstiges

Beratungsstelle für Vergiftungserscheinungen, Pulsstraße 3–7, 14059 Berlin
Ernährungsberatungsservice, Unteranger 1, 82317 Tutzing, Tel. 08158/2013

Sachregister

Hans Ewald

Akupressur

Hilfe durch Fingerdruck

112 Seiten, TB 20020-8

Überarbeitete Neuauflage

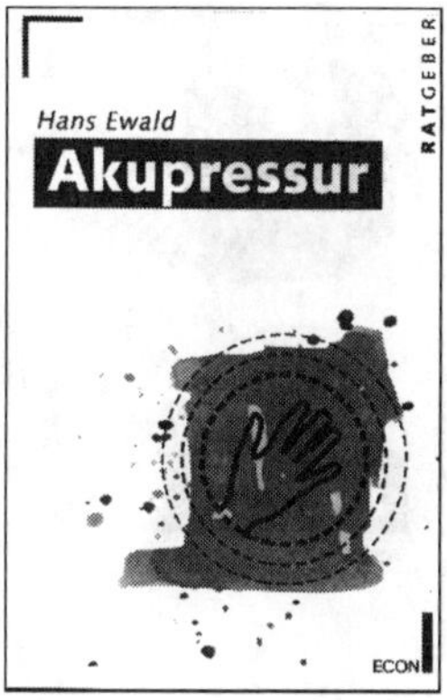

Akupressur ist eine Methode, die für jeden anwendbar ist. Akupressur ist einfach, sicher und völlig schmerzfrei. Akupressur wirkt durch Fingerdruck. Akupressur hilft bei Krankheiten, beseitigt organische Folgen von Angst und Überlastung. Akupressur bringt Nerven ins Gleichgewicht.

Cora Besser-Siegmund

Easy Weight

Der mentale Weg zum natürlichen Schlanksein

192 Seiten, TB 20458-0

Überarbeitete Neuauflage

Wie ungesund Übergewicht ist, weiß jeder. Wie schwer es ist, durch schiere Willensanstrengung schlank zu werden und zu bleiben, wissen alle, die sich mit Kalorienzählen und »Wunderdiäten« abgeplagt haben. Easy Weight bietet einen völlig neuen Ansatz. Die Autorin zeigt systematische Übungen zur Selbsthilfe und erklärt an vielen Fallbeispielen, wie jeder sein wahres Gewicht erreichen kann.

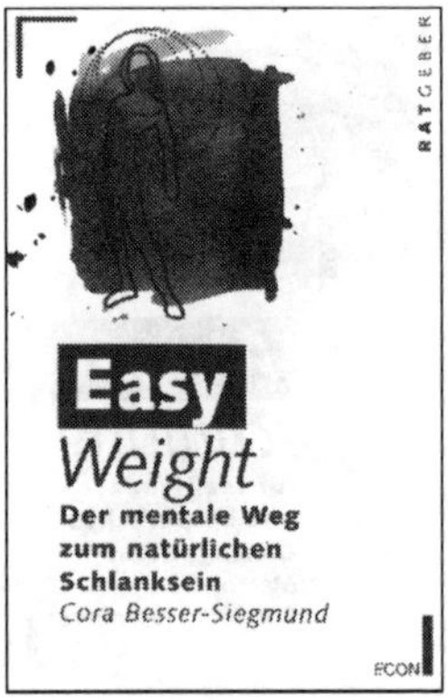

Helga Dürselen

Heilfasten

Entschlackung und Entgiftung nach der Buchinger-Methode

192 Seiten, TB 20191-3

Überarbeitete Neuauflage

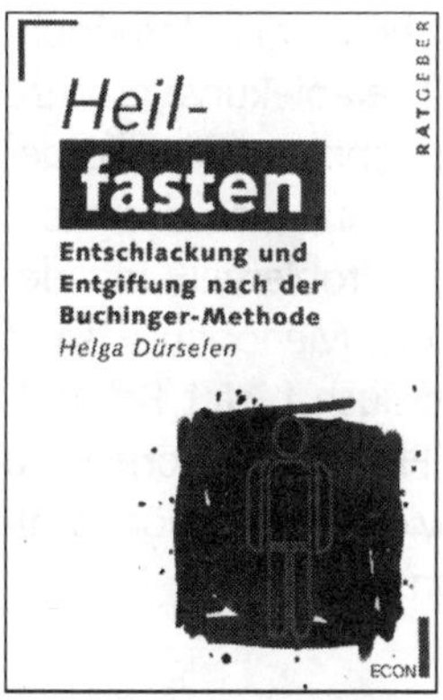

Heilfasten ist nicht nur eine Methode, um überflüssige Pfunde zu verlieren. Richtig durchgeführt, bedeutet es Heilung für Leib und Seele.

Aus dem Inhalt:
- Erfahrungsberichte
- Methoden des Heilfastens
- Ernährung nach dem Fasten
- Heilfasten in der Klinik und zu Hause
- Originalrezepte aus der Buchinger-Klinik in Bad Pyrmont

Helga Dürselen ist Journalistin, Buch-, Rundfunk- und Fernsehautorin und hat mehrere Heilfastenkuren nach der Buchinger-Methode erfolgreich durchgeführt.

Rima Handley

Was Frauen über Homöopathie wissen sollten

256 Seiten, TB 20492-0

Deutsche Erstausgabe

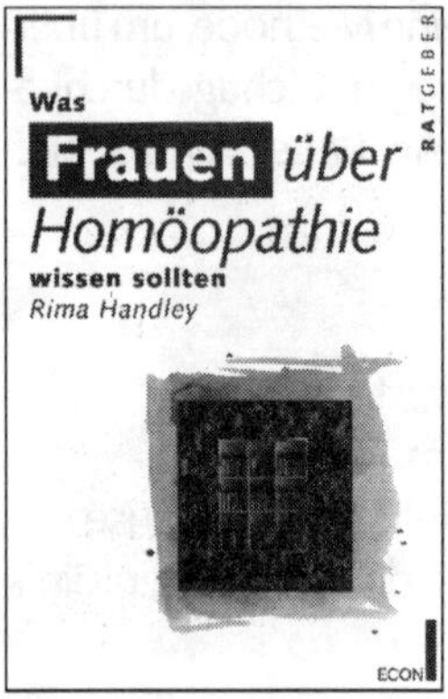

Viele Frauen entdecken heute die Homöopathie als ideale Heil- und Therapiekunst. Nahezu ohne Nebenwirkungen können mit Hilfe der Homöopathie gerade Frauenleiden wie Menstruationsbeschwerden, Probleme in der Schwangerschaft und die Menopause sanft behandelt werden. Das Buch bietet Behandlungshinweise sowie Heilinformationen zu Kinderkrankheiten sowie ein homöopathisches Erste-Hilfe-Programm.

ECON Taschenbuch Verlag
Postfach 30 03 21 · 40403 Düsseldorf